农村地区儿童
营养改善科学与应用

主　审　陈君石

主　编　霍军生　孙　静

副主编　黄　建　常素英　陈　卫

编　委　陈君石　丁钢强　张　兵　朱宗涵　张　霆　徐　娇

编　者（按照首字母拼音顺序排序）

常素英　陈　卫　陈社菊　公维一　宫照龙　黄　建

霍军生　李　瑾　李帅奇　刘克军　刘婷婷　孙　静

王　鸥　王丽娟　王帅兵　王玉英　魏艳丽　谢　忱

徐　娇　殷继永

U0245878

人民卫生出版社
·北京·

图书在版编目（CIP）数据

农村地区儿童营养改善科学与应用 / 霍军生，孙静
主编 . —北京：人民卫生出版社，2024.4
ISBN 978-7-117-36193-4

Ⅰ.①农… Ⅱ.①霍…②孙… Ⅲ.①农村 －儿童 －
营养卫生 －研究 Ⅳ.①R153.2

中国国家版本馆 CIP 数据核字（2024）第 073569 号

人卫智网 www.ipmph.com 医学教育、学术、考试、健康，
购书智慧智能综合服务平台
人卫官网 www.pmph.com 人卫官方资讯发布平台

农村地区儿童营养改善科学与应用

Nongcun Diqu Ertong Yingyang Gaishan Kexue yu Yingyong

主　　编：霍军生　孙　静
出版发行：人民卫生出版社（中继线 010-59780011）
地　　址：北京市朝阳区潘家园南里 19 号
邮　　编：100021
E - mail：pmph @ pmph.com
购书热线：010-59787592　010-59787584　010-65264830
印　　刷：天津画中画印刷有限公司
经　　销：新华书店
开　　本：787 × 1092　1/16　　印张：19
字　　数：462 千字
版　　次：2024 年 4 月第 1 版
印　　次：2024 年 5 月第 1 次印刷
标准书号：ISBN 978-7-117-36193-4
定　　价：66.00 元

打击盗版举报电话：010-59787491　E-mail：WQ @ pmph.com
质量问题联系电话：010-59787234　E-mail：zhiliang @ pmph.com
数字融合服务电话：4001118166　E-mail：zengzhi @ pmph.com

序

  《农村地区儿童营养改善科学与应用》是关于对采用营养包开展农村地区儿童营养改善项目进行科学研究与应用的一本重要著作。本书详细描述了营养包的发展历程以及其在儿童营养改善方面的作用。对于那些关注早期儿童营养健康的读者来说，这是一本值得一读的好书。

  首先，本书强调了早期儿童营养问题的重要性。《中国居民营养与健康状况监测2010—2013 年综合报告》的监测数据显示，我国贫困农村地区 6~23 月龄儿童的营养不良问题严重，生长迟缓和贫血发生率等营养不良指标在这个阶段达到高峰。农村婴幼儿营养不良主要表现为辅食的营养不合理，优质蛋白、维生素和微量元素普遍缺乏。这主要源于纯母乳喂养率低下，辅食添加的种类和频次无法满足基本要求。早期儿童营养问题受到各界高度关注，尽管我国早期儿童营养状况在城市地区有所改善，但农村地区，特别是欠发达农村地区，营养不良率仍然显著高于城市地区。营养不良会影响婴幼儿的生长发育，尤其是脑发育和免疫功能。针对这一问题，中国采用营养包对 6~23 月龄农村儿童进行辅食营养干预，取得了良好的改善效果，引起了国际社会的普遍关注。本书提供了营养包的制作方法和营养作用评价，对解决早期儿童营养问题具有重要的参考价值。

  其次，本书介绍了中国在早期儿童营养改善方面的创新做法。通过采用营养包进行早期儿童营养改善，中国创造了一个受益儿童超过 1 000 万的国家级项目，并推动了辅食营养补充品产业的发展。这一创新做法有三个突出的特点：一是营养包产品创新。在补充微量营养素的基础上，营养包还补充了优质蛋白，这使得营养包更具可接受性，更适用于发展中国家。相比之前一些国家使用的只含铁的微量营养素粉，缺乏食物基质的营养包更易于接受。二是创新了工作模式。由于营养包难以通过市场渠道覆盖乡村地区，中国通过公共卫生体系与生产企业合作,在县乡村三级卫生体系补全了营养包供应链,并整合了营养包的发放、指导、宣教和监测等各项工作,实现了集约、高效、信息化,保障了项目的顺利运行。三是为生命初期 1 000 天营养改善行动提供了专用食品。在营养包项目的推动下,我国相继发布了《食品安全国家标准 辅食营养补充品》和《食品安全国家标准 孕妇及乳母营养补充食品》两个国家标准,为早期儿童提供了专门的营养改善食品。联合国儿童基金会、世界粮食计划署等国际组织对营养包项目给予了高度评价,并建议在其他发展中国家推广营养包经验。

再次,本书提供了营养包改善 6~23 月龄儿童营养不良的证据。营养包干预研究和国家营养包干预项目的监测数据显示,营养包可以补充优质蛋白和微量营养素,显著降低生长迟缓、低体重、消瘦及贫血等较为普遍的营养不良问题的发生率。成本和效益比达到 1:(3.9~35.5)。营养包项目起初主要在贫困农村地区开展,但营养包项目并未随着国家全面脱贫发生变化,相反,营养包项目作为一项有效的营养干预措施正在覆盖更多农村地区,一些省份已经将干预的婴幼儿月龄延长到 36 月龄。本书回顾了营养包的发展历程,提供了营养包的宣传资料,也对未来持续开展营养包项目的营养效果做了预期,值得一读。

最后,我想强调,营养包项目取得今天的成就,是社会各方共同努力的结果。政府引领、科学研究、企业合作、公共卫生体系实施、农村家庭配合共同完成了营养包项目。其中凝聚了许多领导、学者、公共卫生工作者、生产者,特别是基层工作人员的努力。希望各界继续努力,不断探索完善,使营养包项目在我国早期儿童营养方面发挥更大作用。

中国工程院院士

2023 年 8 月

前　言

营养是生命的物质基础,它组成了身体结构、维持生理代谢,并保障着身心健康。婴幼儿时期的营养影响着个人一生的健康和生活质量,同时,也是影响人口质量的重要因素,对社会发展产生难以估量的作用。

20世纪90年代,我国解决了温饱问题,转型进入初级小康社会,营养问题受到普遍关注。陈春明教授在认真分析儿童营养监测数据的基础上,认为贫困农村婴幼儿营养不良与其他营养问题相比,发生率更高,造成的危害更大,问题的解决也更为紧迫,是国家亟待解决的公共卫生问题。孕妇营养不良、母乳喂养率低下、不合理的辅食喂养等多方面的因素影响早期儿童营养,但数据显示辅食喂养不合理是导致婴幼儿营养不良的最主要原因。陈春明教授提出在有限的社会资源下,应当优先改善贫困农村地区婴幼儿辅食喂养。为此,当时已年届七旬的陈春明教授提出了全豆粉加微量营养素进行辅食营养补充的改善思路。这一策略结合了国际早期儿童辅食干预经验和我国贫困农村婴幼儿辅食需求特点,将家庭辅食营养强化使用的微量营养素粉与全豆粉相结合。豆粉作为食物为我国农村家庭所接受,而微量营养素粉已在一些国家开展营养干预研究和应用,这种新型的辅食营养补充品后来被称为营养包。陈春明教授在21世纪初组织了营养包营养干预的科学观察,并持续组织推动营养包在我国贫困农村地区早期儿童营养干预中的应用,为国家开展农村地区儿童营养干预提供了科学基础、组织方式和实践经验。

营养包作为辅食营养补充品,取得了一系列成果,包括用于抗震救灾中早期儿童的营养干预、在国际上建立了首个该类产品的国家标准、产品实现了产业化,以及在多地开展的早期儿童营养干预项目顺利实施等。2012年10月12日,卫生部陈竺部长与国务院扶贫办公室(简称扶贫办)、中华全国妇女联合会和山西省等领导一同在太原召开营养包项目启动会,那一刻起,"贫困地区儿童营养改善试点项目"成为我国婴幼儿营养改善工作发展的重要标志。营养包项目是陈春明教授以及老一辈营养学家的科研成果,在原卫生部(现国家卫生健康委员会)、中华全国妇女联合会的领导和支持下,转化为公共营养实践的范例。项目实施办公室为中国疾病预防控制中心妇幼保健中心,中国疾病预防控制中心营养与健康所为技术支持单位。在国家卫生健康委员会妇幼健康司统一领导下,并在各级妇女联合会的支持下,各省卫生行政部门组织省妇幼保健院、县妇幼保健院、乡镇卫生院和村医室开展具体工作。此外,中国发展研究基金会、首都儿科研究所、北京大学医学部公共卫生学院、四川大学华西公共卫生学院等多家单位先后参与营养包科学研究、人群干预、技术评估等多方面的工作,对项目给予了专业支持。在项目工作中,各省结合地方实际情况,因地制宜,形成了各具特色的组织、宣传、教育、培训及营养包发放、统计、监测工作经验,实现了营养包覆盖率和依从性持续增长,获得了营养包使用家庭的赞誉。

营养包工作从 2001 年甘肃 5 县干预项目开始,至今已超过 20 年。"贫困地区儿童营养改善项目"已开展 10 余年。到 2021 年底,营养包已经常态在全国中西部 22 个省份 991 个县发放,覆盖县数已经超过了当初设定的国家级贫困县和集中连片贫困地区总共 832 个县。累计接受国家免费发放营养包的 6~23 月龄婴幼儿数量达到 1 365 万。令人欣慰的还有,青海省已经实现全省 6~36 月龄的婴幼儿项目全覆盖,且贵州、河北、河南等省也已经实现了 6~23 月龄儿童全省全覆盖。

营养包项目监测已进行了 8 次横断面监测,即 2012 年基线调查,由于 2013 年各项目省开始营养包发放,当年干预时间太短,因而 2014 年进行首次干预后监测,此期间仅在 3 省 6 县开展监测工作。2015 年在国家卫生和计划生育委员会妇幼健康司的领导下,中国疾病预防控制中心营养与健康所项目监测工作组采用多阶段、多层次、随机按容量比例概率抽样法,重新设计了项目监测方案,并经过反复讨论通过后,在项目监测中进行应用。采用新的监测方案,监测数据可以更为准确、科学地反映项目实施的状况和干预效果。2015—2016年、2017 年、2018 年、2019 年、2020 年、2021 年每年监测的项目县数量超过 140 个,具有全国代表性,也具有各省代表性。在项目组的统一部署下,营养包项目监测工作由中国疾病预防控制中心营养与健康所组织、培训、现场督导、数据汇总分析并完成监测年度报告。具体监测工作由各项目省、县妇幼健康行政部门和妇幼保健部门承担,通过监测为项目工作提供了实施状况和干预效果的数据,为项目领导部门及时发现问题、解决问题,持续推进项目发展奠定了基础。

本书结合营养包科学研究和应用数据,重点分析营养包项目实施状况和干预效果监测数据,期望对营养包项目20年来的总体效果进行全面评估,为项目持续发展提出建议。本书对营养包营养学作用的研究是全面的,包括了循证医学研究和随机对照多中心效果观察,主要内容为营养包项目监测数据及评价。本书具体内容包括营养包项目方案及方案调整,儿童家庭特别是看护人教育状况和年龄分布状况、营养知识和喂养能力、辅食喂养状况、营养包喂养状况,以及儿童贫血、生长状况变化。考虑到营养包项目监测数据为横断面调查,并无对照组,研究采用了最初6县的基线或以全国2012年营养监测数据为基线进行比对。须特别强调,本研究的目的不是证明营养包是否具有营养学作用,虽然所提供的大量数据无疑会为营养包的营养作用提供科学证据。本研究的目的是将营养包项目作为我国早期儿童营养改善总体框架下一个具体项目,进行科学评估。评估内容不仅包括营养学作用,同时也包括了该项目对农村地区家庭辅食喂养知识及行为的影响,以及项目所具有的卫生经济学价值,以上是本研究讨论最多的部分。研究还试图对营养包项目实施到2030年的效果做出理论预测,虽然通过统计学方法进行的趋势推断往往失之精准,但其参考价值不言而喻。

该研究中营养学作用评估遇到的最大困境在于缺乏对照以及基线数据不够充分。因为没有对照组,混杂因素难以排除,而6个县的基线数据难以与后面百余县的抽样量相匹配。这会造成仅利用多次横断面数据直接证明营养包的作用所面临的方法学问题。为此研究组设置了更多的研究内容以解决营养包项目数据欠缺的问题。设计的研究内容包括:①通过循证医学和meta分析、匹配和聚类比较分析、随机对照试验(RCT)研究充分证明了营养包干预的营养学作用。其中进行干预前后匹配和按每日营养包食用包数聚类分析的数据均显现营养包干预具有显著的营养作用。②本研究纳入了营养包RCT双中心研究,该研究补充了营养包研究中的循证研究,并对营养包干预中主要营养素的作用进行了观察,为深入评价营养包的营养作用提供了新的依据。③基于循证研究,以同期全国营养监测数据为对照,可以消除其他因素的影响。虽然,全国营养监测和营养包项目的抽样可能有小部分重叠,客观上减小了对照组与干预组的差异,即会造成对营养包的营养作用的低估,但从方法学来看,这也会提高营养包项目作用的评价结果的确定性,从而确保评价结果的可靠性。

对营养包项目营养作用做出客观真实评价是一项艰难的工作,让人欣慰的是,参加本次评价工作的专家学者均长期参加营养包项目工作,对我国农村地区早期儿童营养状况、营养包干预的具体实施过程、基础妇幼工作体系以及现场调查和统计分析不仅具有实践经验,更有着深刻的公共卫生认识。本书编写团队在研究和组稿过程中经过多次讨论,分工协作,形成系统性阐述和评估结论。本书作者的科学素养和严谨的学术态度也让人钦佩。在此要感谢每一位作者严谨的科学作风和认真负责的态度。

　　营养包项目凝聚了陈春明教授以及全体参与项目的领导、专家和妇幼保健体系工作人员的聪明才智和辛勤劳动，更是彰显了党和国家以人为本、健康中国的政策意愿。岁泽润而沃野，聚涓溪以成河，营养包项目平实惠民，深入人心。作为营养科研人员，本书作者为能有机会参与本项工作而感到由衷的欣慰。若读本书有所裨益，概仰赖编委指导、主审把关和作者勤勉，书中不当，乃至差错，则为主编能力所限，敬望指正。

　　最后，代表本书全体作者，对营养包的缔造者陈春明教授致以最崇高的敬意。

霍军生
2023 年 8 月

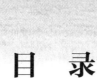

目 录

第一部分

营养包科学研究

第二部分

贫困农村地区儿童营养改善项目效果评估

第三部分

河南省贫困地区儿童营养改善项目案例

附录·············· 221

参考文献·············· 289

第一部分

营养包科学研究

第一章
营养包发展历程

20 世纪 90 年代,我国发展进入初级小康,解决了温饱这个首要的营养问题,但也凸显了微量营养素缺乏导致营养不良问题。从能吃饱到要吃好的生活转变,深刻地影响到我国营养政策和营养科学的发展方向,表现为国家先后颁布《九十年代中国食物结构改革与发展纲要》《中国营养改善行动计划》等政策性文件,发布了《食品营养强化剂使用卫生标准》及系列营养食品标准,发布了《食盐加碘消除碘缺乏危害管理条例》《关于实施"大豆行动计划"的通知》,开展了一系列营养改善项目。然而一些不为人知的营养工作也是在这一时期萌芽的,其中就包括了对早期儿童营养问题的研究和改善策略的提出,并经过多年探索和实践,发展成为以营养包为主要改善工具的贫困地区儿童营养改善项目。

一、营养包的产生

20 世纪 90 年代中后期,亚洲开发银行曾会同中国、印度尼西亚、巴基斯坦、泰国和越南五个亚洲国家开展了一项名为国家投资计划(Country Investment Plan,CIP)的项目,并设立了区域技术援助项目(regional technical assistance project,RETA)作为研究课题为 CIP 提供支撑。RETA 分为两期,分别由中国预防医学科学院和国家发展和改革委员会宏观经济研究院主持。我国 RETA 项目组经过前期研究,针对我国居民的主要营养问题,提出食物营养强化改善策略,并明确了 3 个具体工作内容,分别为通过铁强化酱油改善缺铁性贫血,通过小麦面粉强化改善贫困地区居民微量营养素缺乏和通过婴幼儿辅食营养补充改善早期儿童营养问题。其中婴幼儿营养问题的确定主要基于"中国食物营养监测系统"(Chinese Food and Nutrition Surveillance System,CFNSS)的监测数据,该系统由中国预防医学科学院建立,起始于 1989 年,到 2009 年共进行 8 轮监测,加上 1992 年和 2002 年全国营养监测数据,20 年间总共收集了 10 次我国 5 岁以下儿童的营养状况数据。这些数据给出的婴幼儿营养问题的原因包括四个方面:孕妇营养不良高发、母乳喂养率低下、辅食营养不足和贫困,其中辅食营养不足最为突出,表现为进入辅食喂养期的儿童生长迟缓率和贫血率均大幅上升,形成了 6~36 月龄儿童营养不良的高峰,且贫困农村的营养不良率大幅高于城市和一般农村。在当时资源难以支持四个方面同时全面改善的情况下,课题组将贫困农村的婴幼儿辅食营养改善排序列为优先项。

中国预防医学科学院和国际生命科学学会(International Life Science Institute,ILSI)中国办事处为了解决早期儿童辅食营养质量低下问题,结合国际经验和我国的具体情况,提出了将营养强化辅食作为我国贫困农村早期儿童营养干预的策略。当时国际社会已在一些国家取得微量营养素粉(micro-nutrients powder,MNP),亦称 Sprinkle 的干预经验,MNP 是一种由多种微量营养素配制的营养粉,用于添加到辅食中以补充辅食喂养期间的微量营养素,从而改善发展中国家普遍存在的婴幼儿微量营养素缺乏问题。这种方式,也被称为家庭食物强化(home food fortification)。同时,由于我国贫困农村的婴幼儿存在蛋白质不足的问题,因而考虑我国的实际需求,应当选择富含蛋白质和其他宏量营养素的食物载体。陈春明研究员带领团队于2001—2003年在甘肃省的5个贫困县开展了最早的营养强化辅食干预研究。当时的产品由钙、铁、锌、维生素 B_2 和维生素 D 5种微量营养素和全豆粉配制,由雀巢(中国)有限公司(雀巢公司)提供。每个县选择200名4~12月龄的婴幼儿进行配方1产品干预,选择100名进行配方2(米粉)干预,总计1 500名婴幼儿参加了观察。每天给予配方1组产品10g,其提供能量44kcal(1kcal=4.185 851 8kJ),铁 6.0mg,锌 4.1mg,钙 385mg,维生素 B_2 0.2mg,维生素 D 280IU,蛋白质 3.5g;给予配方2组产品10g,能量与配方1大致相同,两组每6个月一次性给予$(1~2) \times 10^5$ IU 的维生素 A。干预到24个月时结束,干预前后对婴幼儿进行身长、体重、血红蛋白测量,并抽取其中30%的婴幼儿进行了智力和发育观察。结论认为辅食补充品有利于婴幼儿体格发育和智力发育。这个研究无疑具有开创性和奠基性,由于交流时学者们对"营养强化辅食"一词的使用不习惯,便简单称呼该类产品为营养包。至此,陈春明教授的构想已经开始迈出了坚实的第一步,即在富含蛋白质的食物基质中添加普遍缺乏的微量营养素,生产成为价格可接受的营养包产品,给贫困农村地区的婴幼儿每天喂食一袋营养包,实现营养改善。

二、营养包的应用及其产品标准

甘肃研究之后,ILSI 中国办事处、原中国疾病预防控制中心营养与食品安全所(现更名为中国疾病预防控制中心营养与健康所)、中国疾病预防控制中心食物强化办公室(简称为食物强化办公室)、首都儿科研究所等单位继续开展营养包的推广工作。由中国疾病预防控制中心营养与食品安全所牵头向当时的卫生部疾病预防控制局提交了在贫困地区开展营养包试点工作的请示,并获得批准。2005年,全球营养改善联盟(Global Alliance for Improved Nutrition,GAIN)支持了食物强化办公室组织的营养包在贫困地区可接受性及干预效果的研究项目,项目在山西省壶关县和长治县开展,使用的产品由青岛百乐麦食品有限公司提供,这标志着营养包已经开始走向市场和应用。采用营养包进行的营养干预项目在一些贫困地区相继开展起来,但无一例外遇到了产品的标准问题。无论是 MNP 产品,还是较高营养素含量的强化辅食在当时均不符合我国的相关标准。从产品属性上来看,MNP 属于营养素补充剂,归口为保健食品注册管理,但1岁以下年龄段超出了保健食品管理规定允许的范围,而按照我国食物营养强化标准,营养包产品的营养素水平超出标准允许范围。在这个两难的情况下,建立营养包产品的标准已经成为发展的关键。2008年6月起,在陈春明教授和陈君石院士推动下,由中国疾病预防控制中心营养与食品安全所起草并申报营养包产品标准,经过国内外资料查阅、反复专家研讨、草稿修改、广泛意见征询,同年12月15日卫生部发布 GB/T 22570—2008《辅食营养补充品通用标准》。这是全球范围内首个辅食营养补充品的国家标准,从此营养包类产品成为我国一类新的特殊食品。

2008年汶川地震发生,中国疾病预防控制中心营养与食品安全所在地震灾区的援助队伍经过调查发现地震后1个多月时间里,当地婴幼儿出现了普遍性急性营养不良,消瘦发生率从地震前的不足2%迅速增高到约9%,而贫血率更是普遍性超过50%,个别地区达到80%以上,而地震之前贫血率总体在30%以下。为此,2008年7月,中国疾病预防控制中心营养与食品安全所紧急向卫生部申请,提出在地震灾区进行6~24月龄婴幼儿的营养包干预,并获得卫生部疾病预防控制局的批准。2008 年 7 月,在卫生部疾病预防控制局的组织领导下,在 GAIN 支持下,食物强化办公室与四川省卫生厅和地震灾区的北川县、理县政府一同开展了营养包营养干预项目,项目的产品由青岛百乐麦食品公司提供。之后,在联合国儿童基金会(United Nations International Children's Emergency Fund,UNICEF)的支持下,于 2010 年项目扩展到所有地震灾区,涉及四川、陕西和甘肃三省的八个县,覆盖 6~24 月龄婴幼儿约 3 万名。这是我国首次对自然灾害地区实施的营养干预项目,项目取得了良好的干预效果,同时,项目采用的县、乡、村三级营养包发放体系和实施监管工作体系被证明行之有效。项目给予的张贴海报和画册等宣传资料、营养和辅食喂养知识、营养包手册等资料在项目地区广泛传播。营养包干预项目得到了婴幼儿家长和基层公共卫生人员以及村医的接受、认同和支持。

三、贫困地区儿童营养改善项目

2012 年 10 月 12 日,由卫生部和中华全国妇女联合会联合召开的贫困地区儿童营养改善试点项目启动会在山西太原隆重召开,这标志着我国贫困地区早期儿童的营养问题不再是自生自灭的个人或家庭问题,而是政府和全社会都关心并付诸行动的公共营养大事。由中央财政出资 1 亿,全国首批 10 个中西部省份的 100 个集中连片贫困县的约 27 万 6~24 月龄婴幼儿吃上了政府免费发放的营养包产品,并获得宣传资料。产品每盒 30 袋,每袋 12g,能量 220kJ,蛋白质 3.0g,维生素 A 250μg,维生素 D_3 5μg,维生素 B_1 0.5μg,维生素 B_2 0.5μg,维生素 B_{12} 0.5μg,叶酸 75μg,钙 200mg,铁 7.5mg,锌 5mg。2013 年项目更名为贫困地区营养改善项目,扩大至集中连片特殊困难地区的 21 个省份 300 个贫困县,营养包采购经费增加到 3 亿,年度受益婴幼儿数达到 83 万;2014 年项目覆盖 21 个省份 341 个县,营养包采购经费增加到 5 亿,年度受益婴幼儿数达到 143 万。2018 年后项目经费采用因素法管理,营养包覆盖 715 个贫困县;2019 年贫困地区儿童营养改善项目纳入基本公共卫生服务项目,营养包实现 832 个贫困县全覆盖,2021 年营养包覆盖 991 个县,累计受益儿童达 1 365 万。各项目省已经实现了贫困县的全部覆盖,其中一些省份在为贫困县提供营养包的基础上,也为其他县的婴幼儿提供营养包。青海省是第一个实现了营养包全省覆盖,并且将婴幼儿营养包发放月龄从 6~24 月龄延长到 6~36 月龄的省份。

在此期间,辅食营养补充品的标准也于 2014 年修订,并以 GB 22570—2014《食品安全国家标准　辅食营养补充品》颁布,营养包适用的年龄范围扩展为 6 月龄到 5 岁,并且允许二十二碳六烯酸(docosahexaenoic acid,DHA)在产品使用。2015 年,由中国疾病预防控制中心营养与健康所起草的 GB 31601—2015《食品安全国家标准　孕妇及乳母营养补充食品》颁布。提高 6 月龄内母乳喂养率的相关政策和项目也得到长足发展。2017 年,国务院颁布《国民营养计划(2017—2030 年)》的六大行动中包括了生命早期 1 000 天营养行动和贫困地区营养干预行动。至此,对比 90 年代,我国在早期儿童营养干预中已经有了较为坚实的政策、法规、标准、技术和产品基础。

营养包项目就规模和人口数来评价无疑是目前全球最大的贫困地区早期儿童国家营养干预项目。从科学研究到国家项目,营养包一路走来,有平顺亦有艰辛,就其社会影响力而言,可谓平淡无奇,然而回顾起来,营养包已在无痕的岁月中走过了漫漫长路。

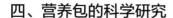

四、营养包的科学研究

对营养包作用的科学观察主要集中在儿童贫血、身长、体重和认知发育等方面,中国疾病预防控制中心营养与健康所(简称营养与健康所)项目组分别在2015年和2019年对营养包的作用进行了meta分析,其中2015年的分析纳入9项研究结果,结论是营养包干预可以显著提高血红蛋白水平,降低贫血发生率,显著提高身长别体重Z评分(WHZ)并降低了消瘦发生率,但对年龄别体重Z评分(WAZ)和年龄别身长Z评分(LAZ)的影响不显著。2019年的分析纳入16项研究,其中6项是营养包干预与未干预的对照研究,10项是营养包干预前后的比对研究,结论是营养包提高血红蛋白水平,降低贫血发生率,降低生长迟缓率、低体重率和消瘦率。2019年研究特别指出应当更多采用循证度较高的随机对照方法对营养包的作用进行观察。此外,从已有的监测数据可以发现,高海拔地区营养包干预后贫血率虽然也下降明显,但仍然维持很高的水平,例如青海省是高海拔地区,海拔平均超过3 000m,2019年营养包项目监测数据显示青海省6~23月龄婴幼儿贫血发生率仍然高达57.6%。有学者认为是营养包中添加的铁量偏低,为7.5mg/d,而世界卫生组织(World Health Organization,WHO)对MNP的推荐则为10~12.5mg,但WHO的用量不符合我国的标准。亦有专家认为WHO推荐的MNP使用硫酸亚铁或富马酸亚铁,而营养包中虽然使用了吸收率更高的乙二胺四乙酸铁钠,但受限于其用量最高仅为2.5mg,另外5mg铁多采用焦磷酸铁,而人体对焦磷酸铁中的铁的吸收利用率较低。也有研究指出在计算贫血率时要使用海拔进行血红蛋白的校正,而校正会引入较大的偏差,影响结果。甘肃5县研究中,干预后配方1组的智商高于配方2组和对照组,该研究持续跟踪观察到6岁,配方1组的智商依然高于其他组,表明营养包干预具有促进智力发育的作用。营养与健康所一项研究报告表明,营养包对6~23月龄婴幼儿干预18个月后,血液检验显示维生素A、叶酸、维生素B_{12}和铁的缺乏率均显著下降,但维生素D的缺乏率有所增高,这被认为与阳光照射不足有关。营养包监测数据显示营养包干预可以降低婴幼儿发热和腹泻的发病率,进而减轻家庭医疗负担。成本效益分析表明汶川地震灾区营养包干预的成本效益为1:10,是投入较少而收益较大的公共营养项目。

营养包产品的生产工艺、检验和质量保障技术也随着营养包干预项目进展得到了发展。由于早期提供营养包产品的雀巢公司和青岛百乐麦食品有限公司(百乐麦公司)并未持续生产营养包产品,因而,当GB/T 22570—2008《辅食营养补充品通用标准》生效后,市场上有一段时间未出现营养包生产企业和营养包产品。

天添爱(青岛)生物科技有限公司是第一家通过贫困地区儿童营养改善项目招标并为项目供应营养包的企业。该公司参与营养与健康所承担的科技部科研院所研究项目,完善营养包生产工艺技术和质量保障体系,为项目初期营养包产品技术研发提供了支持。之后,一些国内企业和外资企业也不断进入营养包生产领域,这为持续开展营养包营养干预提供了工业基础,并且伴随营养包干预项目的发展,逐步形成了具有我国特色的营养包食品生产行业。

早期营养包产品以全豆粉为基质,对豆粉质量要求较高,否则会因为豆粉存在颗粒感而影响婴幼儿的食用依从性。项目招标采购要求营养包产品使用符合标准的豆浆粉,促进了产品的内在和感官品质。由于豆粉含有较高脂肪,容易受到所添加矿质元素的影响而出现酸败。通过企业严控豆粉原料质量,减少其保质期在产业链中的接力性延长,同时与豆粉企业合作,进行矿质元素的湿法添加,并采用充氮包装等措施,逐步控制了酸败等质量问题。营养包产品的风味也得到较大的改善,这为营养包食用依从性的不断增加提供了产品支持。营养包生产企业多为规模较小的食品企业,进行营养包生产的初期,生产环境条件、质量控制、检验能力及全程产品信息示踪能力均存在不足,但在较为激烈的竞争环境中,营养包生产企业的条件得到了改善,能力得到了长足的发展,达到了生产条件和设施、技术能力以及管理和服务较为现代、先进的水平。对比营养健康食品的科技进步,营养包产品科学技术研究和创新仍有待进一步加强。

五、回顾与展望

从 RETA 项目开始,为了改善我国儿童辅食营养,各级政府、各级公共卫生部门、科研院所以及国际组织进行了多方面合作探索,其中,营养包项目引人瞩目。从甘肃干预项目开始至今,已有 20 余年。这期间,营养包基于 20 余项农村地区营养包干预项目得以改进发展,这些项目为探索形成营养包项目工作体系积累了科学证据,同期,营养包从用于科研的试验产品,发展成一个新的食品类别。这些工作积累,为农村地区儿童营养改善项目管理办法的制订提供了科学数据、技术支撑和实践经验。这期间,关于辅食营养补充品、食品安全的国家标准颁布,国家生产许可管理及企业审查细则不断完善,生产企业生产工艺、质量管理体系不断完善,产品质量不断提高,产品风味逐渐成熟。在为项目提供产品的基础上,辅食营养补充品产品也进入商品市场。我国持续开展了农村地区儿童营养改善项目,成为具有全球影响的早期儿童营养改善行动,营养包也发展成规模化的食品产业。表 1-1 列出了营养包项目发展的各个阶段,该表对营养包发展过程中的重要事件进行了汇总。

表 1-1 营养包发展过程中重要事件

项目	实施区域	实施单位	项目来源 / 资助单位	项目时间
辅食营养包甘肃贫困农村干预	甘肃省天祝、静宁、清水、定西、景泰 5 个贫困县	ILSI China、甘肃省疾病预防控制中心与卫生监督所、雀巢公司	ILSI/ILSI	2001—2003
婴幼儿辅食营养包推广研究	山西长治与壶关县	FFO、首都儿科研究所、县妇幼保健院、百乐麦公司	卫生部 /GAIN	2008.05—2009.12
GB/T 22570—2008《辅食营养补充品通用标准》发布		NINH、ILSI China	卫生部	2008.06—2008.12
陕西眉县婴幼儿喂养和营养综合干预	陕西眉县	FFO、ILSI China、首都儿科研究所	UNICEF/UNICEF	2008.08—2009.12
婴幼儿辅食营养强化效果观察	甘肃榆中县、永靖县	FFO、首都儿科研究所	UNICEF/UNICEF	2009.05—2009.12
中国西部四省儿童营养素补充项目	内蒙古 4 县、青海 3 县、贵州 3 县、广西 3 县部分人群	卫生部妇幼保健与社区卫生司、中国疾病预防控制中心妇幼保健中心	卫生部 / 亨氏联合有限公司	2008.10—2011.10

续表

项目	实施区域	实施单位	项目来源/资助单位	项目时间
四川地震灾区婴幼儿营养干预	四川北川县和理县	FFO、四川省卫生厅、县妇幼保健所、华西公共卫生学院、百乐麦公司	卫生部/UNICEF、GAIN、ILSI、百乐麦公司	2008.09—2009.03
甘肃营养包对比研究	甘肃榆中县和永靖县	ILSI、FFO、甘肃省疾病预防控制中心、百乐麦公司	ILSI/UNICEF	2009.05—2009.12
贫困农村地区儿童营养缺乏改善适宜技术的研究	6省12县部分婴幼儿	NINH、省县疾病预防控制中心、DSM、北京世纪维他生物技术有限公司	科技支撑项目	2009—2010.12
贫困地区儿童早期发展项目	青海乐都区、云南寻甸回族彝族自治县	CDRF、县政府、ILSI、FFO、DSM公司等	CDRF/CDRF	2009—2012
汶川地震灾区婴幼儿营养干预	四川5县、陕西2县、甘肃1县	NINH、省县疾病预防控制中心/妇幼保健所、百乐麦公司	卫生部/UNICEF、美国疾病预防控制中心	2010.05—2011.12
辅食营养补充品技术指南		NINH	科技部863项目	2010.01—2012.12
千年项目	贵州正安县、陕西镇安县、云南武定县	NINH、疾病预防控制中心、百乐麦公司	卫生部/UNICEF	2010—2011
婴幼儿喂养与营养改善项目	12个省的部分地区	中华预防医学会儿童保健分会、WHO儿童卫生合作中心、天添爱生物科技有限公司	卫生部/天添爱生物科技有限公司	2010
国际计划项目区营养包干预	陕西6县、宁夏1县、云南2县的部分社区	国际计划(China Plan)	国际计划/国际计划	2011.03
甘肃省舟曲县6~24月龄儿童营养与健康干预项目	甘肃舟曲县	NINH	卫生部/UNICEF	2011.12—2012.11
消除婴幼儿贫血行动	11省覆盖33个县	中国儿童少年基金会、中国疾病预防控制中心妇幼保健中心、FFO、各省县妇女联合会/妇幼保健所	中华全国妇女联合会、卫生部/中国儿童发展基金会	2011.12—
贫困地区儿童营养改善试点项目、项目基线调查	10省100县	卫生部妇幼健康司、中国疾病预防控制中心妇幼保健中心、NINH	卫生部、中华全国妇女联合会	2012.10—

续表

项目	实施区域	实施单位	项目来源／资助单位	项目时间
GB 22570—2014《食品安全国家标准 辅食营养补充品》		NINH	卫生部	2013.01—2013.12
贫困地区儿童营养改善项目、项目实施效果监测评估	21省300县	卫生部妇幼健康司；中国疾病预防控制中心妇幼保健中心、NINH	卫生部、中华全国妇女联合会	2013—
贫困地区儿童营养改善项目、项目实施效果监测评估	21省341县	国家卫生和计划生育委员会妇幼健康司；中国疾病预防控制中心妇幼保健中心、NINH	国家卫生和计划生育委员会、中华全国妇女联合会	2014—
贫困地区儿童营养改善项目、项目实施效果监测评估	21省715县	国家卫生健康委员会妇幼健康司；中国疾病预防控制中心妇幼保健中心、NINH	国家卫生健康委员会、中华全国妇女联合会	2018—
贫困地区儿童营养改善项目、项目实施效果监测评估	21省832县	国家卫生健康委员会妇幼健康司；中国疾病预防控制中心妇幼保健中心、NINH	国家卫生健康委员会、中华全国妇女联合会	2019—
贫困地区儿童营养改善项目纳入基本公共卫生服务相关工作规范		国家卫生健康委员会妇幼健康司；中国疾病预防控制中心妇幼保健中心、NINH		2019

注：ILSI China：国际生命科学学会中国办事处（China Focal Point，International Life Science Institute）。

FFO：中国疾病预防控制中心食物强化办公室（Food Fortification Office，China CDC），2014年后由中国疾病预防控制中心转入营养与健康所，成为该所部门。

NINH：中国疾病预防控制中心营养与健康所（National Institute for Nutrition and Health，China CDC）。

GAIN：全球营养改善联盟（Global Alliance for Improved Nutrition）。

UNICEF：联合国儿童基金会（United Nations International Children's Emergency Fund）。

CDRF：中国发展研究基金会（China Development Research Foundation）。

营养包从研发到应用走过二十余年，很难全面回顾营养包的发展历程，营养包把农村儿童家庭、各级政府、各级公共卫生部门、科研院所、生产企业以及市场联成一个整体，因此以上表述，都不免失之偏颇。但对营养包的回顾，更希望从中总结经验，进而深入探讨营养包项目的公共卫生模式，进一步了解营养包干预的营养效果和社会作用，持续推动营养包产品技术进步和产业发展，为营养包项目在我国的发展，为营养包中国经验在发展中国家提供借鉴，提供思考。通过回顾总结，对早期儿童营养改善，特别是营养包项目有了更多的期待和对项目未来发展的展望。

1. 营养包应进一步扩大覆盖范围 2012年启动的贫困地区儿童营养改善项目覆盖现

有中西部省份的所有农村地区,建议进一步覆盖到我国全部农村地区和城市低收入家庭;同时扩大覆盖婴幼儿的年龄段到6~36月龄的儿童。并探讨3~6岁幼儿园儿童的营养包、撒剂或营养片的营养干预。此外,孕妇乳母营养补充食品是专门为促进生命初期1 000天营养改善的营养食品,已发布国家标准,应当在儿童营养包项目基础上,进一步开展覆盖孕妇和乳母的营养干预,实现营养包生命初期1 000天的全覆盖。

2. 营养包供应可逐步过渡到由生产企业和商业供应体系来完成　目前项目营养包由公共卫生体系承担县、乡、村逐级发放工作,市场供应链仅能延伸到贫困农村地区的县城,无法到达乡镇和村落。但公共卫生体系并不是物流机构,随着营养包可以通过物流供应到农村家庭,以及项目管理的信息化,可以探索由生产企业通过市场途径完成产品发放。

3. 进一步支持贫困地区儿童营养改善项目监测评估工作　在现有监测评估工作基础上,加强监测技术的信息化、精准化和家庭化,使监测由单纯从家庭获取信息,转变为信息双向交流,使家庭在提供信息的同时,也成为喂养信息的获得者、受益者,能够得到养育知识,评测儿童健康和期望的信息。

4. 持续进行阶段性营养包项目的全面评估,了解项目进展及营养改善效果、开展卫生经济学、社会学和产业发展评价　讲好中国故事,以使营养包这个低成本、营养改善效果证据充足的早期儿童营养干预方式能够帮助更多的发展中国家早期儿童。

5. 降低成本　贫困地区儿童营养改善项目营养包产品招标不仅是产品品质的保障,也对产品品质发展具有导向性作用,作为用于早期儿童的产品,其产品质量头等重要,必须严控质量风险。较低的招标价格,甚至低于产品平均成本的价格,将带来产品质量风险,这是营养包项目的重要风险。须制订严格控制项目招标中低价竞争的有效方法。

在未来期望营养包项目作为具体的行动项目,能不断结合其他营养项目,落实健康中国行动(2019—2030年)和国民营养计划(2017—2030年)中生命早期1 000天营养健康行动和贫困地区营养干预行动,早日实现计划目标。

(本章由中国疾病预防控制中心营养与健康所霍军生研究员编写)

第二章
营养包甘肃干预研究

随着社会经济的发展,中国儿童健康状况明显改善,但存在城乡、地区和年龄间的差距,贫困农村须重点关注。儿童营养不足主要发生在儿童辅食添加时期(6~24月龄),这也是儿童贫血的高发期。婴幼儿喂养不当和辅食质量低是儿童营养不足和贫血的主要原因,农村父母和养护人缺乏科学的育儿知识,儿童食物以谷类为主,辅食不能达到儿童每日营养素的需要量。营养宣传教育是一个长期的过程,一些国家采用家庭内强化辅助食品来解决这个问题。我国儿童营养问题的重点是贫困农村2岁以下儿童生长迟缓和贫血,陈春明研究员根据农村婴幼儿喂养的特点,提出了家庭内强化辅食方式并进行了有效性的科学研究。2001—2003年在甘肃省5个贫困县农村启动了以豆粉为基础的婴幼儿辅食补充品(营养包)改善农村婴幼儿营养状况项目,并于2004—2006年、2008—2009年进行了随访调查。

一、研究设计

2001—2003年,在中国预防医学科学院与国际生命科学学会中国办事处的支持下,陈春明研究员及其团队在甘肃省天祝、静宁、清水、景泰、定西5个贫困县农村实施了以豆粉为基础的婴幼儿辅食补充品(营养包)改善农村婴幼儿营养状况的效果研究,1 500名4~12月龄婴幼儿参加,其中1 000名婴幼儿为营养包干预组,500名婴幼儿为对照组。所有儿童均在正常母乳喂养、保持其家庭习惯的辅食添加的前提下,干预组婴幼儿每天补充一袋10g营养包,营养包的营养素含量为铁6mg、锌4.1mg、钙385mg、维生素B_2 0.2mg、维生素D 7μg、蛋白质3.8g,总能量为167kJ。而对照组的婴幼儿每天一包米粉,同时添加了植物油,使其所含能量与营养包干预组相同。两组儿童均每6个月补充一次大剂量维生素A,补充持续到儿童满24个月。其间每6个月对儿童进行一次包括体格测量和血红蛋白检测的体检。当儿童满24月龄时,进行终末体检的同时测量儿童的发育商。2004—2006年、2008—2009年对最初参加辅食强化研究的儿童进行了随访调查,主要评价营养包对其体格生长和智力的影响。

二、主要评价方法

(一) 血红蛋白和贫血
用10μl毛细吸管采集儿童的指血,用721分光光度计通过氰化高铁法测量血红蛋白。对于贫血的诊断,世界卫生组织建议标准是血红蛋白值小于110g/L,但是血红蛋白受海拔的影响,本研究根据调查地区的平均海拔1 600m对贫血的诊断标准进行了调整,确定本次调查儿童血红蛋白值低于115g/L为贫血。

(二) 儿童营养状况
根据美国国家卫生统计中心与世界卫生组织推荐的各年龄组的身长、体重作为参考标准(NCHS/WHO 参考标准),计算儿童营养状况 Z 评分。利用年龄别身长 Z 评分(LAZ)和体重 Z 评分评价儿童营养状况(低体重率和生长迟缓率)。研究主要比较了儿童营养状况 Z 评分在补充营养包前后的改变,评价两种不同配方辅食补充物对儿童生长的作用。

(三) 效应尺度

效应尺度(effect size)是反映研究的处理和效应之间关联程度的无量纲统计量。其计算方法是配方 1 组与配方 2 组平均变化值的差除以两组平均变化的总标准差得出的数值。效应尺度值在 0.2 左右指产生小的作用,0.5 左右指产生中等作用,0.8 左右指产生大的作用。

(四) 心理发育

儿童心理发育分别采用 0~6 岁小儿发育诊断量表、韦氏学龄前儿童智力量表和韦氏学龄儿童智力量表测试其发育商或智商,其中 0~6 岁小儿发育诊断量表是中华儿童保健学会推荐的儿童智力发育诊断测验,具有较好的代表性、信度和灵敏度。测试人员经过首都儿科研究所和北京师范大学专业人员培训后,在安静的环境下,用统一的工具箱,每次由固定人员进行测试。

(五) PROFILES 模型

PROFILES 模型是美国教育发展研究院根据营养缺乏对机体的生物学影响,结合流行病学的资料,利用人力资本原理建立的分析营养缺乏所造成经济后果的数学模型,进行经济分析。PROFILES 模型可以对不同程度的营养状况改善方案进行分析,从而估计营养状况如果没有改变时营养不良所带来的后果,以及改善营养达到一定目标可能产生的经济效益,旨在提高政策制定者加大营养方面投入的意识,为项目和干预措施的设计、选择提供依据。分析儿童贫血影响的依据是如果早期儿童缺铁性贫血不能及时纠正就要影响其智力发育,从而对成年后的劳动生产力也产生很大的影响。

三、主要结果

(一) 血红蛋白及贫血

2001 年基线调查中营养包干预组和对照组儿童血红蛋白分别为(118.1 ± 11.7)g/L、(118.5 ± 11.6)g/L;贫血率分别为 34.8%、34.9%,血红蛋白和贫血率在两组之间没有显著性差异($P > 0.05$)。

补充 6 个月、12 个月后,营养包干预组儿童血红蛋白值大于对照组,并且有显著性差异($P < 0.05$)。在同一组内,儿童在补充 6 个月、12 个月时血红蛋白值高于基线调查的血红蛋白值($P < 0.001$)(表 2-1)。如果比较同一儿童两次调查血红蛋白的差值,营养包干预组儿童血红蛋白的增值在补充 6 个月和补充 12 个月时都显著高于对照组($P < 0.05$)(表 2-2)。

表 2-1 干预期间儿童血红蛋白的变化

单位:g/L

	营养包干预组($\bar{x} \pm s$)	对照组($\bar{x} \pm s$)
基线调查	118.1 ± 11.7	118.5 ± 11.6
6 个月随访	123.3 ± 10.7	121.0 ± 11.2[a]
12 个月随访	127.8 ± 9.7	126.0 ± 10.0[a]

注:[a]$P < 0.05$。

表 2-2　干预期间儿童血红蛋白增加值的变化　　　　　　　　　单位：g/L

	营养包干预组	对照组	效应尺度
6 个月随访	+5.2	+2.6[a]	0.27
12 个月随访	+9.7	+7.5[a]	0.21

注：[a]$P<0.05$。

干预期间儿童的贫血率明显下降,补充 6 个月和 12 个月后营养包干预组儿童贫血率为19.1% 和 8.2%,对照组儿童贫血率为 28.0% 和 12.4%,营养包干预组儿童的贫血率要低于对照组,并且在统计学上有显著性差异($P<0.05$)(图 2-1)。对满 24 个月的婴幼儿,比较两组儿童血红蛋白的增加值发现,营养包干预组的增加值(10.7g/L)大于对照组的增加值(7.9g/L),并且统计学上有显著意义($P=0.000\ 5$)。

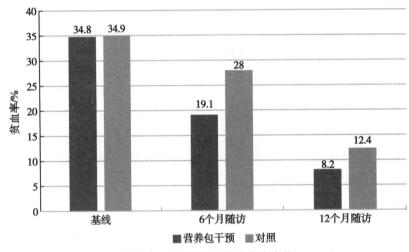

图 2-1　干预期间儿童贫血率变化

(二) 体格生长

基线调查,对照组儿童年龄别身长 Z 评分(LAZ)、年龄别体重 Z 评分(WAZ)和营养不良率略高于营养包干预组,但统计学没有显著性差异；干预 12 个月,营养包干预组和对照组儿童的 LAZ 和 WAZ、营养不良率已经没有差别。

干预 12 个月期间,营养包干预组和对照组儿童的身长分别增加了 11.0cm、10.9cm,两组之间没有显著性差异；体重分别增加了 2.39kg、2.35kg,也没有显著性差异,但基线调查时10~12 月龄的营养包干预组儿童身长和体重比对照组儿童增加有显著性差异($P<0.05$)。如果比较同一个儿童随访调查与其基线调查时的 LAZ 差值、WAZ 差值的变化,营养包干预相对于对照的效应尺度是 0.17($P<0.05$)。

对于基线调查不同营养状况的儿童,营养包干预组均有正的效应,对儿童身长和体重Z 评分的改变优于对照组,其中低体重的婴儿,营养包干预对身长有大的效应；在同一配方组内,基线调查时 LAZ<−2 的婴幼儿的 Z 评分改变明显大于 LAZ ≥ −2 的婴幼儿,WAZ<−2的婴幼儿 Z 评分类似(表 2-3)。

表 2-3 不同营养状况儿童营养包干预的效应尺度

基线调查儿童营养状况		LAZ	WAZ
LAZ 分类			
	LAZ<−2	0.23	0.39
	LAZ≥−2	0.16	0.13
WAZ 分类			
	WAZ<−2	0.79	0.38
	WAZ≥−2	0.14	0.13

所有婴幼儿满 24 个月时,营养包干预组和对照组儿童身长和体重的 Z 评分以及营养不足率没有显著性差异,两组儿童的低体重率 7.4%,显著低于 2000 年全国农村 23~25 个月儿童的平均水平 16.1%($P<0.000\ 1$);两组婴幼儿生长迟缓率差别有统计学意义($P=0.037$)。身长和体重的 Z 评分的变化值在营养包干预组和对照组之间有显著意义($P<0.05$),营养包干预组婴幼儿身长的变化值要显著大于对照组(表 2-4)。如果只分析基线调查时月龄小于 7 个月的儿童,营养包干预组儿童身长 Z 评分的变化值显著大于对照组,营养包干预组的儿童平均身长比对照组多增加 1.3cm($P<0.005$)。

表 2-4 24 个月时儿童身长和体重的变化

	LAZ 变化	身长变化 /cm	WAZ 变化	体重变化 /kg
营养包干预组	−0.29	13.6	−0.29	3.0
对照组	−0.45	13.2	−0.39	2.9
P 值	0.005	0.008	0.04	0.21

(三)智力发育

在甘肃辅食强化干预研究中,营养包干预组、对照组儿童满 24 个月时总的发育商分别为 97.2、95.5,有显著性差异($P<0.05$),其中大运动区也有显著性差异($P<0.05$)。干预结束 1 年后的第一次随访调查,营养包干预组、对照组儿童的发育商分别是 92.7、90.4,两者之间有显著性差异($P<0.05$);干预结束 2 年后的第二次随访调查,营养包干预组、对照组儿童的发育商分别是 96.7、94.5,两者有显著性差异($P<0.05$)(图 2-2);儿童 5~6 岁时随访调查营养包干预组儿童智商比对照组儿童分别高 3.1,语言部分高 2.1,操作智商高 2.5,差别均有统计学意义($P<0.05$)(图 2-3)。比较营养包干预组中不同阶段纠正贫血儿童的智力发育情况,6 个月纠正贫血的儿童操作智商和总智商要显著高于 12 个月仍未纠正儿童($P<0.05$),但与6~12 个月纠正贫血的儿童比较没有显著差别。

2008—2009 年随访调查营养包干预组儿童总智商比对照组分别高 2.0,操作智商高2.1,差别均具有统计学意义($P<0.01$)(图 2-4)。调整了父母的文化程度、儿童营养状况、血红蛋白、学前上过幼儿园、蔬菜摄入等影响儿童智力的相关因素,两组儿童智商之间总体上仍有显著性差异。

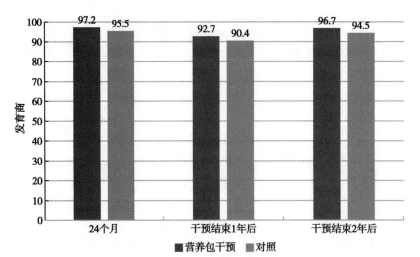

图 2-2 甘肃贫困农村营养包干预儿童发育商

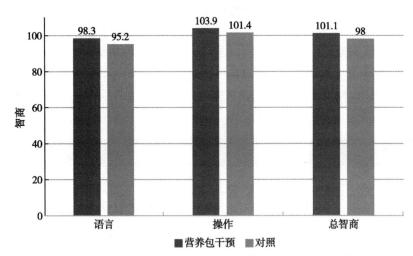

图 2-3 甘肃贫困农村营养包干预儿童 5~6 岁时随访智商

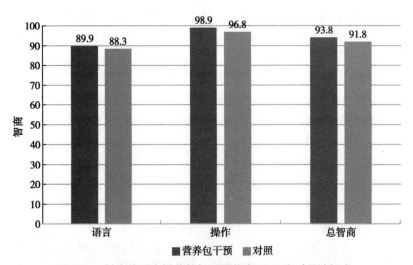

图 2-4 甘肃贫困农村营养包干预儿童 8~9 岁时随访智商

（四）儿童两周患病情况

甘肃辅食强化研究补充 12 个月随访调查时,营养包干预组儿童近两周呼吸系统疾病患病率从 41.5%(基线调查)下降为 24.1%,腹泻患病率从 13.7% 下降为 2.9%,差别有统计学意义($P<0.001$),对照组儿童呼吸系统疾病和腹泻率有不同程度的下降,但同一次调查两组儿童疾病患病率之间没有显著性差异。接受辅食强化的儿童每次患呼吸系统疾病的病程逐渐缩短,而对照组儿童基本保持不变。在补充 6 个月和 9 个月时两组之间有显著性差异,营养包干预组儿童呼吸系统疾病的病程明显短于对照组,而腹泻没有显著性差异;呼吸系统疾病和腹泻总的医疗费是明显下降的,呼吸系统疾病医疗费用大约下降到初期的 40% 以内,腹泻的医疗费用下降到 7%。在补充过程中,家长普遍反映儿童的体格很强壮,生病的次数明显减少,能感受到的最直接的收益是儿童很少到诊所去看病,家庭用于婴幼儿看病的费用减少。

（五）未来劳动生产力

在甘肃辅食强化研究中营养包干预组婴幼儿贫血率从最初的 35% 下降到 10% 以下,这对未来劳动生产力有哪些影响呢? 根据 PROFILES 模型的初步估计,假设从 2001 年开始进行营养包干预,在整个甘肃农村进行 10 年,儿童贫血率从 30% 下降到 10%,贫血率下降到 10% 是保守的估计。在甘肃农村儿童贫血率没有改变的情况下,未来 10 年劳动生产力的损失是 206.2 亿元,占甘肃省 2001 年国内生产总值(gross domestic product,GDP)的 3.4%,采取干预使贫血率下降的 10 年总收益是 67.0 亿元。对于采取这种干预措施的成本,根据 2000 年第五次人口普查数据,甘肃省农村 1 岁以下儿童数大约是 26 万,假设婴幼儿每天补充需要 0.5 元(营养包产品成本),每个孩子平均补充时间是 12 个月,10 年需要的总费用大约是 4.5 亿,那么成本效益估计是 1:15。诚然,预测模型中成本还要考虑产品的运输及其推动工作等费用,而潜在的效益也是贫血率下降方面的估计,并没有包括减少儿童疾病、改善儿童生长迟缓等方面的效益。在 12 个月的补充期间,辅食强化组婴幼儿呼吸系统疾病和腹泻的患病率下降后,后 6 个月儿童呼吸系统疾病的医疗费用比前 6 个月减少了大约 2 万元,腹泻减少约 8 000 元,每个儿童平均减少约 40 元,这只是儿童看病费用减少的效果,并没有包括家长因为儿童生病误工的经济损失。甘肃农村儿童缺铁性贫血对未来劳动生产力的影响相关数据值见表 2-5。

表 2-5 甘肃农村儿童缺铁性贫血对未来劳动生产力的影响

指标	相应数值
0~14 岁人口 / 万	557
2001 年儿童贫血率 /%	30
2010 年贫血率目标 /%	10
有效就业率(所有部门)/%	75
工资(所有部门)/ 元	3 956
平均生存时间贴现系数(1~15 岁)	18.0
如儿童贫血率无改进未来劳动生产力损失净现值 / 亿元	206.2
10 年因贫血率降低得到劳动生产率收益 / 亿元	67.0

指标	续表 相应数值
2001 年人均劳动生产力损失 / 元	117
甘肃 2001 年人均 GDP/ 元	3 453
劳动生产力损失占 GDP 比例 /%	3.4

四、总结

甘肃婴幼儿家庭辅食强化研究是中国第一个"营养包"效果研究。该研究证明了在保持日常家庭辅食添加的基础上,以简化的营养素(维生素和矿物质)强化补充方式,可以提高婴幼儿的辅食质量,这对于保证早期儿童的营养和健康,尤其是贫困地区儿童营养改善具有推广意义。2004—2009 年追踪调查结果显示了营养包改善儿童认知发育的长期效果,这为在中国进一步推动营养包工作奠定了坚实的基础。

(本章由中国疾病预防控制中心营养与健康所王玉英研究员编写)

第三章
营养包汶川地震灾区营养干预

2008 年,"5·12"汶川大地震发生,灾后物资短缺,灾区的婴幼儿喂养遇到了很多困难,营养难以得到保障,当地婴幼儿出现了普遍性急性营养不良,儿童的发病率明显增加。灾后 4 个月,四川省理县的监测数据显示,18~24 个月婴幼儿生长迟缓率为 15.7%,贫血率高达78.8%,明显高于 2005 年全国农村的平均值。此时儿童如果营养不能及时补充,不仅近期影响儿童生长发育,还会造成后期生长认知能力的缺损、工作能力和劳动生产率低下,增加成年后慢性病的患病风险;而且这种影响是不可逆的,会影响终身健康。震后 4 个月,营养包在四川省理县、北川县应用于 6~24 月龄婴幼儿进行营养改善,取得了良好的效果,理县营养包项目开展 3 个月后,婴幼儿贫血率在原基础上下降 38%。为使更多的灾区婴幼儿营养得到改善,在原卫生部疾病预防控制局的领导下,在联合国儿童基金会的支持下,原中国疾病预防控制中心营养与食品安全所负责实施的"汶川地震灾区婴幼儿营养改善项目"2010年 4 月启动,通过营养包对四川省青川县、理县、茂县、汶川县、彭州市,甘肃省文县、康县,陕西省宁强县等 8 个县所在地区的 6~24 月龄婴幼儿进行营养干预,为更多婴幼儿提供营养保障。

第一节 建立应用营养包改善儿童营养状况工作方法

在"汶川地震灾区婴幼儿营养改善项目"工作开展之前,已完成了营养包改善效果的基础研究和小范围的推广应用研究,但覆盖 3 省 8 县近 3 万名婴幼儿这样大规模的干预工作在中国还是首次开展,探索并建立营养包推动工作方法对项目的有效实施起着至关重要的作用。

一、营养包推动工作体系

原中国疾病预防控制中心营养与食品安全所参考中国疾病预防控制中心食物强化办公室在理县、北川县开展的营养包改善婴幼儿营养状况工作经验,结合卫生系统的工作特点,设计了运用卫生系统三级网络发放营养包的工作方法,并明确各项目单位工作职责、工作内容及工作目标。

原卫生部疾病预防控制局(简称疾病预防控制局)为项目的领导单位,负责向项目省卫生厅提出工作要求及项目总体工作执行的管理工作。

原中国疾病预防控制中心营养与食品安全所为项目执行负责单位,负责项目总体计划,制定了实施方案,建立营养包推动工作方法,通过对省、县级项目工作人员进行培训和现场技术指导,保证了项目有效实施。

四川、甘肃、陕西省疾病预防控制中心在各省卫生健康委员会的领导下,负责主持该省项目工作,组织协调各项目县按要求开展工作,并负责项目管理和督导工作。

青川县、茂县、汶川县、彭州市、文县、康县、宁强县疾病预防控制中心和理县妇幼保健站,乡/镇卫生院,村卫生室三级卫生网络为营养包推动工作的实施单位,负责营养包的接收、储存、发放、记录、宣传教育及效果监测工作。

联合国儿童基金会(UNICEF)提供营养包产品及营养包发放的工作经费及项目技术支持,并负责营养包生产企业招标。

营养包生产企业按标书内容生产营养包并将营养包送至各项目县疾病预防控制中心(妇幼保健院)。

二、营养包推动工作方法

在取得项目县政府支持下,各项目县均成立项目工作组,并通过政府发文保障营养包推动工作的有效开展。

茂县、青川县分别成立了以分管副县长为负责人的项目领导小组,汶川县、理县、彭州、文县、康县、宁强县分别成立了以县卫生局负责人为组长的项目领导小组,领导小组成员包括县卫生局、疾病预防控制中心(妇幼保健站)相关工作负责人、领导小组下设项目办公室和技术工作组,负责项目工作实施、技术指导、业务培训,指导乡镇卫生院医生和村医开展营养包发放、储存、档案建立、宣传教育及营养包管理体系工作的开展,形成了项目工作"层层有人管,事事有人抓"的工作局面。将婴幼儿营养干预项目工作纳入卫生局对镇卫生院的绩效考核指标中,有效保障了项目工作按计划实施。

(一)建立营养包发放体系

1. 营养包数量计算 项目启动初期覆盖 8 个县 6~18 月龄全部婴幼儿,中国疾病预防控制中心营养与食品安全所统计各项目县上报的婴幼儿数量,计算项目期间应供应营养包数量。在干预周期 18 个月中,满 6 月龄婴儿即纳入干预对象,满 24 月龄幼儿不再干预。因此在计算项目启动后 1~6 个月营养包用量时增加了每月新增婴儿数量(只有满 6 月龄婴儿进入,没有满 24 月龄幼儿溢出),新增婴儿数量按当地出生率保持不变计算。项目实施第 7 个月至第 18 个月时,理论上进入和溢出婴幼儿数相同,所以营养包每月供应量按第 6 个月营养包供应量计算,以此计算营养包总需求数量。

2. 营养包生产供应 中国疾病预防控制中心营养与食品安全所将营养需求量报至 UNICEF,UNICEF 通过招标确定的青岛百乐麦食品有限公司为营养包供应企业,并根据用量向营养包定点生产企业下达生产及供应要求,营养包生产企业按照项目要求将营养包配送到 8 个项目县,每 3 个月配送一次。

3. 营养包的接收 项目县疾病预防控制中心(或妇幼保健院)负责营养包的接收、储存及发放。接收营养包时核对营养包数量,并检查产品包装,确保接收的营养包产品包装完整、数量准确。之后填写产品接收表,登记营养包实收量、产品批号及相应数量、到货日期、存货地点、运输单位等相关内容;签收人和送货人在登记表中签字,一式两份,各自存档备查。

4. 营养包的储存 项目县疾病预防控制中心(或妇幼保健院)负责营养包的储存,要求在室温、避光、通风、干燥房间上锁保管。营养包产品须离墙隔地(离墙 30cm 以上,隔地 15cm 以上),不能与有毒有害物质及医疗药品混存;房间中应有防鼠防虫害设施。

5. 营养包的发放 项目县疾病预防控制中心(或妇幼保健院)按照各乡(镇)上报婴幼儿数将营养包送至各乡(镇)卫生院,每月发放1次,每次发放1个月量,各乡(镇)卫生院接收营养包时填写营养包发放(接收)单(县发货、乡接收),包括营养包数量、批号、发放时间、发货人、领取人等相关信息。此单一式二联,一联乡(镇)卫生院保存,一联县疾病预防控制中心(或妇幼保健院)保存。县对乡的发放工作在一周之内完成。

乡(镇)卫生院按各村上报婴幼儿数将营养包发放至各村,每月发放1次,每次发放1个月量,填写营养包发放(接收)单(乡镇卫生院发货、村医接收),包括营养包数量、批号、发放时间、发货人、领取人等相关信息。此单一式三联,一联由村医保存,一联在乡(镇)卫生院保存,一联交县疾病预防控制中心(或妇幼保健院)保存。乡(镇)卫生院要在一周之内完成对村医营养包的发放工作。

6. 营养包的领取 村医通知本村6~24月龄婴幼儿家长领取营养包,第一次领取时填写婴幼儿基本信息登记表,包括婴幼儿姓名、性别、出生日期、家庭住址、联系电话等相关信息,并按编码要求对该婴幼儿进行编码。此表一式三联,一联由村医保存,一联在乡镇卫生院保存,一联在县疾病预防控制中心(或妇幼保健院)保存。之后向婴幼儿家长发放婴幼儿1个月用量的营养包(30袋),填写婴幼儿营养包领取登记表。此表一式三联,一联由村医保存,一联乡镇卫生院保存,一联县疾病预防控制中心(或妇幼保健院)保存。要求婴幼儿家长签字。村医须在一个星期内将该村的目标婴幼儿的营养包全部发放完毕,并告知下个月领取日期。

村医首次发放营养包时,须向婴幼儿看护人讲解营养包的作用及食用方法,同时发放营养包使用手册和婴幼儿喂养指导手册,在每个婴幼儿的营养包手册上填写对应的编码。

(二)建立营养包统计体系

1. 营养包使用情况记录 村医在首次发放营养包时须向家长介绍营养包食用记录方法,告知家长在营养包使用手册中记录卡中填写,每次食用营养包后,在相应的日期画勾,在每月结束时,将该月营养包食用总量记录在手册中。每月领取营养包时须携带此手册,村医每次发放营养包时,登记此编码。在第二次及以后的每次发放营养包时,村医要根据营养包使用手册中家长填写的上月食用营养包记录进行统计,将上月食用量填入婴幼儿营养包领取登记表。

2. 营养包使用情况上报 村医每月将婴幼儿营养包领取登记表上报至乡(镇)卫生院,乡(镇)卫生院收集汇总全乡(镇)各村报表,上报县疾病预防控制中心(或妇幼保健院)。

3. 营养包使用情况统计 县疾病预防控制中心(或妇幼保健院)负责营养包的统计工作。每月将所有数据按项目设计程序录入,建立营养包发放及食用情况数据库,每月上报至省疾病预防控制中心;省疾病预防控制中心汇总本省数据后上报原中国疾病预防控制中心营养与食品安全所。原中国疾病预防控制营养与食品安全所负责将数据进行汇总,计算各项目县营养包覆盖率及依从性。

(三)建立营养包宣传工作体系

1. 宣传材料制作 原中国疾病预防控制中心营养与食品安全所设计了用于营养包推动的宣传材料。

(1)宣传手册:①《营养包使用手册》,让婴幼儿家长了解营养包的作用及食用方法,及时为婴幼儿喂食营养包。每个婴幼儿家长一本,通过村医发至每个婴幼儿家长,并在发放时进

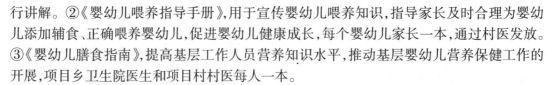

行讲解。②《婴幼儿喂养指导手册》,用于宣传婴幼儿喂养知识,指导家长及时合理为婴幼儿添加辅食、正确喂养婴幼儿,促进婴幼儿健康成长,每个婴幼儿家长一本,通过村医发放。③《婴幼儿膳食指南》,提高基层工作人员营养知识水平,推动基层婴幼儿营养保健工作的开展,项目乡卫生院医生和项目村村医每人一本。

(2)公益广告:项目设计并制作了公益广告《母爱的光辉》,生动形象讲解营养包对婴幼儿健康成长的作用及食用方法。

2. 宣传工作方法

(1)项目启动会:由项目县政府或卫生局组织召开项目启动会,项目县领导及各级项目工作人员参加会议,介绍项目工作的目标及营养包的作用、效果。会议邀请地方新闻媒体参加,发布当地婴幼儿营养状况及营养包相关信息,提醒百姓关注婴幼儿营养健康。

(2)大众媒体:各项目县在当地电视台播放项目公益广告片《母爱的光辉》,并在电视台滚动播出营养包相关信息字幕,让婴幼儿家长了解营养包、认知营养包,并推荐食用营养包。各项目县同时在地方报纸进行婴幼儿喂养知识及营养包作用科普宣传,推动营养包的应用。

(3)三级卫生宣传网络

1)个体宣传:乡卫生院医生和村医对婴幼儿家长一对一宣传为此项目工作的特点。乡卫生院医生在对孩子进行预防接种及健康检查时,向婴幼儿家长宣传营养包。村医在每月向婴幼儿家长发放营养包时,根据婴幼儿食用营养包情况,有针对性进行指导和宣传,大大提高了婴幼儿家长对营养包的了解和应用,有效提高了婴幼儿对营养包的依从性。

2)社区宣传:县、乡各级卫生部门利用居民社区和乡镇卫生院的宣传栏,介绍营养包的食用方法及作用;各县还在院墙、路基护墙等墙体刷上脍炙人口的"营养包拌饭,好吃又营养""儿童营养包,宝宝真需要"等宣传口号;县、乡等主要街道和楼体悬挂营养包宣传条幅,提醒家长喂食婴幼儿营养包。

3)特色宣传:各县利用自身优势开展了多种形式的宣传教育活动,据不完全统计各项目县共张贴宣传画 1 710 张,悬挂横幅 90 余次,办专栏 15 期,写宣传标语 2 577 余条,办黑板报 226 期,讲座 44 余场,发放宣传单 3 万余份,宣传挂历 4 万册。通过各县项目工作人员的辛勤努力,营养包取得高覆盖率和高依从性的良好结果,有效改善了干预地区婴幼儿的营养状况。

(四)建立营养包效果监测体系

为观察营养包对地震灾区地区婴幼儿的营养改善效果,项目设计了营养包效果监测体系,在项目启动前及项目实施 6 个月、12 个月和 18 个月时进行,共 4 次。

1. 样本量的计算　设目标人群贫血率为30%,干预后期望下降30%,检验效能80%,置信度95%,取设计效应为2.5,无应答率按10%计算,计算样本量为 1 070 人。

2. 抽样方法　在该项目实施的 8 个县中抽取 4 个县作为生物学监测的实施县,分别为甘肃省康县、陕西省宁强县、四川省青川县、彭州市。采用按容量比例概率抽样法(proportionate to population size,PPS),统计 4 个监测县的所有乡镇人口数,计算累计人口数,确定抽样间隔,抽取 30 个乡镇。在 30 个乡镇中按上述抽取乡镇的方法继续以 PPS 抽取村,每个乡镇抽取 5 个村。四川省彭州市共抽取 8 个乡镇的 40 个村、四川省青川县抽取 7 个乡镇的 33 个村、陕西省宁强县抽取 8 个乡镇的 45 个村、甘肃省康县共抽取 6 个乡镇的 42 个村,共计抽取 30 个乡镇 160 个村。

由于项目干预期间的婴幼儿数量不断变化,因此每次监测以营养包实际覆盖婴幼儿的名单进行婴幼儿样本抽样,包括基线,项目共进行 4 次测试人抽样。具体方法为每个乡在抽取的村中按等距离方法抽取 6~24 月龄婴幼儿 36 名。

3. 监测指标 监测指标为身长、体重、血红蛋白及问卷调查,问卷调查包括儿童基本情况调查、喂养行为调查、营养包使用情况及知识获得途径等相关内容。

(1)身长测量:YSC-2 卧式身长测量器;体重测量,TZ-530 型便携式婴幼儿体重秤。

(2)血红蛋白检测:血红蛋白便携式分析仪,取末梢指血测定血红蛋白。

(3)问卷调查:对所有监测儿童进行问卷调查,包括儿童基本情况调查和膳食调查。基本情况包括儿童父母职业和文化程度,儿童出生时的基本情况,儿童患病史和儿童母乳喂养情况,过去 24h 喂养情况,营养包领取及食用情况等。

(4)评价标准:体格发育判定标准根据 WHO 推荐 Z 评分评价标准,年龄别身长 Z 评分(LAZ)<−2 为生长迟缓;年龄别体重 Z 评分(WAZ)<−2 为低体重;身长别体重 Z 评分(WHZ)<−2 为消瘦。血红蛋白采用 WHO 推荐标准,6~59 月龄儿童贫血标准为血红蛋白含量(Hb 值)<110g/L,90~110g/L 为轻度贫血,60~89g/L 为中度贫血,60g/L 以下为重度贫血;不同海拔地区贫血判定标准校正依据 WHO 推荐调整方法,海拔<1 000m,原判定标准 Hb 值 +0g/L,1 000m ≤ 海拔<1 500m,原判定标准 Hb 值 +2g/L,1 500m ≤ 海拔<2 000m,原判定标准 Hb 值 +5g/L,2 000m ≤ 海拔<2 500m,原判定标准 Hb 值 +8g/L。本项目采用以上标准进行校正。

(5)质量控制:调查人员进行统一培训调查方案、调查方法、测量仪器的使用和问卷填写方法,经考核合格后方可参加调查;每项调查均有专业人员负责。

(6)数据录入及分析:采用 Epidata 3.02 进行数据录入,采用 SPSS 17.0 进行数据处理分析,采用 WHO Anthro 3.0 计算年龄别体重 Z 评分(WAZ)、年龄别身长 Z 评分(LAZ)和体重别身长 Z 评分(WHZ)。

4. 监测结果

(1)婴幼儿情况:项目实施 6 个月、12 个月、18 个月共监测 6~23 月龄婴幼儿 4 517 名,其中,男女比例分别为 52.1% 和 47.9%,6~11 月龄、12~17 月龄、18~23 月龄婴幼儿所占比例分别为 28.0%、38.8% 和 33.2%。4 次监测调查的 6~23 月龄婴幼儿月龄分布情况详见表 3-1。

表 3-1 监测地区婴幼儿月龄分布情况

月龄	基线		6 个月		12 个月		18 个月	
	n	%	*n*	%	*n*	%	*n*	%
6~11 月龄	479	37.1	281	26.7	268	23.7	237	22.7
12~17 月龄	497	38.5	425	40.3	421	37.3	410	39.3
18~23 月龄	316	24.4	347	33.0	441	39.0	395	38.0
合计	1 292	100	1 053	100	1 130	100	1 042	100

（2）看护人情况：4 次监测中，婴幼儿看护人均以婴幼儿的母亲为主，所占比例为 75%，其次为祖父母，所占比例为 24%。婴幼儿母亲的职业以家务、农林牧渔水利业生产人员、农民工为主，所占比例分别为 44.6%、20.8% 和 22.6%，见表 3-2。婴幼儿母亲以初中文化程度的所占比例最大，其次是小学文化程度，所占比例分别为 53% 和 23.8%，见表 3-3。

表 3-2　监测地区婴幼儿母亲职业情况

职业类型	基线		6 个月		12 个月		18 个月	
	n	%	n	%	n	%	n	%
家务	376	29.2	470	45.5	591	52.5	563	54.2
政府、企事业单位	28	2.2	29	2.8	25	2.2	29	2.8
专业技术人员	11	0.9	19	1.8	20	1.8	22	2.1
商业服务业人员	46	3.6	62	6.0	51	4.5	47	4.5
农林牧渔水利业生产人员	437	34.0	207	20.1	140	12.4	150	14.5
生产运输设备操作员	7	0.5	6	0.6	5	0.4	4	0.4
军人	0	0.0	0	0.0	0	0.0	0	0.0
农民工	356	27.7	214	20.7	263	23.4	181	17.4
其他	25	1.9	25	2.4	31	2.8	42	4.0

表 3-3　监测地区婴幼儿母亲文化程度情况

文化程度	基线		6 个月		12 个月		18 个月	
	n	%	n	%	n	%	n	%
文盲	33	2.6	28	2.7	31	2.8	24	2.3
小学	341	26.5	247	23.9	258	22.9	219	21.1
初中	678	52.7	525	50.9	599	53.2	573	55.2
高中/中专	187	14.5	182	17.6	197	17.5	166	16.0
大专/职大	40	3.1	36	3.5	29	2.6	38	3.7
大学及以上	7	0.5	14	1.4	12	1.1	18	1.7

（3）母乳喂养情况：四次监测中，出生后吃过母乳的婴幼儿比例分别为 91.6%、91.2%、87.7% 和 89.6%。在出生后 1h 内吸吮母乳的婴幼儿比例均较低；在出生后 1~24h 之内吸吮母乳的婴幼儿比例在后三次监测中较基线监测结果（16.7%）有显著提高，分别为 37.8%、32.8%、39.1%；在出生 24h 以后吸吮母乳的婴幼儿比例均较高，分别为 69.3%、57.7% 和 60.9%。

（4）辅食添加情况：四次监测中，6~8 月龄婴幼儿的固体、半固体、软质食物添加率分别为 72.5%、84.7%、90.4% 和 95%，逐渐升高。婴幼儿摄入的最少食物种类大于或等于 4 种的添加率分别为 39.9%、51.9%、65.8% 和 55.3%。在前三次监测中，该指标呈逐渐上升趋势。6~23 月龄非母乳喂养的婴幼儿每日最少食物频率呈逐渐上升趋势，并具有统计学显著性差异，在过去 24h 添加固体、半固体、软质食物以及牛奶类的频率在四次或四次以上的比例分别为 7.5%、9.5%、15.8% 和 17.2%。6~23 月龄母乳喂养的婴幼儿每日最少食物频率均呈逐渐上升趋势。

三、项目实施保障

运用三级卫生网络发放营养包,保证营养包的覆盖率;通过基层卫生工作者宣传营养包作用,提高营养包的依从性,汶川地震灾区婴幼儿营养改善项目对方式方法进行了探索,并在项目实施过程中通过政府主导、人员培训、经验交流、项目督导等多项工作保障项目的有效实施。

(一) 政府支持

为保障项目顺利实施,原卫生部疾病预防控制局根据项目目标向四川省、甘肃省、陕西省发出《关于开展汶川地震灾区婴幼儿营养改善项目的通知》,要求在四川省理县、茂县、青川县、汶川县、彭州市(9 个乡镇),甘肃省康县、康县和陕西省宁强县 8 个县(市)为所有 6~24 月龄婴幼儿提供营养包,配合宣传教育,改善项目地区婴幼儿营养状况,探讨应用营养包改善婴幼儿健康的有效机制。原卫生部疾病预防控制局的发文为卫生系统各级工作人员参与营养包发放和宣传工作提供了支持和保障。

2010 年 4 月卫生部疾病预防局组织召开了项目启动会,3 个项目省、8 个项目县工作人员参会,卫生部疾病预防控制局领导、中国疾病预防控制中心领导及项目负责单位在会上介绍项目工作目标及工作内容,要求各项目省卫生厅及项目工作人员按项目工作要求完成项目工作,各项目县在启动会后,均按项目要求成立项目工作组,并通过政府发文保障营养包的发放和宣传教育等工作的开展。

(二) 人员培训

为保证项目有效开展,原中国疾病预防控制中心营养与食品安全所对县级工作人员进行项目工作培训,介绍了工作任务、实施体系、工作方法等内容。重点介绍了营养包发放与管理的程序,对营养包领取、发放与婴幼儿服用情况等信息及时收集与汇总;介绍了婴幼儿科学喂养及基本的营养与健康知识及技能,以及如何利用当地的食物资源给不同年龄段婴幼儿制作科学合理的营养膳食;基本的营养教育方法(包括利用大众传播和人际传播渠道积极开展营养与健康教育的方法,向不同人群进行营养咨询与指导的沟通技巧)等相关内容进行了培训。并将培训内容制成光盘,发至 8 个项目县及所有乡(镇),用于项目乡(镇)、村工作人员培训。系统培训工作使项目工作人员理解了项目工作内容、掌握了项目要求、实施方案及项目执行的有关技术,从而为项目的顺利实施提供了有力保障与技术支撑。

(三) 定期工作会议

为保障汶川地震灾区婴幼儿营养改善项目按计划开展,项目每半年左右召开一次工作会议,2010 年 11 月在浙江省杭州召开项目半年工作会议、2011 年 3 月在陕西省西安召开项目年度工作会议、2011 年 12 月在北京召开项目工作经验交流会、2012 年 4 月在甘肃省兰州市召开项目工作总结会,每次会议各项目省及项目县汇报工作进展情况及项目工作中取得的经验,并对存在问题进行讨论,提出解决方案,保障项目顺利实施。

(四) 项目督导及考察工作

1. 国家及省级单位督导 原中国疾病预防控制中心营养与食品安全所及省疾病预防控制中心对项目工作县进行全面督导,采取随机抽查、入户调查的形式,与领取营养包的婴幼儿家长进行面对面交流,仔细询问家长营养包喂养方法、用量,是否了解营养包成分及作用等问题,并现场查看家长对营养包喂养方法的掌握情况,仔细翻看喂养手册的填写情况。对营养包接收、发放记录、储存情况,资料归档工作进行检查,并对县疾病预防控制中心的数据录入工作进行指导。督导人员对发现的问题及时纠正。

2. 县级督导　项目县疾病预防控制中心负责本县项目乡、村督导工作,项目实施期间彭州市疾病预防控制中心每季度对镇卫生院营养包发放登记情况及婴幼儿营养包正确喂养方法进行督导。茂县项目小组全年共 500 人次对所辖各乡(镇)卫生院进行项目工作督导。理县领导小组共完成县对乡镇督导 20 次、青川中心疾病预防控制工作人员先后到 36 个镇进行了 7 次督导。文县项目工作人员对辖区内项目实施情况进行了 6 轮全面督导。康县疾病预防控制中心抽调专人多次进行下乡督导。宁强县疾病预防控制中心每季度对 26 个乡镇督导 1 次。各项目县疾病预防控制中心对发现的问题及时纠正,同时,对存在问题较多的乡镇,及时深入现场进行指导。

3. 项目联合工作组现场考察　由 UNICEF、原中国疾病预防控制中心营养与食品安全所及项目省疾病预防控制中心组成的联合工作组分别到四川省青川县和陕西省宁强县进行实地考察和指导,全面了解项目实施情况,包括项目培训、婴幼儿营养包发放、领取等数据记录情况、营养包存放、食用营养包的婴幼儿人数、婴幼儿食用营养包后的反应、婴幼儿饮食情况、生活情况等,以及进行生物学监测现场工作考察。通过现场考察也为营养包项目后期的顺利推行提供了指导。

第二节　营养包干预评估

一、营养包的可接受性

(一) 营养包覆盖率和依从性

开展营养包推动工作的 8 个项目县共有 160 个乡(镇),1 648 个村参加项目工作,项目实施期间共有 6~24 月龄婴幼儿 29 652 名。通过营养包发放工作体系,项目实施 18 个月中有 27 872 名 6~24 月龄婴幼儿领取营养包,覆盖率为 94%,供应营养包共计 9 996 030 袋,每周食用 3 袋及以上的婴幼儿达 95% 以上(表3-4),项目设计的营养包发放和统计体系有效地保证了营养包的覆盖率。

表 3-4　项目营养包覆盖率和依从性

月数 / 个	本月儿童数 / 人	发放儿童数 / 人	发放率 /%	食用≥3 袋 / 人	依从率 /%
1	13 907	13 821	99.4	13 765	99.6
2	15 943	15 392	96.5	15 046	97.8
3	17 081	15 937	93.3	15 605	97.9
4	17 773	16 777	94.4	16 397	97.7
5	18 480	17 043	92.2	16 714	98.1
6	18 671	16 730	89.6	16 513	98.7
7	18 036	16 822	93.3	16 696	99.3

续表

月数/个	本月儿童数/人	发放儿童数/人	发放率/%	食用≥3袋/人	依从率/%
8	17 144	15 943	93.0	15 689	98.4
9	17 023	15 987	93.9	15 777	98.7
10	17 174	16 066	93.5	15 965	99.4
11	16 763	15 534	92.7	15 415	99.2
12	16 698	15 567	93.2	15 042	96.6
13	14 003	13 113	93.6	12 849	98.0
14	16 484	15 532	94.2	14 787	95.2
15	16 267	15 213	93.5	15 051	98.9
16	15 655	14 772	94.4	14 681	99.4
17	15 001	14 441	96.3	14 038	97.2
18	14 412	13 858	96.2	13 808	99.6

(二)营养包喂养情况及相关知识获得途径

婴幼儿家长对婴幼儿进行营养包喂养的方式以用水冲调为主,其次是将营养包加在粥、米饭、面条等食物中,也有加在汤中喂食。家长对营养包知识的获得途径主要是村医、乡镇卫生院和项目发放的营养包使用手册,部分是来自项目地区宣传工作的标语条幅以及电视广播的公益广告(表3-5)。项目设计的宣传教育材料和宣传传播方式取得了良好的效果,婴幼儿家长认识到营养包的益处并为婴幼儿喂食营养包,有效保障了营养包的依从性(表3-5)。

表 3-5 婴幼儿家长营养包喂养及知识获得途径

项目	6个月	12个月	18个月
营养包喂养方式			
添加到粥、米饭、面条等食物中	36.2%	46.2%	59.1%
添加到汤中	20.1%	15.6%	27.5%
用水冲调	83.6%	80.6%	71.9%
其他	3.8%	2.5%	1.4%
对食用营养包益处的了解			
发育好、身体壮	93.7%	94.8%	91.8%
促进免疫,少得病	91.8%	93.9%	87.7%
不贫血,吃饭好	73.4%	78.4%	73.3%
聪明、敏捷	38.0%	51.7%	49.4%
其他	2.3%	1.5%	1.1%
营养包知识来源			
营养包使用手册	71.1%	66.8%	80.1%
乡镇卫生院	59.0%	81.2%	84.5%

续表

项目	6个月	12个月	18个月
村医	79.1%	81.8%	74.9%
电视或广播	8.1%	16.3%	7.0%
标语	25.1%	26.1%	5.8%
其他	1.3%	0.9%	0.1%

二、营养包干预的有效性

(一)婴幼儿患病情况

佝偻病患病率在基线为17.1%,营养包食用6个月、12个月、18个月时下降至5.6%、1.0%和0.4%;舌炎患病率在基线和6个月后监测中分别为1.4%、0.3%,12个月、18个月监测中未发现舌炎患者;口角炎患病率在基线和6个月后监测中分别为1%、0.3%,后两次监测中未发现口角炎患者,显示婴幼儿佝偻病、舌炎、口角炎患病率均逐渐降低。

(二)婴幼儿过去两周患病率

婴幼儿过去两周有呼吸系统疾病的比例分别为39.8%、40.6%、29.5%和36.2%;过去两周内患有腹泻的比例分别为14.4%、13%、12.9%和9.3%,过去两周内腹泻患病率在四次监测中逐渐下降,并具有统计学显著性差异。

(三)生长发育状况

监测地区婴幼儿的年龄别身长Z评分(LAZ)总体分布曲线与WHO儿童生长标准曲线相比,基线监测与项目干预18个月后均低于标准,见图3-1、图3-2;监测地区婴幼儿的身长别体重Z评分(WHZ)在项目干预18个月后,总体分布曲线与WHO儿童生长标准曲线相比高于标准,见图3-3、图3-4;监测地区婴幼儿的年龄别体重Z评分(WAZ)在项目干预18个月后,总体分布曲线更趋近WHO儿童生长标准曲线,见图3-5、图3-6。

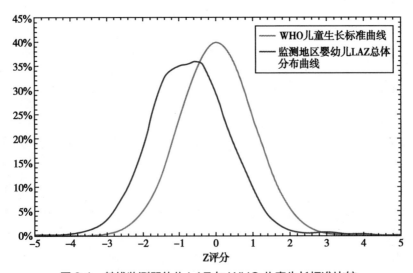

图3-1　基线监测婴幼儿LAZ与WHO儿童生长标准比较

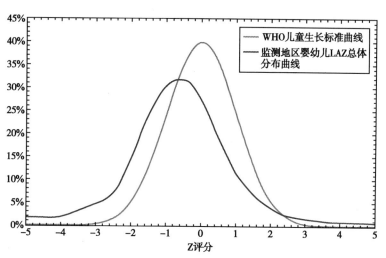

图 3-2 18 个月后监测婴幼儿 LAZ 与 WHO 儿童生长标准比较

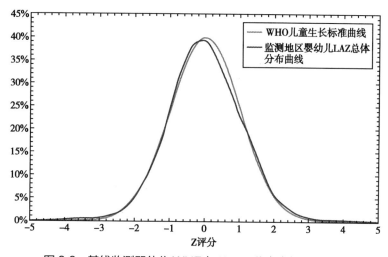

图 3-3 基线监测婴幼儿 WHZ 与 WHO 儿童生长标准比较

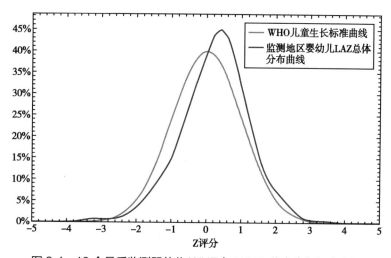

图 3-4 18 个月后监测婴幼儿 WHZ 与 WHO 儿童生长标准比较

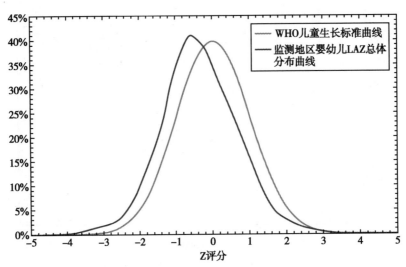

图 3-5　基线监测婴幼儿 WAZ 与 WHO 儿童生长标准比较

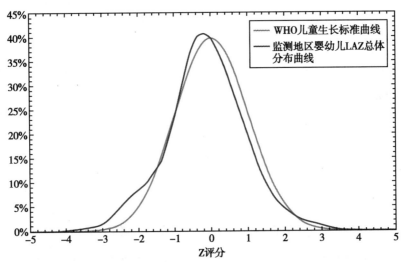

图 3-6　18 个月后监测婴幼儿 WAZ 与 WHO 儿童生长标准比较

（四）贫血情况

基线监测结果表明地震地区婴幼儿贫血情况较为严重,总体贫血率为 52.8%,轻度和中度贫血率分别为 44.5% 和 8.3%。在营养包干预 6 个月后,地震灾区婴幼儿的贫血情况与基线监测结果相比有了显著改善,监测婴幼儿的 Hb 值总体正态分布曲线明显向右偏移,总体贫血率下降至 27.9%,轻度和中度贫血率分别为 25.6% 和 2.3%。干预 12 个月后,监测地区婴幼儿的贫血情况与干预 6 个月后监测结果相比有改善,监测婴幼儿的 Hb 值总体正态分布曲线向右偏移,总体贫血率下降至 26.3%,轻度和中度贫血率分别为 24.9% 和 1.4%。干预 18 个月后,监测地区婴幼儿的贫血情况与干预 12 个月后监测结果相比有改善,监测婴幼儿的 Hb 值总体正态分布曲线向右偏移,总体贫血率下降至 24.8%,下降比率达 53%,轻度和中度贫血率分别为 23.1% 和 1.7%。项目干预 18 个月后监测地区婴幼儿贫血率与基线监测相比显著下降,并且统计学差异极其显著,见表3-6、图3-7。通过营养包的干预对婴幼儿血红蛋白含量的升高和贫血率的下降有显著作用。

表3-6 干预期间血红蛋白及贫血率变化

	0个月	6个月	12个月	18个月
Hb 均值 /(g·dL⁻¹)	10.8	12.3	11.6	11.7
贫血率 /%				
中度	8.3	2.3	1.4	1.7
轻度	44.5	25.6	24.9	23.1
正常	47.2	72.1	73.7	75.2

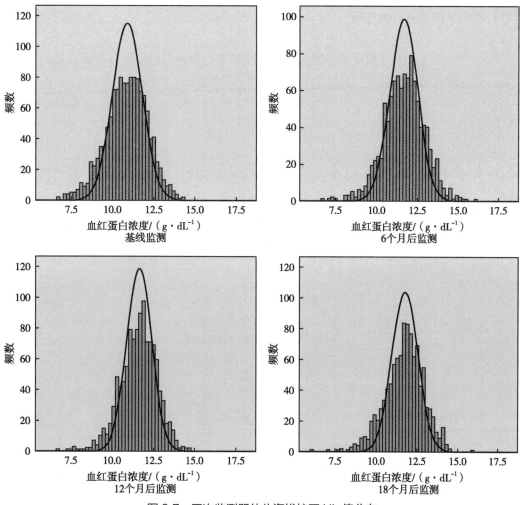

图3-7 四次监测婴幼儿海拔校正 Hb 值分布

三、营养包干预的可行性

1. 项目设计运用　卫生系统三级网络发放营养包,为 6~24 个月婴幼儿补充生长发育所需营养素,项目实施 18 个月总体运行良好,表明通过县—乡—村三级发放体系具有可操作性。村医可以承担营养包的发放工作,已完成了汶川地震灾区婴幼儿营养改善项目目标建立并运行了营养包发放工作体系。

2. 营养包在干预地区是可接受的　项目实施后,四川、甘肃、陕西三省营养包覆盖率及依从性达 95% 以上,表明婴幼儿家长接受通过营养包改善婴幼儿营养状况的方法、婴幼儿对营养包有良好的依从性。

3. 营养包效果显著　干预半年后,干预地区婴幼儿贫血率显著下降,营养包项目适时开展,可有效改善灾区婴幼儿的铁营养状况。

汶川地震灾区婴幼儿营养改善项目探索了一条政府主导、公共卫生系统为主体推动营养包的工作模式,项目建立的营养包推动工作方法为中国继续开展的贫困地区儿童营养改善项目提供了经验和技术支持。

（本章由中国疾病预防控制中心营养与健康所孙静研究员编写）

第四章
贫困农村地区儿童营养改善项目

　　贫困地区儿童营养改善项目是原卫生部为改善贫困地区早期儿童营养状况所实施的国家营养改善项目,应用中央财政专项补助经费,为6~24月龄婴幼儿免费发放营养包,普及婴幼儿科学喂养知识与技能,改善贫困地区儿童营养和健康状况。2012年10月启动贫困地区儿童营养改善试点项目,在10个省8个国家集中连片特殊困难地区的100个县实施,2013年扩大至集中连片特殊困难地区的21个省300个县,2014年项目覆盖21个省341个县,2015—2018年项目覆盖县持续增加,2019年实现832个国家级贫困县全覆盖;2019年该项目纳入基本公共卫生服务,2020年全面脱贫后此项目继续开展,至2021年底营养包受益婴幼儿累计达1 365万。

第一节　贫困地区儿童营养改善项目管理与实施

　　贫困地区儿童营养改善项目的工作任务是通过卫生系统的县-乡-村三级网络免费为项目地区6~24月龄婴幼儿发放营养包;对各级项目妇幼保健人员开展项目管理和技术培训;同时开展多种形式的健康教育活动,提高婴幼儿营养包的有效食用率;规范招标采购营养包,确保营养包质量;开展项目实施效果监测评估,了解营养包食用情况、儿童营养状况改善情况和儿童看护人喂养知识及行为改变情况。工作目标是项目地区县、乡、村相关人员培训覆盖率达到80%以上,营养包发放率达到90%以上;提高项目地区儿童看护人对营养包的知晓率,营养包有效食用率达到60%以上;提高项目地区儿童看护人婴幼儿科学喂养知识水平,看护人健康教育覆盖率达到80%以上;项目地区6~24月龄儿童贫血患病率在基线调查基础上下降20%。原卫生部妇幼健康司作为项目的负责单位,设立了项目组织管理体系,制订了项目实施方案,建立项目实施效果评估体系,以保证国家项目有效实施。

一、项目组织管理

　　原卫生部妇幼健康司(现为国家卫生健康委员会妇幼健康司)负责项目组织、协调、监督、管理;国家级专家技术指导,负责组织制定项目方案。国家级项目管理办公室设在中国疾病预防控制中心妇幼保健中心,承担全国项目的组织实施和日常业务管理工作,组织专家开展项目培训和督导,负责信息的收集、整理和分析。中国疾病预防控制中心营养与食品安全所(现为中国疾病预防控制中心营养与健康所)为项目技术支持单位,负责项目效果监测评估和营养包质量监测等工作。

　　省级卫生健康行政部门负责本地区项目工作的组织、协调和监督指导,负责营养包招标采购。省级项目管理办公室承担本地区项目组织实施和日常管理工作。

　　县级卫生健康行政部门负责组织实施辖区内营养包项目发放和咨询指导工作。县妇幼保健院负责项目人员培训、技术指导和业务管理工作。乡卫生院负责将营养包分发至各村卫生室,对村医进行业务指导。村医负责营养包发放及食用指导,做好营养包发放人数、数量的登记(图 4-1)。

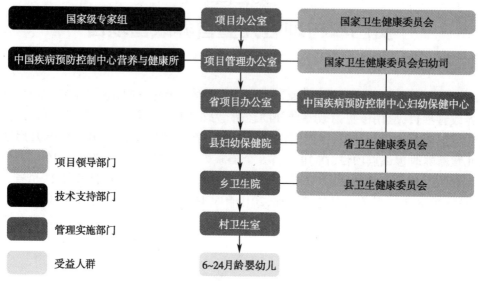

图 4-1　贫困地区儿童营养改善项目组织管理图

二、项目实施技术方案

(一)营养包发放前准备

1. 确认人群　项目启动时确定的受益人群为 6~24 月龄婴幼儿,婴儿满 6 月龄后开始发放营养包,满 24 月龄的儿童停止发放营养包,随着项目的持续,部分省和项目县将发给受益儿童营养包的时间延至 36 个月。

2. 准确发放　营养包中标生产厂按要求将营养包送至项目县的县妇幼保健机构。县妇幼保健机构核对营养包到货量、检查包装情况,登记实收量、产品批号及相应数量、到货日期、存货地点、送货单位等;向各项目乡(镇)卫生院下发营养包,各级接收单位进行货物包装的检查、验收和登记。

(二)营养包发放和储存

1. 营养包发放　首次发放登记儿童基本信息,建立儿童营养包发放档案,签署知情同意书,发放 1 盒营养包和 1 本营养包使用手册,讲解营养包作用和食用方法,之后每月发放 1 盒营养包至儿童满 24 月龄,后续发放时询问营养包食用情况及接受程度,针对具体情况给予指导。

2. 营养包储存　营养包在室温下,避光、阴凉、通风、干燥处储存,并由专人保管。

(三)营养包使用方法

1. 食用前,检查营养包外包装是否完好,如有破损不要食用,检查生产日期和保质期,如有过期不要食用。

2. 食用量为每天一袋,一次吃完,开始食用时,6 月龄的宝宝可以分 2~3 次,一次没有吃完的营养包一定要封口存放,开袋的营养包应该当天吃完。

3. 冲调方法为将营养包由撕口处撕开,倒入洁净的碗中;将晾凉的温开水慢慢倒入碗中,约 2~3 大汤勺,用勺子搅拌成泥糊状,以糊稠到能停留在勺子中为最好。

4. 食用方法是直接食用,冲调好的营养包可以直接吃,特别是不满 1 岁的小宝宝;也可搭配辅食,将调好的营养糊加入温热的牛奶、稀饭、面条、玉米糊等辅食中。

(四) 主要评价指标

1. 培训覆盖率　接受一次及以上项目管理和技术培训的县、乡、村人数占应接受培训的县、乡、村人数的比例。

2. 营养包发放率　实际领取营养包儿童数占应发放营养包儿童数的比例。

3. 营养包有效食用率　一星期儿童食用营养包 ≥4 袋为 "有效食用"。有效食用率为调查前一星期儿童食用营养包 ≥4 袋的儿童数占被调查领取营养包儿童总数的比例。

4. 健康教育覆盖率　接受过营养包健康知识教育和使用方法指导的儿童家长人数占应接受人数的比例。

5. 贫血患病率　血红蛋白低于标准值的儿童数占实际测量血红蛋白儿童总数的比例。

(五) 社会动员与宣传

通过电视、广播、网络、宣传板报(专栏)／壁报、标语等形式开展广泛的社会宣传活动,使项目地区群众了解儿童营养改善项目和项目目标,了解食用营养包对婴幼儿健康的好处,动员社会各界关注贫困地区儿童营养问题,积极参与和支持本项目的实施活动。

(六) 开展健康教育

1. 善用使用手册　村医将营养包使用手册给家长时要说明阅读该手册的重要性,提示该手册中详细介绍了营养包的使用方法和食用营养包对婴幼儿的好处。

2. 张贴海报　在项目县妇幼保健院／乡(镇)卫生院／村卫生室的适宜地点和位置张贴宣传海报,张贴地点应当是儿童家长经常经过且易驻足的地方,光线明亮,高低合适,海报前面和周围无遮挡物。

3. 广播宣传　如果村里有有线广播(大喇叭),可由乡、村医生按照手册内容改写广播稿,在适当的时间反复广播宣传。

4. 面对面咨询指导　乡村医生运用培训课学到的知识和健康教育技巧,面对面向婴幼儿家长传播科学喂养知识,解答家长营养包食用等方面的疑问,鼓励家长克服困难坚持按要求给孩子食用营养包。项目期间对每个儿童家长至少进行一次咨询与指导。

5. 举办健康讲座　因地制宜地举办婴幼儿健康讲座,向婴幼儿家长宣传科学喂养和预防营养不良、贫血的知识。

(七) 培训

开展逐级培训,培训包括项目管理方案及技术方案、婴幼儿科学喂养及基本的营养与健康知识及技能、基本的健康教育方法等内容。培训时收集学员的反馈信息,包括对培训内容的掌握程度、对培训班的安排及建议等,及时调整培训内容与方法。

(八) 督导和评估

省(区、市)级项目领导小组定期进行对营养包发放机制、营养包食用的依从性等项目实施情况评估,发现问题及时协调解决,确保项目工作落实到位,积极探索营养包发放的激励机制,促进儿童营养改善工作的可持续发展。

(九) 信息管理

县级妇幼保健机构定期将营养包项目信息上报省级项目管理办公室,省级项目管理办公室将本省份信息定期上报国家级项目管理办公室。

(十) 档案管理

及时收集项目产生的各种活动文字、图片、照片、光盘、声像资料以及实物样品等不同形式的资料,分年度、分活动系统整理归档,并由专人管理。

第二节 营养包改善贫困地区儿童营养状况效果研究

如前文所述,贫困地区儿童营养改善项目启动之前,已有多个研究显示营养包干预对婴幼儿贫血、身体生长和认知发育产生显著的正向作用,但多数研究仅限于人群较小的干预。营养包汶川地震灾区干预效果是一项大人群干预研究,但仅有干预前后对比的数据;为进一步探讨营养包大人群干预效果,中国疾病预防控制中心营养与食品安全所在开展贫困地区儿童营养改善项目实施效果评估的同时,采用匹配和聚类分析等方法进一步研究营养包的干预作用。

一、干预作用研究方法

(一) 研究对象及方法

研究基于贫困地区儿童改善项目覆盖的 6 个县,山西省永和县、岚县,湖北省长阳土家族自治县(简称为长阳县)、利川市,云南省鹤庆县、兰坪白族普米族自治县(简称为兰坪县)2012 年基线调查数据及 2014 年、2015 年营养包效果持续监测数据,通过营养包食用量=0和>0 聚类方式,将数据聚类分为干预组和对照组,研究营养包对婴幼儿体重、身长、血红蛋白等指标的变化及其影响因素。

1. 评价标准与方法 年龄别体重 Z 评分(WAZ)<−2 为低体重,身长别体重 Z 评分(WHZ)<−2 为消瘦,年龄别身长 Z 评分(LAZ)<−2 为生长迟缓;血红蛋白含量低于 110g/L 为贫血(海拔超过 1 000m 地区进行校正);辅食添加种类合格、辅食添加频次合格、最小可接受膳食按 WHO 婴幼儿喂养标准评价。

2. 统计分析 应用 SAS 9.4 软件进行统计分析,采用多元线性回归探索食用营养包总包数以及各影响因素对婴幼儿生长及营养状况(身长、体重、WHZ、LAZ、WAZ、血红蛋白含量等)的影响,其中自变量见表 4-1。

表 4-1 多元线性回归各自变量说明

自变量	解释
省份	以云南=0 为参照,山西=1,湖北=2
看护人	以母亲=0 为参照,父亲=1,祖父母/外祖父母=2,其他=3
海拔	海拔校正系数
学历	以文盲=0 为参照,小学=1,初中=2,高中/中专=3,大专/职大=4,大学及以上=5
职业	以家务=0 为参照,机关事业单位=1,专业技术人员=2,办事人员=3,商业服务业=4,农林牧渔水利=5,生产运输设备操作人员=6,军人=7,其他=8

续表

自变量	解释
性别	以男性 = 0 为参照,女性 = 1
月龄	取值范围 6~23 月龄
出生体重	无
出生身长	无
是否早产	以否 = 0 为参照,是 = 1
营养包	分别为食用总包数
辅食添加种类	不合格 = 0,合格 = 1
辅食添加频次	不合格 = 0,合格 = 1
最小可接受膳食	不合格 = 0,合格 = 1

(二)营养包干预结果

1. 婴幼儿基本信息 2012 年基线调查婴幼儿 1 833 名,2014 年、2015 年项目实施效果监测婴幼儿为 1 789 名和 1 893 名,剔除关键信息缺失婴幼儿,纳入聚类分析婴幼儿 4 809 名;通过聚类分组,未食用营养包婴幼儿 2 273 名、食用营养包婴幼儿 2 536 名。3 个省份所纳入婴幼儿比例相当,其中无论营养包食用组还是未食用组,男性婴幼儿人数均较女性婴幼儿人数稍多(表 4-2)。

表 4-2 营养包食用组和未食用组婴幼儿基本信息

类别		食用组		未食用组	
		n	%	n	%
省份	湖北	790	34.8	859	33.9
	山西	798	35.1	630	24.8
	云南	685	30.1	1 047	41.3
性别	男	1 179	51.9	1 337	52.7
	女	1 094	48.1	1 199	47.3
月龄	6~11	816	35.9	747	29.5
	12~17	790	34.8	903	35.6
	18~23	667	29.3	886	34.9
总计		2 273	100.0	2 536	100.0

2. 两组婴幼儿体重、身长、血红蛋白含量比较 不同月龄组婴幼儿体重均值均没有显著性差异。营养包食用组婴幼儿身长比未食用组增加 2.2%,两组差异有统计学意义,并且 6~11 月龄、12~17 月龄、18~23 月龄组,营养包食用组婴幼儿身长均高于未食用组,每两组之间差异均有统计学意义。营养包食用组婴幼儿血红蛋白含量比未食用组多 3.6%,在不同的月龄分组中,营养包食用组婴幼儿的血红蛋白含量均高于未食用组,且每组之间均值的差异均具有统计学意义($P<0.05$)(表 4-3)。

表4-3　营养包食用组和未食用组婴幼儿生物学指标特征比较

变量	月龄	未食用组($\bar{x}\pm s$)	食用组($\bar{x}\pm s$)	t	P 值
身长 /cm	6~11	70.2 ± 3.4	70.1 ± 3.4	−4.48	<0.001
	12~17	76.6 ± 3.7	77.6 ± 3.3	−6.04	<0.001
	18~23	82.2 ± 3.6	83.1 ± 3.8	−4.52	<0.001
	合计	75.9 ± 6.1	77.6 ± 6.0	−9.36	<0.001
体重 /kg	6~11	8.54 ± 1.17	8.52 ± 1.17	0.36	0.720
	12~17	9.71 ± 1.24	9.65 ± 1.18	0.97	0.333
	18~23	10.86 ± 1.32	10.75 ± 1.31	1.59	0.112
	合计	9.63 ± 1.55	9.70 ± 1.52	−1.71	0.088
血红蛋白 /(g·L⁻¹)	6~11	115.4 ± 12.1	118.0 ± 11.1	−4.57	<0.001
	12~17	116.6 ± 12.2	121.1 ± 10.0	−8.18	<0.001
	18~23	119.8 ± 12.3	124.3 ± 10.0	−7.91	<0.001
	合计	117.1 ± 12.2	121.3 ± 11.1	−12.73	<0.001

3. 婴幼儿 Z 评分的比较　不同月龄组营养包未食用组婴幼儿 WHZ 评分高于营养包食用组，LAZ 评分低于营养包食用组，且不同月龄组间的差异均具有统计学意义（$P<0.05$），与身长结果一致。不同月龄分组营养包未食用组婴幼儿的 WAZ 评分与营养包食用组差异无显著性，但总体而言 WAZ 评分差异有显著性（表4-4）。

表4-4　营养包食用组和未食用组婴幼儿 Z 评分比较

变量	月龄	未食用组($\bar{x}\pm s$)	食用组($\bar{x}\pm s$)	t	P 值
WHZ	6~11	0.21 ± 1.07	−0.06 ± 1.08	4.96	<0.001
	12~17	0.02 ± 1.06	−0.29 ± 1.00	6.11	<0.001
	18~23	−0.02 ± 1.02	−0.32 ± 0.94	5.90	<0.001
	合计	0.08 ± 1.06	−0.23 ± 1.01	10.27	<0.001
LAZ	6~11	−0.35 ± 1.17	−0.14 ± 1.18	−3.54	0.001
	12~17	−0.66 ± 1.15	−0.32 ± 1.06	−6.29	<0.001
	18~23	−0.70 ± 1.12	−0.44 ± 1.14	−4.56	<0.001
	合计	−0.56 ± 1.16	−0.31 ± 1.13	−7.64	<0.001
WAZ	6~11	−0.08 ± 1.04	−0.17 ± 1.09	1.67	0.096
	12~17	−0.29 ± 1.03	−0.36 ± 0.99	1.38	0.169
	18~23	−0.35 ± 1.00	−0.43 ± 0.97	1.60	0.109
	合计	−0.23 ± 1.03	−0.33 ± 1.02	3.25	0.001

4. 婴幼儿生长发育的比较　在不同月龄组中，未食用营养包婴幼儿与食用营养包的婴幼儿相比，消瘦率和低体重率均没有统计学意义；但食用营养包组婴幼儿在生长迟缓率

(6.8%)方面显著低于未食用组(10.3%)。此外,食用营养包组婴幼儿贫血率(21.2%)也明显低于未食用组(32.1%)(表4-5)。

表4-5 未食用营养包和食用营养包组不同月龄婴幼儿生长发育状况比较

变量	月龄	未食用组 r/%,(n)	食用组 r/%,(n)	x^2	P值
消瘦率	6~11	2.4(20)	3.9(29)	2.631	0.105
	12~17	2.4(19)	3.9(35)	2.952	0.086
	18~23	2.9(19)	3.4(30)	0.360	0.549
	合计	2.6(58)	3.7(94)	5.223	0.022
生长迟缓率	6~11	6.6(54)	4.6(34)	3.133	0.077
	12~17	11.9(94)	5.8(52)	20.160	<0.001
	18~23	12.9(86)	9.7(86)	3.924	0.048
	合计	10.3(234)	6.8(172)	19.131	<0.001
低体重率	6~11	3.3(27)	3.8(28)	0.221 9	0.638
	12~17	4.2(33)	4.6(42)	0.223 6	0.636
	18~23	4.8(32)	5.0(44)	0.023 2	0.879
	合计	4.0(92)	4.5(114)	0.586	0.444
贫血率	6~11	37.6(307)	33.3(249)	3.131	0.077
	12~17	33.2(262)	21.4(193)	29.810	<0.001
	18~23	24.1(161)	10.7(95)	49.747	<0.001
	合计	32.1(730)	21.2(537)	73.943	<0.001

5. 研究对象的多元线性回归分析 为进一步分析营养包食用情况对婴幼儿的生长发育的影响,分别对身长、体重、血红蛋白含量、LAZ、WAZ、WHZ为因变量进行多元线性回归分析,结果显示月龄、性别、出生体重、营养包食用总包数、看护人受教育程度、是否早产、辅食种类合格、添加频次合格等因素是影响婴幼儿不同的生长发育指标。在控制其他混杂因素的条件下,随着营养包食用包数的增加,身长、血红蛋白含量、LAZ也增加(表4-6)。

（三）营养包干预作用

1. 聚类分组后,食用营养包组婴幼儿的身长、LAZ均显著高于未食用组。多元线性回归的结果进一步表明,在控制年龄、性别、地域等混杂因素的情况下,随着营养包食用量的增加,婴幼儿身长也增长,提示营养包添加对婴幼儿生长发育具有促进作用。

2. 食用营养包组和未食用组的婴幼儿体重没有显著性差异,提示食用营养包与体重变化无明显相关关系,多元线性回归进一步验证了这个结果。体重变化与月龄、性别、出生身长、出生体重等因素显著相关,在控制混杂因素条件下,营养包食用量与体重变化之间仍无显著相关。

表 4-6　婴幼儿各项生物学指标的多元线性回归分析系数（P 值）

项目	身长	体重	血红蛋白	LAZ	WAZ	WHZ
看护人（以母亲为参照）						
祖父母/外祖父母	0.425（<0.01）	0.111（0.02）	0.205（<0.01）	0.151（<0.01）	0.100（0.01）	0.035（0.40）
看护人受教育程度（以文盲为参照）						
小学	0.436（0.02）	0.139（0.04）	−0.019（0.78）	0.163（0.02）	0.114（0.06）	0.047（0.45）
初中	0.709（<0.01）	0.222（<0.01）	0.082（0.23）	0.246（<0.01）	0.179（<0.01）	0.078（0.21）
高中/中专	1.155（<0.01）	0.340（<0.01）	0.123（0.13）	0.437（<0.01）	0.301（<0.01）	0.116（0.11）
大专/职大	1.468（<0.01）	0.447（<0.01）	0.301（0.01）	0.566（<0.01）	0.398（<0.01）	0.164（0.11）
大学及以上	1.417（<0.01）	0.693（<0.01）	0.214（0.26）	0.443（0.02）	0.530（<0.01）	0.408（0.02）
性别（以男性为参照）						
女	−1.247（<0.01）	−0.507（<0.01）	0.058（0.08）	0.171（<0.01）	0.157（<0.01）	0.086（<0.01）
月龄	0.979（<0.01）	0.187（<0.01）	0.038（<0.01）	−0.039（<0.01）	−0.026（<0.01）	−0.017（<0.01）
出生体重	0.001（<0.01）	0.001（<0.01）	0.000（0.03）	0.001（<0.01）	0.001（<0.01）	0.000（<0.01）
出生身长	−0.004（0.64）	−0.006（0.04）	−0.005（0.07）	−0.001（0.69）	−0.005（0.04）	−0.007（0.01）
早产（以足月为参照）						
早产儿	0.130（0.54）	0.183（0.02）	−0.046（0.55）	0.006（0.94）	0.154（0.02）	0.211（<0.01）
营养包食用总包数	0.003（<0.01）	−58.000（0.72）	0.001（<0.01）	0.001（<0.01）	0.000（0.72）	−0.001（<0.01）
辅食种类合格	0.537（<0.01）	0.061（0.17）	0.074（0.10）	0.121（0.01）	0.023（0.56）	−0.060（0.13）
辅食频次合格	−0.110（0.37）	0.078（0.08）	0.165（<0.01）	−0.038（0.41）	0.067（0.08）	0.120（<0.01）
最小可接受膳食合格	−0.014（0.91）	−0.031（0.48）	0.010（0.81）	−0.007（0.88）	−0.036（0.36）	−0.048（0.23）
常数	57.069（<0.01）	5.368（<0.01）	11.055（<0.01）	−1.980（<0.01）	−1.501（<0.01）	−0.561（<0.01）

3. 食用营养包组和未食用组的婴幼儿在贫血率、血红蛋白含量上具有显著性差异。多元线性回归进一步验证了在控制年龄、性别等混杂因素的情况下,婴幼儿血红蛋白含量与食用营养包数量呈正相关关系,未达到最低膳食多样性是婴幼儿贫血的危险因素,食用营养包在一定程度上是婴幼儿贫血的保护因素。

因此营养包干预可有效改善婴幼儿的 Hb 水平和贫血状况,促进儿童生长发育、降低生长迟缓率。月龄、性别、出生体重、营养包食用包数、辅食添加合格率、看护人受教育程度等多种因素会影响婴幼儿身长、体重和血红蛋白水平。

(本章由中国疾病预防控制中心营养与健康所孙静研究员编写)

第五章

营养包标准与产品

强化辅食在工业化国家使用几十年,已经使公众看到减少幼儿贫血的益处。WHO《母乳喂养儿童的喂养指导原则》的第 8、9 条提出"提高辅食的营养素含量"和"利用食物补充品或强化食品"。为使 6~36 月龄婴幼儿得到营养保障,许多国家研究并探索采用"家庭强化(home-level fortification)",以低成本、营养素密度高的补充品在发展中国家进行家庭强化应用,简单、易行、有效,这些产品被命名为"complementary food supplements",简称为 CFSs,即辅食营养补充品,用于即食辅食中添加,增加辅食营养素特别是微量营养素的含量。目前已经大量研究应用的产品主要有营养素粉末撒剂(sprinkles)、微量营养素可碎片(foodlets)、脂质为基底营养素补充物(如营养黄油)、微量营养素强化补充食品(nutrient-dense food supplement,如豆粉为基质的产品)。

国际生命科学学会中国办事处于 2001—2003 年在甘肃进行的营养包干预研究,是第一次应用以大豆粉为食物基质添加多种微量营养素的营养包(大豆粉 +5 种微营养素),用于 6~24 月龄婴幼儿的营养补充,结果证明该方法改善婴幼儿营养状况快捷、有效、易实施,适合作为公共卫生的干预措施在我国进行推广应用。由于当时国内外尚未有该类产品标准可以借鉴,在陈春明教授和陈君石院士的带领和推动下,组建标准工作组,开展标准的立项申请、研究与制定。标准工作组经过大量的文献查询,以及多方的专家研讨,在国际上首次制定适宜婴幼儿辅食家庭强化应用的产品国家标准,即 GB/T 22570—2008《辅食营养补充品通用标准》。就此,豆基营养包归为辅食营养补充品这一类别,在我国的生产许可有了国家标准依据,不仅可以在项目中推广应用,也可以在市场上自由销售,填补市场空白。

一、营养包标准

2008 年 12 月,由中国疾病预防控制中心营养与食品安全所、国际生命科学学会中国办事处、中国疾病预防控制中心食物强化办公室联合起草的 GB/T 22570—2008《辅食营养补充品通用标准》首次发布,为推荐性国家标准。该标准将家庭辅食强化应用的辅食营养补充品分为辅食营养素撒剂、辅食营养素片和辅食营养素补充食品 3 种产品形式。大豆粉为基质的营养包则属于标准中辅食营养素补充食品这一类产品,为婴幼儿补充优质蛋白质和多种微量营养素。

2014 年 4 月,由中国疾病预防控制中心营养与健康所承担并组织修订的 GB/T 22570—2014《食品安全国家标准 辅食营养补充品》正式发布,由推荐性标准成为强制性国家标准。

标准首次起草及之后修订过程中,起草组收集国内外相关标准法规,并总结了国际上辅食强化适宜技术及相关经验,结合我国辅食喂养现状,形成多类型的辅食营养补充品,适合不同场景应用。另外,制定的标准的主要技术内容如下。

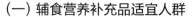

（一）辅食营养补充品适宜人群

适宜人群为 6~36 月龄婴幼儿，也适用于 37 月 ~60 月龄儿童的营养补充。

（二）产品形式

1. 辅食营养素补充食品 呈粉状、颗粒状或半固态状，每日份推荐量为 10.0~20.0g。如粉剂营养包和油基营养包，来自乳蛋白或大豆蛋白的蛋白质含量 ≥ 25%。

2. 辅食营养素补充片 呈片状，每日份推荐量为 1.5~3.0g。

3. 辅食营养素撒剂 呈粉状或颗粒状，每日份推荐量为 0.8~2.0g。

（三）营养成分要求

必需成分包括铁、锌、维生素 A、维生素 D、维生素 B_1、维生素 B_2。辅食营养素补充食品还包括蛋白质和钙。可选择成分包括维生素 K、烟酸、维生素 B_6、叶酸、维生素 B_{12}、泛酸、胆碱、生物素、维生素 C、DHA。

微量营养素每日份含量低限为：脂溶性维生素为推荐摄入量（recommended nutrient intake，RNI）或适宜摄入量（adequate intake，AI）的 30%，水溶性维生素为 RNI（或 AI）的 40%，矿物元素为 RNI（或 AI）的 30%。微量营养素每日份含量高限根据其安全性及过量风险分别制定，如脂溶性维生素为 RNI（或 AI）的 90%，维生素 B_1、维生素 B_2、维生素 B_6、泛酸、维生素 B_{12} 未制订上限。

（四）卫生学指标要求

卫生学方面规定了污染物、真菌毒素、微生物的限量，以及脲酶活性的要求。

（五）标签标识

应标注"辅食营养补充品"和 / 或相应类别"辅食营养素补充食品""辅食营养素补充片""辅食营养素撒剂"。

按月龄标明适宜人群，并标注"本品添加多种微量营养素，与其他同类产品同时食用时应注意用量"。供 6~36 月龄婴幼儿食用的产品，还应标明"本品不能代替母乳及婴幼儿辅助食品"。

二、我国干预应用的营养包相关产品及配方情况

2001—2003 年，国际生命科学学会中国办事处（ILSI）在甘肃的试验，采用高密度营养素的豆粉包（大豆粉 +5 种微营养素）对 6~24 月龄婴幼儿进行干预。干预组采用豆基营养包，由雀巢（中国）有限公司提供，10g/ 袋，每日一袋，另外每 6 个月给予一次大剂量维生素 A 滴丸（1×10^5~2×10^5IU/ 粒）补充维生素 A（相当于每日平均补充量为 168~336μgRE）。每袋营养包中含能量 40kcal，蛋白质 3.5g，铁 6mg（NaFeEDTA）、锌（硫酸锌）4.1mg、钙（碳酸钙）385mg、维生素 B_2 0.2mg、维生素 D 7μg。

2008 年 4 月 18 日，卫生部批复同意中国疾病预防控制中心开展婴幼儿辅食营养包试点工作，中国疾病预防控制中心食物强化办公室联合首都儿科研究所在山西壶关县、长治县开展市场化推动高密度营养素的豆粉包（含 9 种微营养素）试验，营养包由青岛百乐麦食品有限公司生产，规格为 12g/ 袋 ×7 袋 / 盒，每日一袋，主要配料为全大豆粉、小麦粉、白芝麻；每袋营养包中含能量 48kcal，蛋白质 3.0g，铁（2.5mg 铁来自 NaFeEDTA，2.5mg 铁来自富马酸亚铁）5mg、锌（氧化锌）5.0mg、钙（碳酸钙）250mg、维生素 B_1 0.3mg、维生素 B_2 0.3mg、叶酸 50μg、维生素 B_{12} 0.3μg、维生素 A 250μg、维生素 D 5μg。在汶川地震发生后，2008 年 6 月

11 日,卫生部批复同意中国疾病预防控制中心在灾区试用婴幼儿辅食营养包,由中国疾病预防控制中心食物强化办公室开展的灾区试点应用,也采用同样的营养包。

2008 年,营养豆粉包作为适宜技术列入"十一五"国家科技支撑计划"营养膳食对健康影响"研究项目中的课题"贫困农村地区儿童营养缺乏改善适宜技术的研究"。该研究采用了辅食营养包、辅食营养素撒剂进行干预,2009 年在 GB/T 22570—2008《辅食营养补充品通用标准》颁布后开始招标采购,其中辅食营养包分 6~12 月龄和 13~36 月龄两种,由帝斯曼维生素(上海)有限公司供应,规格均为 12g/ 袋 ×15 袋 / 盒,都以大豆为食物基质。6~12 月龄用营养包每袋 12g 中含 3g 蛋白质、5mg 铁(2.8mg 铁来自 NaFeEDTA,2.2mg 铁来自富马酸亚铁)、5mg 锌(氧化锌)、200mg 钙(碳酸钙)、25mg 镁、0.5mg 维生素 B_1、0.5mg 维生素 B_2、5mg 烟酸(烟酰胺)、0.5mg 维生素 B_6、50μg 叶酸、0.5μg 维生素 B_{12}、1.8mg 泛酸(泛酸钙)、250μg 维生素 A、5μg 维生素 D_3、5μg 维生素 K_1;13~36 月龄用营养包每袋 12g 中含 3g 蛋白质、5mg 铁(2.8mg 铁来自 NaFeEDTA,2.2mg 铁来自富马酸亚铁)、5mg 锌(氧化锌)、250mg 钙(碳酸钙)、35mg 镁、0.5mg 维生素 B_1、0.5mg 维生素 B_2、5mg 烟酸(烟酰胺)、0.5mg 维生素 B_6、80μg 叶酸、0.5μg 维生素 B_{12}、1.8mg 泛酸(泛酸钙)、250μg 维生素 A、5μg 维生素 D_3、5μg 维生素 K_1。

2010—2012 年卫生部实施汶川地震灾区婴幼儿营养干预项目。该项目在联合国儿童基金会资助下由原中国疾病预防控制中心营养与食品安全所负责组织开展,营养包发放范围 3 省 8 县。营养包由青岛百乐麦食品有限公司生产。营养包规格为 12g/ 袋 ×30 袋 / 大包,每日一袋,主要配料为全脂豆粉、大豆分离蛋白、小麦粉、麦芽糊精等。每袋营养包中含蛋白质 3.0g,7.5mg 铁(2.5mg 铁来自 NaFeEDTA,5mg 铁来自富马酸亚铁)、5.0mg 锌(氧化锌)、200mg 钙(碳酸钙)、0.5mg 维生素 B_1、0.5mg 维生素 B_2、75μg 叶酸、0.5μg 维生素 B_{12}、250μg 维生素 A、5μg 维生素 D_3。

2012 年 10 月,卫生部和中华全国妇女联合会联合实施贫困地区儿童营养改善项目,沿用 2010—2012 年在汶川地震灾区婴幼儿营养改善项目营养包微量营养素配方,在食物基质方面进行了改进,要求 12g/ 袋营养包中 Ⅰ 类速溶豆粉占 8.4g 以上;在 2016 年,又根据新修订标准对锌含量进行了微调。至 2019 年,该项目已实现 832 个国家贫困县的全覆盖。

2013—2015 年,中国儿童少年基金会开展的中央专项彩票公益金支持婴幼儿营养补助项目,也采用与贫困地区儿童营养改善项目同样规格的营养包。

三、我国营养包产品标准技术发展纪实

科研部门通过与行业的深度合作,共同推动了营养包从科学研究到实践应用,促进产品标准技术的发展。我国营养包产品标准技术发展的主要记事如下所述。

(一) 前期工作(2008 年 6 月,国家标准立项前)

2001—2003 年:国际生命科学学会中国办事处(ILSI)在甘肃的试验,添加了 5 种微量营养素的豆粉包,类婴幼儿米粉状,由雀巢(中国)有限公司提供。

2007 年 5 月:在北京世纪维他生物技术有限公司试制营养包。添加 5 种微量营养素:钙、锌、铁、维生素 D_3 和维生素 B_2。

2007 年 12 月:对山东的青岛百乐麦工厂的辅食产品基地进行现场考察调研,并探讨营养包基质大豆粉的加工工艺。

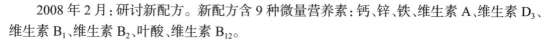

2008 年 2 月：研讨新配方。新配方含 9 种微量营养素：钙、锌、铁、维生素 A、维生素 D_3、维生素 B_1、维生素 B_2、叶酸、维生素 B_{12}。

2008 年 3 月：青岛百乐麦公司试制一批营养包产品，食物基质采用全粒大豆，经浸泡、炒制后粉碎，再用球磨机细磨过 80 目筛，与营养素预混料混合后分装成营养包。缺点是因全豆粉、大豆粗纤维在口腔湿润后，吸胀颗粒变粗，吞咽时有颗粒感。随后，对配料进行了修订，修改后的食物基质采用大豆分离蛋白 + 炒制小麦粉，通过炒制的麦香味，提高产品的依从性，解决了产品的颗粒度问题。

2008 年 6 月：得到 GAIN 的支助，FFO 山西省在壶关县和长治县开展了营养包的市场化推广活动，并选择采用青岛百乐麦公司生产的每袋 12g 的营养包产品。

（二）标准制定工作（2008 年 6 月—2008 年 12 月）

2008 年 6 月：辅食营养包标准制定获得卫生部立项。

2008 年 7 月：邀请企业共同参与国家标准的研讨；标准通过国家食品卫生标准审评委员会的审查。

2008 年 12 月：正式颁布标准并于 2009 年正式实施。

（三）国家科研项目研究工作

2009 年：中国疾病预防控制中心营养与食品安全所开展"十一五"国家科技支撑项目课题——"贫困农村地区儿童营养包效果研究及成本 - 效益分析"。课题研制撒剂、营养包，制定项目产品的质量规格书，并通过招标采购，合作推动。其中，合作的两家企业分别为帝斯曼公司（DSM 公司）和北京世纪维他生物技术有限公司，是在标准颁布后，生产的第一个撒剂产品。

2010—2012 年：国家高技术研究发展计划（863 计划）课题——"促进生长发育营养强化食品的研究与开发"，编著《婴幼儿辅食营养补充品技术指南》，DSM 公司、百乐麦公司参与了编写。

2012—2015 年：开展科技部科研院所项目——"早期儿童营养干预关键技术的研发"，项目组与天添爱生物科技有限公司合作，开发辅食涂抹料、3~6 岁应用的撒剂、辅食片剂和营养包，丰富辅食营养补充品的品类。

（四）汶川地震灾区婴幼儿营养改善

2008 年 9 月：在 GAIN 的支助下，FFO 在四川灾区开展营养包项目启动工作，在理县和北川县进行免费发放营养包。产品包装为 30 小袋 / 大袋。

2010—2012 年：汶川地震灾区婴幼儿营养干预项目实行。本项目在联合国儿童基金会资助下在全球招标采购营养包类产品，在汶川地震灾区 3 省 8 县开展干预工作。青岛百乐麦公司中标，是联合国儿童基金会第一次在中国采购项目应用的营养食品。

（五）"一带一路"的推广

2016—2017 年：FFO 与国家卫生和计划生育委员会国际医药交流中心合作，在北京健康大会设辅食营养补充品的公益展台，向非洲和东南亚国家介绍中国的营养包、辅食片剂、撒剂。天添爱生物科技有限公司、福格森（武汉）生物科技股份有限公司、赣州市全标生物科技有限公司、广东一家人食品有限公司提供了项目营养包及撒剂，安利公益基金会提供了为"5"加油咀嚼片、达能社会企业提供"营养起跑"的营养包等。

2017—2018 年：天添爱生物科技有限公司与清华大学合作，向来自非洲的数十名留学生介绍中国营养包,之后邀请留学生们参观了该公司营养包生产厂。

（六）贫困地区儿童营养改善项目（2012 年至今）

采用Ⅰ类速溶豆粉作为项目营养包的食物基质,共同解决哈喇味问题。Ⅰ类速溶豆粉经过除渣,具有很好的冲调性,且富含不饱和脂肪酸,更适宜于婴幼儿食用。但也存在油脂过氧化产生哈喇味问题。依照《婴幼儿辅食营养补充品技术指南》,项目组与企业共同研究了矿物质包埋、充氮等多种措施,通过两年试应用,最后得到解决和推广应用,2016 年正式要求采用Ⅰ类速溶豆粉作为食物基质。

（本章由中国疾病预防控制中心营养与健康所黄建研究员编写）

第六章
营养包的营养作用 meta 分析

营养包的营养改善作用是婴幼儿家长、项目实施人员和政府最为关注的焦点,为此三篇文献对营养包进行系统综述和 meta 分析,并且得到了较为相同的结果,这为营养包的营养作用提供了科学基础。本文以其中一篇论文的结果呈现营养包的营养作用及 meta 分析结果。

中国贫困农村地区的早期儿童营养缺乏问题仍然较为严重,主要表现为生长迟缓和贫血。营养不良会导致早期儿童感染和其他疾病,造成难以完全逆转的认知障碍,并引发成年期的慢性疾病。调查数据显示,0~6 月龄、6~12 月龄和 12~24 月龄的婴幼儿贫血患病率分别为 23.4%、28.5% 和 15.7%,有些地区甚至超过 40%。5 岁以下儿童生长迟缓率为 9.4%,自 2002 年以来呈现下降趋势。

辅食营养补充可以改善早期儿童营养不良是国际社会的一项基本共识。WHO 综述了微量营养素粉(MNP)对 5 岁以下早期儿童的营养作用,认为 MNP 对早期儿童血红蛋白水平有促进作用,但对生长迟缓无影响。营养包可以看作是把豆粉和 MNP 进行组合的辅食营养补充食品,由于 MNP 是用于家庭食物强化的辅食营养补充剂,因此并不建议直接食用。虽然营养包可以直接食用,但首选的使用方法仍然是添加到辅食进行食用,此外,我国也保留了撒剂(sprinkle 或 MNP)及片剂剂型,为此,我国标准将该类产品定名为辅食营养补充品(complementary food supplements)。营养包是以豆粉、乳粉等为食物基质,添加维生素和矿物质制作成为粉剂的婴幼儿辅食营养补充品。营养包富含蛋白质和微量营养素,适用于我国农村地区婴幼儿的营养改善。研究显示营养包干预可减少婴儿营养不良,预防控制生长迟缓和贫血。然而,研究报告在低体重率、生长迟缓率和消瘦率方面改善的结果并不完全一致。2012 年,根据先前科学研究的证据,中国政府启动实施了农村贫困地区儿童营养改善项目,其核心内容是由政府采购营养包,并将营养包免费发放给贫困地区 6~24 月龄婴幼儿家庭,由看护人给婴幼儿每天喂养 1 袋营养包,同时发放合理喂养和营养知识手册,以提高家长的养育能力。项目从 2013 年开始实施,当年覆盖 10 个省 100 个县的 27 万余名 6~24 月龄婴幼儿,此后项目规模不断扩大,2021 年已达到年度覆盖 22 个省 1 070 个县 300 余万婴幼儿,成为受到百姓赞誉的国家惠民项目,同时,项目也受到国际社会的越来越多的关注。该项目自 2012 年以来,持续进行已十余年,本章通过系统综述和 meta 分析营养包的营养作用,深入了解营养包对早期儿童的健康影响十分必要,同时也为评估国家营养包干预项目的影响提供科学数据。

第一节　研究方法

一、研究文献的纳入与排除

　　由于婴幼儿营养研究受到伦理、家长接受程度、生物样本获取困难以及贫困地区条件限制，文献初检即发现营养包人群干预研究多为随机前后对照实验，为此确定文献纳入条件为队列研究、对照研究、随机前后对照研究、随机对照研究以及随机双盲对照研究。研究对象的类型：根据 WHO 婴幼儿年龄划分标准，纳入我国 3 岁以内婴幼儿人群。干预的类型：由于干预营养包期间，都存在研究者对营养包不同程度的宣传教育，故允许纳入同时进行营养宣教干预措施的营养包前后对比试验。干预剂量：鉴于各研究中营养包添加的营养素种类和含量存在一定差别，但添加量均达到辅食营养补充品国家标准要求，故暂未对使用营养包的剂量做出特定要求。本研究排除对处于疾病治疗、先天疾病、有慢性疾病史以及同期补充其他营养素的婴幼儿进行的营养包干预观察。研究结局的类型：婴幼儿贫血指标，Hb、贫血率；婴幼儿生长发育指标，年龄别体重 Z 评分（WAZ）、年龄别身长 Z 评分（LAZ）、身长别体重 Z 评分（WHZ）、低体重率、生长迟缓率、消瘦率。文献排除标准：病例和横断面研究。

二、检索策略

　　计算机检索下列数据库：Medline（1950 年—2017 年 2 月）、PubMed（1950 年—2017 年 2 月）、Cochrane Library（CENTRAL）、中文全文数据库 CNKI（1980 年—2017 年 2 月）、World Health Organization International Clinical Trials Registry Platform（ICTRP）（截 至 2017 年 2 月）。此外还通过手工检索相关期刊与书籍、检索互联网，并通过参考文献和引文进一步查找可能相关的研究。中文检索词：婴幼儿、营养包、辅食营养补充、血红蛋白、贫血、生长、发育、WAZ、LAZ、WHZ；英 文 检 索 词："infants and young children""Ying Yang Bao""complementary food supplement""hemoglobin concentration""anemia""growth""development""z-scores of weight for age""height for age""weight for height"。检索语言为中文和英文。上述中英文关键词检索时自由组合，并用逻辑连接词"and"和"or"进行连接并检索。

　　研究的入选、质量评价与数据提取通过阅读检索到文献的摘要和全文进行。由 2 个独立的评估审稿人分别评价文献质量是否符合纳入要求，若两名评稿人存在意见分歧，由两人讨论解决或征求第三审稿人的意见，以便最终确定是否纳入。如果研究报告仅见摘要或使用非中英文语言发表，或提供的关键信息不充分，则通过邮件方式联系第一署名作者，询问获得必要信息。参考 Cochrane 风险偏倚评估工具及纽卡斯尔 - 渥太华量表（the Newcastle-Ottawa Scale，NOS），对纳入文献使用自行制定标准进行质量评价，并使用自行设计的数据收集表格进行数据的收集、提取。提取内容为作者、干预时间、干预人数、Hb、贫血率、WAZ、LAZ、WHZ、低体重率、生长迟缓率及消瘦率。偏倚的风险由审稿人按以下 7 项原则进行独立评估，(i)实验设计、(ii)婴幼儿月龄、(iii)干预方法、(iv)统计分析、(v)结果判断标准、(vi)测量方法、(vii)结果数据。偏倚风险由高、中、低 3 个质量等级表示。完全符合所列的 7 个规范以上，偏倚风险较低，质量水平较高，表达为 A 级；如果有 1 个原则不符合，则偏倚风险为中等和质量水平中等，为 B 级；如果 2 个以上不符合，偏倚风险高，偏倚水平低质量低，为 C 级。纳入分析的研究论文及提取的主要数据见表 6-1。采用 RevMan 5.3 软件进行统计学 meta 分析。

三、异质性检验

用 Cochrane 协作网提供的 RevMan 5.3 软件进行 meta 分析。计数资料使用相对危险度（relative risk, RR）、比值比（odds ratio, OR）及加权均值差（weighted mean difference, WMD）分析，给出 95% 置信区间（confidence interval, CI）表示合并统计量。用 I^2、χ^2 检验对各研究进行同质性检验，若同质性较好（$P \geq 0.1$, $I^2 \leq 50\%$），则采用固定效应模型进行分析；若同质性较差（$P < 0.1$, $I^2 > 50\%$），则采用随机效应模型合并分析。为探讨异质性来源，进行了月龄及干预时长的亚组分析。潜在偏倚采用漏斗图分析。

四、敏感性分析

采用排除低质量研究及逐一剔除研究的方式进行敏感性分析，若分析前后各研究的结果无显著差异，则提示该项研究敏感性较低，研究结果较稳定可靠；反之，若分析前后各研究的结果存在显著性差异，则提示敏感性高，结果稳定性低。

五、主要指标采用判断阈值

血红蛋白浓度以 g/L 表示，婴幼儿贫血的定义为血红蛋白低于 110g/L。生长迟缓定义为 LAZ<−2.0；低体重定义为 WAZ<−2.0；消瘦定义为 WHZ<−2.0。纳入分析的研究论文及提取的主要数据见表 6-1。

表 6-1 纳入分析的研究论文及提取的主要数据

文献	年龄组/月龄	类别	性别	设计	干预前样本量	干预后样本量	干预期/月数	主要结果
王玉英等 2004	4~12	蛋白，铁，锌，钙，维生素 D，维生素 B_2	男 858 人，女 622 人	前一后 RCT	977 307（对照） 307（对照） 130（对照） 122（对照）	977 670（干预） 670（干预） 252（干预） 261（干预）	 6 12 15 18	显著性结果：血红蛋白，贫血率
方志峰等 2010	6~24	蛋白，铁，锌，钙，维生素 A，维生素 D，维生素 B_1，维生素 B_2，维生素 B_{12}，叶酸	男 188 人，女 153 人	前一后 RCT	341	341	6	显著性结果：生长迟缓，低体重，消瘦，贫血率

续表

文献	年龄组/月龄	类别	性别	设计	干预前样本量	干预后样本量	干预期/月数	主要结果
王丽娟等 2011	6~23	蛋白,铁,锌,钙,维生素 A,维生素 D_3,维生素 B_1,维生素 B_2,维生素 B_{12},叶酸	N/A	前—后	257	253	15	显著性结果:LAZ,生长迟缓,贫血率 无显著性结果:WAZ,低体重
王林江等 2012	6~24	蛋白,脂肪,碳水化合物,铁,锌,钙,维生素 A,维生素 D_5,维生素 B_1,维生素 B_2,维生素 B_{12},叶酸	N/A	前—后	327	340	12	显著性结果:血红蛋白,WHZ 无显著性结果:WAZ,LAZ
徐增康等 2012	6~24	蛋白,脂肪,碳水化合物,铁,锌,钙,维生素 A,维生素 D_5,维生素 B_1,维生素 B_2,维生素 B_{12},叶酸	N/A	前—后	327	300	18	显著性结果:血红蛋白,贫血率,WAZ,LAZ,WHZ 无显著性结果:低体重,生长迟缓,消瘦
范松丽等 2013	6~24	蛋白,铁,锌,钙,水溶性维生素	N/A	前—后,RCT	441	441	3	显著性结果:血红蛋白
刘祖阳等 2013	6~24	N/A	N/A	前—后	659	506	18	显著性结果:贫血率 无显著性结果:生长迟缓,低体重,消瘦
秦建红等 2014	6~24	蛋白,铁,锌,钙,维生素 A,维生素 D,维生素 B_1,维生素 B_2,维生素 B_{12}	N/A	前—后	195	206	12	显著性结果:贫血率,生长迟缓,呼吸系统疾病,腹泻 无显著性结果:低体重

续表

文献	年龄组/月龄	类别	性别	设计	干预前样本量	干预后样本量	干预期/月数	主要结果
李文豪，等2013	4~30	蛋白、铁、锌、钙、维生素A、维生素D_3、维生素B_1、维生素B_2、维生素B_6、维生素B_{12}、泛酸、烟酸、叶酸	男163人，女129人	前—后，RCT	292	284	3	显著性结果：血红蛋白，贫血率
任凌云，等2014	6~11	蛋白、脂肪、碳水化合物、铁、锌、钙、维生素A、维生素D_3、维生素B_1、维生素B_2、维生素B_6、维生素B_{12}、泛酸、烟酸、叶酸	N/A	RCT	154	154	≤24	显著性结果：血红蛋白，贫血率，WAZ，LAZ，WHZ 无显著性结果：生长迟缓，消瘦，低体重
丁小婷，等2016	6~18	蛋白、脂肪、碳水化合物、钠、铁、锌、钙、维生素A、维生素D、维生素B_1、维生素B_2、维生素B_{12}、叶酸	男414人（干预组273人，对照组141人），女317人（干预组210人，对照组107人）	RCT	731	731	6	显著性结果：血红蛋白，贫血率，WHZ，LAZ，生长迟缓，低体重，消瘦 无显著性结果：WAZ
胡芹，等2016	6~36	蛋白、脂肪、碳水化合物、铁、锌、钙、维生素A、维生素D、维生素B_1、维生素B_2、生物素、胆碱	男340人（干预组172人，对照组168人），女260人（干预组132人，对照组128人）	RCT	600	600	6	显著性结果：血红蛋白，贫血率，血锌，锌缺乏 无显著性结果：脊柱炎
蒋秋静，等2016	6~24	N/A	N/A	前—后	706	639	12	显著性结果：血红蛋白，贫血率，WAZ，低体重 无显著性结果：LAZ，生长迟缓

续表

文献	年龄组/月龄	类别	性别	设计	干预前样本量	干预后样本量	干预期/月数	主要结果
霍军生，等 2015	6~23	蛋白，铁，锌，钙，维生素 A，维生素 D_3，维生素 B_1，维生素 B_2，维生素 B_{12}，叶酸	男 630 人(基线)，462~564 (队列) 女 660 人(基线)，575~578 (队列)	前一后 (队列)	1 290	1 142 1 118 1 040	6 12 18	显著性结果：血红蛋白，贫血率
李丽祥，等 2012	6~24	蛋白，铁，锌，钙，维生素 A，维生素 B_1，维生素 B_2，叶酸	男 167 人(基线)，146 人(队列) 女 160 人(基线)，161 人(队列)	前一后	327	307	6	显著性结果：血红蛋白，贫血率，WAZ，LAZ，低体重，消瘦 无显著性结果：LAZ，生长迟缓
Zhang YF，等 2016	6~23	蛋白，脂肪，碳水化合物，铁，锌，钙，维生素 A，维生素 D_3，维生素 B_1，维生素 B_2，维生素 B_{12}，叶酸	N/A	前一后，RCT	1 793 800(对照) 672(对照) 754(对照)	2 174 1 793 2 183 2 174	12 24	
Wang J，等 2017	6~23	蛋白，铁，锌，钙，维生素 A，维生素 D，维生素 B_1，维生素 B_2，维生素 B_{12}，叶酸	男 428 人(基线)，386 人(队列) 女 395 人(基线)，307 人(队列)	前一后	823	693	18	显著性结果：贫血率，生长迟缓，低体重，超重，维生素 A 不足，维生素 B_{12} 缺乏，维生素 D 缺乏 无显著性结果：消瘦，铁缺乏，叶酸缺乏

第二节 结　果

在 17 340 篇学术论文中,共检索到 22 篇符合纳入标准的研究报告,但因为信息不完整,有 5 项研究被排除。共纳入 17 项营养包干预研究,干预时间从 3 至 18 个月,进而进行 meta 分析。所有纳入的研究均发表于 2004—2017 年,样本量从 76 人到 2 183 人,其中 8 个试验研究是平行的对照试验,16 个是前后对照试验。有 1 项研究,设有 3 个治疗组,包括营养包,对照组营养教育,营养包和营养教育。纳入的试验均评估为低偏倚风险。

一、血红蛋白

(一) 营养包干预和未干预比较

本研究共纳入 6 项试验观察,包括 9 个亚组,婴幼儿总样本量 4 929 人,其中营养包干预 2 969 人;未干预 1 960 人。在随机效应模型中,与未干预组比较,营养包干预显著提高了血红蛋白水平,平均差异为 0.31g/L,95% *CI*: 0.20~0.41g/L,*P*<0.000 01(图 6-1)。去掉 2 项偏倚风险略高的试验观察,结果仍然为营养干预组血红蛋白水平显著高于未干预组,显示敏感性较低,结果稳定可靠。

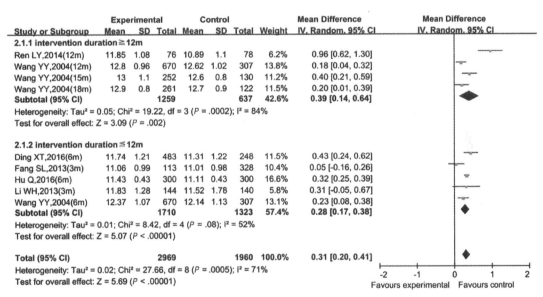

图 6-1　营养包干预对血红蛋白浓度的影响(营养包干预和未干预比较)

(二) 营养包干预前后比较

包括 15 个亚组在内的 10 项研究提供了 15 897 人在营养包干预前后的数据结果,其中干预前 8 269 名,干预后 7 628 名。营养包干预后血红蛋白浓度明显高于干预前的基线水平,平均差异为 0.83g/L,95% *CI*: 0.67~0.98g/L,*P*<0.000 01。干预时间为 12 个月或更长和 12 个月或不足亚组比较,*P*<0.000 01(图 6-2)。去掉两项干预人数规模较小的试验观察,结果显示营养包干预后血红蛋白水平显著高于干预前,表明结果稳定可靠。

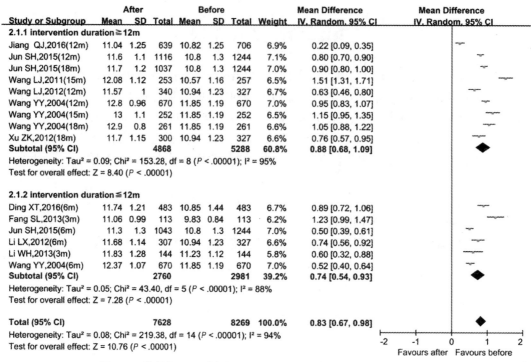

图6-2　营养包干预对血红蛋白浓度的影响(营养包干预前后比较)

二、贫血率

(一) 营养包干预和未干预比较

本项分析包括7项研究,共12个亚组,样本量为11 027名婴幼儿,营养包干预组7 599名,无干预组3 428名。与对照研究相比,营养包干预组贫血率显著降低(RR=0.61,95% CI: 0.56~0.68,P<0.000 01)(图6-3)。在去掉两项偏倚风险略高的观察后,结果未见显著变化,显示敏感性较低。采用 OR 替换 RR 进行敏感性分析,则结果为 OR=0.40,95% CI: 0.31~0.52,P<0.000 01,说明结果稳定可靠。

(二) 营养包干预前后比较

13 项研究的 20 个亚组,婴幼儿样本量为 26 496 人,干预前为 13 328 人,干预后为 13 168 人。采用随机效应模型,营养包干预后贫血率显著低于基线(RR=0.46,95% CI: 0.40~0.53,P<0.000 01)(图6-4)。去掉两项偏倚风险略高的观察,并采用 OR 替换 RR 进行敏感性分析,OR=0.29,95% CI: 0.24~0.35,P<0.000 01,显示结果稳定。

三、生长迟缓

(一) 营养包干预和未干预比较

该分析包括四项试验,总样本量6 610人,其中营养包干预4 871人,未干预1 739人。采用固定效应模型分析,营养包干预组比未干预组生长迟缓率低47%(RR=0.53,95% CI: 0.45~0.61,P<0.000 01)(图6-5)。采用 OR 替换 RR 进行敏感性分析,结果一致。

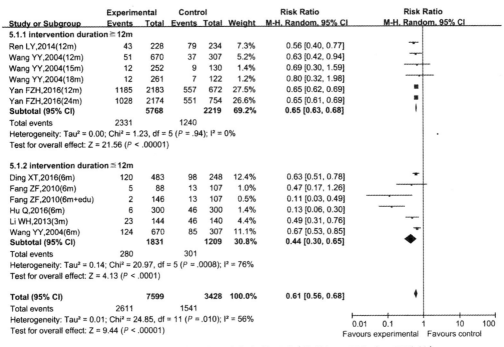

图 6-3　营养包干预对婴幼儿贫血率的影响（营养包干预和未干预比较）

Study or Subgroup	After Events	Total	Before Events	Total	Weight	Risk Ratio M-H. Random. 95% CI	Risk Ratio M-H. Random. 95% CI
5.1.1 intervention duration ≧12m							
Jiang QJ,2016(12m)	247	639	365	706	6.0%	0.75 [0.66, 0.84]	
Jie W,2017(18m)	138	693	230	823	5.7%	0.71 [0.59, 0.86]	
Jun SH,2015(12m)	294	1116	657	1244	6.1%	0.50 [0.45, 0.56]	
Jun SH,2015(18m)	247	1037	657	1244	6.0%	0.45 [0.40, 0.51]	
Qin JH,2014(12m)	108	206	137	195	5.8%	0.75 [0.64, 0.87]	
Wang LJ,2011(15m)	78	253	199	257	5.6%	0.40 [0.33, 0.48]	
Wang YY,2004(12m)	51	670	237	670	5.0%	0.22 [0.16, 0.29]	
Wang YY,2004(15m)	12	252	89	252	3.1%	0.13 [0.08, 0.24]	
Wang YY,2004(18m)	12	261	92	261	3.1%	0.13 [0.07, 0.23]	
Xu ZK,2012(18m)	71	297	162	327	5.4%	0.48 [0.38, 0.61]	
Yan FZH,2016(12m)	1185	2183	1262	1793	6.2%	0.77 [0.73, 0.81]	
Yan FZH,2016(24m)	1028	2174	1262	1793	6.2%	0.67 [0.64, 0.71]	
Subtotal (95% CI)		9781		9565	64.4%	0.47 [0.40, 0.57]	
Total events	3471		5349				

Heterogeneity: Tau² = 0.09; Chi² = 287.07, df = 11 (P < .00001); I² = 96%
Test for overall effect: Z = 8.13 (P < .00001)

5.1.2 intervention duration ≦12m							
Ding XT,2016(6m)	120	483	276	483	5.8%	0.43 [0.37, 0.52]	
Fang ZF,2010(6m)	5	88	31	88	1.8%	0.16 [0.07, 0.40]	
Fang ZF,2010(6m+edu)	2	146	36	146	0.9%	0.06 [0.01, 0.23]	
Jun SH,2015(6m)	291	1043	657	1244	6.1%	0.53 [0.47, 0.59]	
Li LX,2012(6m)	76	307	163	327	5.5%	0.50 [0.40, 0.62]	
Li WH,2013(3m)	23	144	74	146	4.2%	0.32 [0.21, 0.47]	
Liu ZY,2013(6m)	149	506	292	659	5.8%	0.66 [0.57, 0.78]	
Wang YY,2004(6m)	124	670	237	670	5.7%	0.52 [0.43, 0.63]	
Subtotal (95% CI)		3387		3763	35.6%	0.46 [0.38, 0.56]	
Total events	790		1766				

Heterogeneity: Tau² = 0.05; Chi² = 35.98, df = 7 (P < .00001); I² = 81%
Test for overall effect: Z = 8.05 (P < .00001)

Total (95% CI)		13168		13328	100.0%	0.46 [0.40, 0.53]	
Total events	4261		7115				

Heterogeneity: Tau² = 0.08; Chi² = 369.37, df = 19 (P < .00001); I² = 95%
Test for overall effect: Z = 10.58 (P < .00001)

0.01　0.1　1　10　100
Favours after　Favours before

图 6-4　营养包干预对婴幼儿贫血率的影响（营养包干预前后比较）

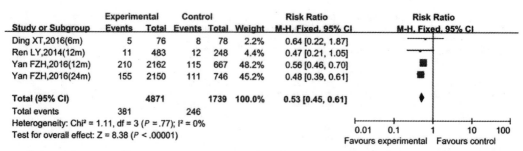

图 6-5　营养包干预对婴幼儿生长迟缓率的影响（营养包干预和未干预比较）

（二）营养包干预前后比较

分析包括 12 个亚组，干预前样本量为 7 536 人，干预后为 15 431 人随机效应模型分析，营养包干预后，婴幼儿生长迟缓率明显低于干预前（$RR=0.73$，95% CI：$0.61\sim0.89$，$P=0.001$），而在亚组分析中，未发现营养包干预 12 个月时与干预前生长迟缓率差异（$P=0.12$）（图 6-6）。而去掉偏倚风险略高的两个组后，结果无明显变化（$RR=0.72$，95% CI：$0.61\sim0.85$，$P<0.001$）。在两个亚组中，随访期均为 12 个月以上及以下（$P<0.01$）。与此同时，将 RR 改为 OR 后，结果无明显变化敏感性分析（$OR=0.70$，95% CI：$0.56\sim0.87$，$P<0.05$）。

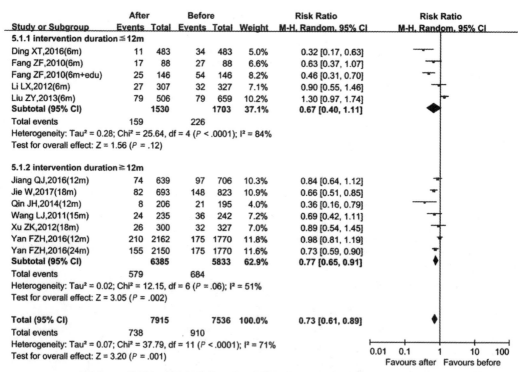

图 6-6　营养包干预对婴幼儿生长迟缓率的影响（营养包干预前后比较）

四、低体重

（一）营养包干预和未干预比较

本分析纳入了 2 项试验，婴幼儿样本量为 885 人，其中营养包干预 559 人，未干预

326 人。在固定效应模型下,营养包干预组的低体重率与未干预组相比低 46%($P<0.05$)(图 6-7)。

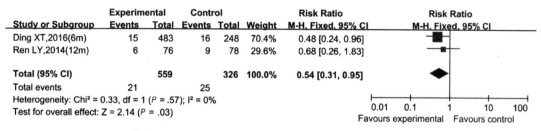

图 6-7 营养包干预对婴幼儿低体重率的影响(营养包干预和未干预比较)

(二)营养包干预前后比较

该分析包括 10 项试验,样本量共 7 599 人,营养包干预前 3 996 人,干预后 3 603 人。在随机效应模型中,营养包干预后低体重率比干预前低 51%($P<0.000\ 1$)(图 6-8)。排除 2 项偏倚风险略高的研究或采用 OR 替换 RR 进行敏感性分析,结果一致,表明结果具有稳定性。

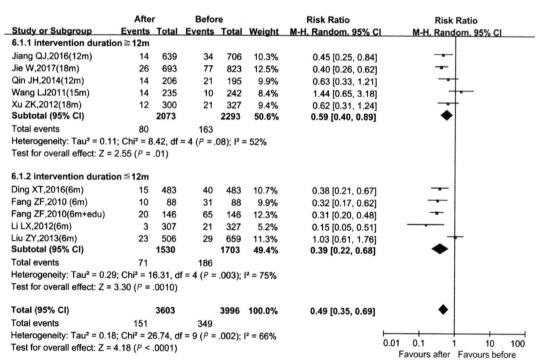

图 6-8 营养包干预对婴幼儿低体重率的影响(营养包干预前后比较)

五、消瘦

(一)营养包干预和未干预比较

两次试验,总样本量为 885 人,营养包干预组 559 人,未干预组 326 人。固定效应模型分析显示,营养包干预组与未干预组的消瘦率无显著差异(图6-9)。

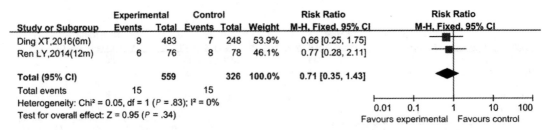

图6-9 营养包干预对婴幼儿消瘦率的影响(营养包干预和未干预比较)

(二) 营养包干预前后比较

纳入7项试验,样本量为5376人,干预前2853人,干预后2523人。如图6-10所示,在随机效应下模型中,喂食营养包后,与基线相比,消瘦率显著降低($RR=0.43$,95% CI:$0.32\sim0.56$,$P<0.01$)。排除1项偏倚风险略高的研究后,结果无明显变化($RR=0.33$,95% CI:$0.16\sim0.66$,$P<0.01$)。采用OR替代RR进行敏感性分析,结果亦无明显变化($OR=0.36$,95% CI:$0.18\sim0.72$,$P<0.01$)。

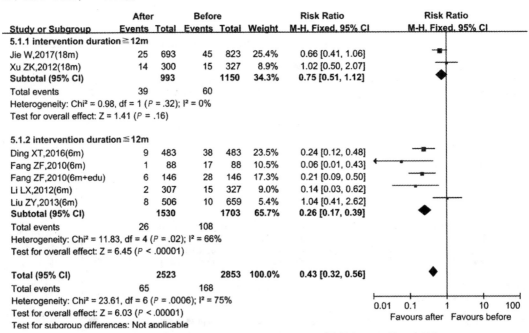

图6-10 营养包干预对婴幼儿消瘦率的影响(营养包干预前后比较)

第三节 结 论

通过对纳入的文献进行营养包干预与未干预,营养包干预前后比较分析,并采用数据排除或OR替代RR的方式进行敏感性分析,显示营养包干预可增加辅食期婴幼儿血红蛋白浓度,使其贫血率、生长迟缓率、低体重率、消瘦率分别下降27%、51%和57%,且结果稳定可靠。研究结果与之前的 meta 分析基本一致。

营养包干预与未干预比较,对消瘦率的作用不显著,而营养包干预前后比较,则显示对消瘦率下降有显著作用。婴幼儿消瘦的表征为体重和身长均低下,是较为严重的营养不良,其根源是辅食能量以及蛋白质、脂肪及碳水化合物不足。我国贫困地区 5 岁以下婴幼儿的消瘦率通常低于 3%,而生长迟缓率为 18.7%、低体重率为 5.2%。因而,营养包对消瘦的干预效果,直接受到所干预婴幼儿的辅食喂养状况的影响。

对营养包的科学研究,特别是营养作用,包括对每种补充营养素干预效果应进行实证研究和观察。已发表的文献多为先后对照,亦应开展随机双盲安慰剂等高循证效度的干预研究。一项在危地马拉开展的研究显示,给予 2 岁的儿童高蛋白和高能量密度的营养补充剂,结果显示这些儿童在阅读、数学和其他方面获得了比低营养密度组更高的得分。Pollitt 等人在印度尼西亚采用营养素补充剂干预 18 个月后的跟踪研究发现,8 年后,那些接受营养素补充的早期儿童的记忆明显优于对照组。表明给早期儿童喂食营养补充剂,对其智力水平有长期的影响。此外,Wang 等报道营养包对 4~12 个月的儿童心理发育有促进作用。目前的研究存在以下局限性。首先,很难评估营养包对贫血或生长迟缓的独立影响。随着婴幼儿月龄增加,其摄食能力也会不断进步,导致婴幼儿血红蛋白水平、生长、体重的数据会自然增加,即便没有营养包干预,也会出现变化。为此,只有 8 项研究较适合进行营养包干预的影响评价。有 6 项随机对照试验适宜评价营养包对血红蛋白水平的作用。营养包对贫血率、生长迟缓、低体重率的影响分别有 7、4 和 2 个随机对照试验研究报告。

（本章由国家卫生健康委员会食品司徐娇博士编写）

第七章
营养包功效学研究

营养包干预功效学的研究,最早开始于 2001—2003 年在甘肃省 5 个贫困县开展的营养强化辅食干预研究,当时的研究结果显示辅食补充物有利于婴幼儿体格发育和智力发育。在此之后,原中国疾病预防控制中心营养与食品安全所、中国疾病预防控制中心食物强化办公室、ILSI 中国办事处、首都儿科研究所等单位陆续在汶川地震灾区、新疆阿勒泰等地区开展了营养包的研究、推广及应用工作。现有的研究表明,营养包对 6~23 月龄贫血婴幼儿具有一定的营养改善作用。但是同时须明确的是,这些研究的实验设计均是自身前后对照的设计,且所涉及的指标仅包括身长、体重、血红蛋白等指标,因此上述研究所获得的结论须由包含更多血液指标的、设计更为严格的随机对照试验(randomized controlled trial,RCT)进行进一步证明。为了更严谨地探讨营养包干预功效学关系,原中国疾病预防控制中心营养与食品安全所先后在河南省妇幼保健院、贵州省妇幼保健院的支持下,在我国中部地区和西南地区分别开展了涉及 18~19 项血清指标的营养包干预功效学研究的随机对照试验,以期为营养包在婴幼儿中的功效作用提供更为准确、合理的科学证据。在这两项研究的目标人群选择时,因为贫血问题目前仍然是我国 6~11 月龄婴幼儿的主要问题,是反映此人群营养不良的一个主要体征,因此这两项研究均选择了将 6~11 月龄贫血婴幼儿作为目标人群进行营养包干预效果评价。

第一节　人群实验内容

一、研究设计

本研究在总体设计上是多中心随机对照试验,在中部地区与西南地区各选择了一个贫困县各自独立开展干预期为 1 年的人群随机对照试验,试验分基线调查、营养包干预、末次调查 3 个时段进行。

在基线调查阶段,结合当地妇幼保健院针对 6~11 月龄新生儿的"儿童早期生长发育体格检查"工作,对所有参加此检查后被确定为贫血的婴幼儿监护人进行关于营养包干预项目的介绍;在充分告知相关信息后,愿意参与此项目的监护人携婴幼儿接受由当地妇幼保健院组织的进一步的贫血检测(HemoCue 法),在经此法检测被确定为贫血的婴幼儿中,愿意参与为期 1 年的营养包干预项目的婴幼儿被依照随机对照表分入干预组与对照组;对干预组与对照组婴幼儿在入组时均进行体格测量并抽取静脉血进行血液指标检测。

在营养包干预阶段,两组婴幼儿均接受常规的日常喂养,且在入组后所接受的每次定期体检时,干预组与对照组的监护人接受同样的婴幼儿营养膳食指导。干预组婴幼儿领取营养包,每日食用 1 包,食用 1 年;对照组婴幼儿不领取营养包,不接受营养包干预。

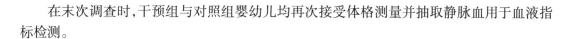

在末次调查时,干预组与对照组婴幼儿均再次接受体格测量并抽取静脉血用于血液指标检测。

二、研究方法与材料

(一)入组基本信息

1. 中部地区营养包干预县检测指标　项目最终纳入 197 名 6~11 月龄无先天或长期疾病史的贫血婴幼儿为研究对象,并根据随机对照表将其分为干预组(106 人)和对照组(91 人);项目干预周期为 12 个月。干预 1 年后,随访到儿童 197 名,其中干预组 106 名,对照组 91 人。

2. 西南地区营养包干预县检测指标　项目最终纳入 248 名 6~11 月龄无先天或长期疾病史的贫血婴幼儿为研究对象,并根据随机对照表将其分为干预组(129 人)和对照组(119 人);项目干预周期为 12 个月。干预 1 年后,有 235 名婴幼儿完成了末次监测,其中干预组 119 名,对照组 116 人。

(二)检测指标

1. 中部地区营养包干预县检测指标　在本项目中,检测指标包括人体测量(anthropometric measurement)、生化检查(biochemical laboratory test)及认知行为学观察三类。其中人体测量指标包括身长(height)、体重(weight);生化检查指标包括血红蛋白(hemoglobin,Hb)、血清维生素 A、维生素 B_1、维生素 B_2、维生素 B_{12}、叶酸(folic acid,FA)、维生素 D_3、维生素 D_2、血清铁蛋白(serum ferritin,SF)、可溶性转铁蛋白受体(soluble transferrin receptor,sTfR)、超敏 C 反应蛋白(high sensitivity C reactive protein,hs-CRP)、血清白蛋白(albumin,ALB)、视黄醇结合蛋白(retinol-binding protein,RBP)、血清同型半胱氨酸(homocysteine,HCY)、血清 IgG、血清 IgA、血清 IgM,共计 17 项指标。此外,维生素 D 的结果由维生素 D_3 与维生素 D_2 的结果相加而得。

2. 西南地区营养包干预县检测指标　在本项目中,检测指标同样包括人体测量(anthropometric measurement)、生化检查(biochemical laboratory tests)及认知行为学观察三类。其中生化检查指标除有 18 项指标与中部地区完全相同外,还检测了金属硫蛋白(metallothionein,MT)。

(三)检测方法

上述人体测量指标使用的是婴幼儿智能体检仪,上述血清指标中 SF,sTfR,hs-CRP,RBP,ALB and HCY,MT,IgG,IgA and IgM 由全自动生化仪检测,叶酸与维生素 B_{12} 由免疫分析仪进行检测,血清 1,25- 二羟维生素 D_2 与 1,25- 二羟维生素 D_3 由液相质谱检测,血清维生素 A、维生素 B_1、维生素 B_2 由液相质谱检测。

对于认知评价,中部地区营养包干预县采用贝利婴幼儿生长发育筛查量表第三版(Bayley scales of infant and toddler development-Ⅲ)进行评价;西南地区营养包干预县采用年龄与发育进程调查问卷(Ages&Stages Questionnaires,ASQ)进行评价。

(四)统计方法

研究中所涉及的缺乏率(不足率 / 异常率)、增长率定义如式 7-1、式 7-2 所示。对连续型变量数据服从正态分布时采用均值 ± 标准差($\bar{x} \pm s$)描述、不服从正态分布时采用中位数(四分位数间距)$[M(IQR)]$ 的方式进行描述。对连续型变量进行正态性检验,符合正态分布的各组间差异采用方差分析进行差异性检验,非正态分布的连续型变量采用 Kruskal-Wallis 秩和检验进行组间差异性分析。对末次测量值与基线测量值的差值进行正态性检验,差值符合正态分布的采用配对 t 检验进行各指标自身干预前后差异性检验,差值不符合正态分布的采用 Wilcoxon 秩和检验进行各指标自身干预前后差异性检验。采用 χ^2 检验或 Fisher 精确检验进行各率和构成比的组间比较。为减少统计假设 I 类错误,显著性检验水平设为 $P<0.1$(即 $\alpha=0.1$)。所有数据清理、分析采用 SAS 9.4 及 Excel 2019 完成。

$$缺乏率(不足率/异常率)=各组不符合推荐值的人数/各组人数 \quad (式 7\text{-}1)$$
$$增长率=(末次测量值-基线测量值)\times 100/基线测量值 \quad (式 7\text{-}2)$$

各检验检测指标界值及判断参见表 7-1。

表 7-1 检验检测指标界值及判断

指标	判断方法	依据
Hb	贫血:<110g/L	WS/T 441—2013《人群贫血筛查方法》
维生素 A	缺乏:血清视黄醇<0.1ug/ml 边缘缺乏:血清视黄醇 0.1~0.2ug/ml	WS/T 553—2017《人群维生素 A 缺乏筛查方法》
维生素 D	缺乏:25(OH)D<12ng/ml 不足:12ng/ml≤25(OH)D<20ng/ml	WS/T 677—2020《人群维生素 D 缺乏筛查方法》
FA	缺乏:<4ng/ml	WS/T 600—2018《人群叶酸缺乏筛查方法》
维生素 B_1	缺乏:<1.41ng/ml	《中国营养科学全书(第 2 版)》,P814
维生素 B_2	缺乏:6ng/ml	试剂盒说明书
维生素 B_{12}	缺乏:钴胺素<196.53pg/ml	试剂盒说明书
SF	缺乏:<12ng/ml	WS/T 465—2015《人群铁缺乏筛查方法》
sTfR	异常:>24.4nmol/L	张海晨,宋云霄.血清可溶性转铁蛋白受体参考范围的建立及其在缺铁性贫血诊断中的意义[J].诊断学理论与实践,2008,7(3):339-340.
hs-CRP	异常:>0.6mg/L	试剂盒说明书
ALB	缺乏:<35mg/ml	《中国营养科学全书》:P49
RBP	缺乏:<23.1mg/L	《中国营养科学全书》:P184
MT	缺乏:<2 509.68ng/L	试剂盒说明书
HCY	异常:>15umol/L	试剂盒说明书
IgG	偏低:<6.8g/L	检测试剂盒说明书
IgA	偏低:<0.7g/L	检测试剂盒说明书
IgM	偏低:<0.4g/L	检测试剂盒说明书
LAZ	生长迟缓:<-2	WS/T 423—2013《5 岁以下儿童生长状况判断》
WAZ	低体重:<-2	WS/T 423—2013《5 岁以下儿童生长状况判断》
WHZ	消瘦:<-2 超重:2~3 肥胖:>3	WS/T 423—2013《5 岁以下儿童生长状况判断》
认知能力	不良:<8	贝利婴幼儿生长发育筛查量表第三版

续表

指标	判断方法	依据
接受能力	不良:<8	贝利婴幼儿生长发育筛查量表第三版
表达能力	不良:<8	贝利婴幼儿生长发育筛查量表第三版
精细运作能力	不良:<8	贝利婴幼儿生长发育筛查量表第三版
大运动能力	不良:<8	贝利婴幼儿生长发育筛查量表第三版
生长发育综合能力	不良:小于各月龄段界值	ASQ:年龄与发育进程问卷

第二节 人群实验结果与结论

一、人群实验结果

(一)中部地区营养包干预结果

1. 中部地区基线及干预后各指标检测结果的比较 本研究在对 197 名婴幼儿进行基线血清样本检测时,分别获得干预组(106 人)与对照组(91 人)婴幼儿关于 18 项血液指标、5 项身体测量指标及 5 项生长发育指标的结果(表 7-2)。对于表 7-2 中的血液指标与人体测量指标,干预组自身前后比较的结果显示,除维生素 D_3、LAZ、WAZ、WHZ 外,其余各指标在干预后均得到了统计学意义的改善;干预组干预后的维生素 B_2、ALB、IgA、IgM、IgG 结果均有统计学意义,优于对照组的相应结果。对于表 7-2 中的生长发育指标,除表达能力外,干预组其他各指标在干预后的结果均优于干预前的结果;在干预后,干预组的认知能力与精细动作能力的不胜任人数均小于对照组的相应人数。

2. 中部地区基线与干预后的营养健康状况的比较 对基线与干预后的营养健康状况的比较结果见表 7-3。其中干预组自身前后比较的结果显示,干预组在干预后的贫血率、维生素 D 缺乏率、维生素 B_1 缺乏率、维生素 B_2 缺乏率、维生素 B_{12} 缺乏率、铁缺乏率、sTfR 异常率、HCY 异常率、IgA 偏低率、IgG 偏低率、超重率、认知能力不良率、接受能力不良率、精细动作能力不良率、大动作能力不良率均优于干预前的相应结果;在干预后,干预组的贫血率与 sTfR 异常率均有统计学意义,优于对照组的相应结果。

3. 中部地区两组检测指标自身前后差值的组间比较 对两组各检测指标自身前后差值进行组间比较的结果见表 7-4。其结果显示,干预组维生素 B_2、FA、sTfR、HCY 这 4 个指标在干预后的改善差值有统计学意义,优于对照组的改善差值。此外,干预组干预后的认知能力、精细运动能力、大运动能力的不胜任人数的减少幅度要高于对照组的相应幅度。

4. 中部地区两组各检测指标增长率的组间比较 干预组干预后的认知能力、精细运动能力、大运动能力的不胜任人数的减少率分别为 −72.72%、−73.68%、−40.00%,三者均优于一年后对照组上述三个指标的减少率(−66.66%、−68.42%、−33.33%)。此外,对两组各检测指标增长率进行组间比较的结果见表 7-5。其结果显示,干预后干预组的维生素 B_2、FA、hs-CRP 和 HCY 的增长率有统计学意义,且优于对照组相应的增长率。此外,干预组干预后的认知能力、精细运动能力、大运动能力的不胜任人数的减少率分别为 −72.72%、−73.68%、−40.00%,三者均优于一年后对照组上述三项指标的减少率(−66.66%、−68.42%、−33.33%)。

表 7-2　中部地区营养包干预县基线及干预后各指标及比较 [$\bar{x} \pm s$ 或 $M(IQR)$]

指标	基线			干预后			P1	P2	P3	P4
	人数(干预组/对照组)	干预组	对照组	人数(干预组/对照组)	干预组	对照组				
血液指标										
Hb/(g·L⁻¹)	106/91	10.60(0.50)	10.60(0.50)	103/91	12.20(1.00)[b]	12.30(1.15)[b]	0.262	0.899	<0.001	<0.001
维生素 A/(μg·ml⁻¹)	88/81	0.31±0.09	0.32±0.11	88/81	0.42±0.16[b]	0.39±0.13[b]	0.848	0.417	<0.001	<0.001
维生素 D/(ng·ml⁻¹)	89/82	36.65±11.37	38.81±10.18	89/82	39.58±12.06[b]	39.36±10.42[b]	0.192	0.900	<0.001	<0.001
维生素 D₂/(ng·ml⁻¹)	89/82	0.45(0.52)	0.41(0.38)	89/82	0.98(1.79)[b]	1.13(1.61)[b]	0.833	0.456	<0.001	<0.001
维生素 D₃/(ng·ml⁻¹)	89/82	35.78±11.42	37.60±10.67	89/82	37.40±12.56	36.17±11.21	0.110	0.502	0.406	0.298
维生素 B₁/(ng·ml⁻¹)	69/62	1.12±0.73	1.26±0.70	69/62	1.81±0.50[b]	1.87±0.44[b]	0.253	0.475	<0.001	<0.001
维生素 B₂/(ng·ml⁻¹)*	69/62	2.72±0.63[a]	2.35±0.69	69/62	2.87±0.62[ab]	2.66±0.41[b]	0.018	0.027	0.008	<0.001
FA/(ng·ml⁻¹)	84/86	12.89(7.13)[a]	15.61(6.75)	84/86	16.50(7.46)[b]	16.44(5.87)	0.004	0.969	0.003	0.639
维生素 B₁₂/(pg·ml⁻¹)	88/84	384.15(339.15)	418.15(402.80)	88/84	857.80(522.60)[b]	876.65(550.65)[b]	0.139	0.879	<0.001	<0.001
ALB/(mg·ml⁻¹)	88/85	49.25(3.90)[a]	47.90(3.70)	88/85	52.00(4.20)[ab]	49.90(3.80)[b]	0.004	<0.001	<0.001	<0.001
SF/(ng·ml⁻¹)	88/85	22.00(37.00)	25.00(39.00)	88/85	37.93±17.55[b]	35.00±19.67	0.591	0.299	0.001	0.115
sTfR/(nmol·L⁻¹)	88/81	63.15(88.30)[a]	0.06(38.20)	88/81	0.06(0.00)[ab]	0.06(0.00)[b]	<0.001	0.006	<0.001	0.001
hs-CRP/(mg·L⁻¹)	88/85	0.00(0.07)[a]	0.00(0.01)	88/85	0.00(0.00)[b]	0.00(0.01)	0.086	0.216	0.044	0.161

第七章　营养包功效学研究

续表

指标	基线			干预后			P1	P2	P3	P4
	人数(干预组/对照组)	干预组	对照组	人数(干预组/对照组)	干预组	对照组				
RBP/(mg·L⁻¹)	88/82	$33.40(14.40)^a$	$30.10(8.90)$	88/82	$37.40(13.30)^b$	$38.80(15.80)^b$	0.065	0.343	0.077	<0.001
HCY/(μmol·L⁻¹)	88/85	$13.70(5.80)^a$	$12.40(5.30)$	88/85	$10.85(4.80)^b$	$11.20(4.20)$	0.036	0.599	<0.001	0.246
IgA/(g·L⁻¹)*#	88/82	-1.70 ± 0.61	-1.81 ± 0.66	88/82	-0.99 ± 0.61^{ab}	-1.18 ± 0.65^b	0.270	0.072	<0.001	<0.001
IgM/(g·L⁻¹)*#	88/82	-0.23 ± 0.34^a	-0.40 ± 0.36	88/82	0.22 ± 0.31^{ab}	0.03 ± 0.36^b	0.002	<0.001	<0.001	<0.001
IgG/(g·L⁻¹)*#	88/82	1.38 ± 0.31^a	1.30 ± 0.29	88/82	1.88 ± 0.29^{ab}	1.80 ± 0.27^b	0.054	0.063	<0.001	<0.001
人体测量										
height/cm	106/91	70.01 ± 3.10	69.59 ± 2.95	106/91	84.94 ± 3.56^b	84.85 ± 3.99^b	0.328	0.859	<0.001	<0.001
weight/kg	106/91	8.56 ± 0.97	8.58 ± 0.95	106/91	11.27 ± 1.57^b	11.34 ± 1.29^b	0.917	0.712	<0.001	<0.001
LAZ	106/91	0.12 ± 1.01	0.09 ± 1.00	106/91	-0.01 ± 0.88	-0.01 ± 1.00	0.818	0.950	0.344	0.402
WAZ	106/91	$0.24(1.11)$	$0.34(1.04)$	106/91	$0.02(1.16)^b$	-0.05 ± 0.83^b	0.572	0.857	0.012	0.002
WHZ	106/91	0.33 ± 0.98^a	0.50 ± 0.86	106/91	-0.04 ± 0.79^b	-0.09 ± 0.85^b	0.201	0.857	0.003	<0.001
生长发育指标ᶜ										
认知能力	106/91	44	45	106/91	12	15				
感受能力	106/91	39	44	106/91	24	23				
表达能力	106/91	25	17	106/91	38	35				
精细运作能力	106/91	19	19	106/91	5	6				
大运动能力	106/91	25	18	106/91	15	12				

注：* 对基线数据进行 log 转换，以满足正态性；# 对干预后数据进行 log 转换，以满足正态性；# 对计数数据，根据量表要求判断为不能胜任的人数。ᵃ 干预组与对照组相比，P<0.1 为统计差异显著；ᵇ 自身前后比较，P<0.1 为统计差异显著；ᶜ 基线干预组与对照组比较检验值；P2：干预后干预组与对照组比较检验值。

P1：基线干预组与对照组比较检验值；P2：干预后干预组与对照组比较检验值；P3：干预组自身前后比较检验值；P4：对照组自身前后比较检验值。

表 7-3　中部地区营养包干预县基线与干预后营养与健康状况比较

指标	基线			干预后			P1	P2	P3	P4
	基线人数（干预组/对照组）	干预组 /%	对照组 /%	干预后人数（干预组/对照组）	干预组 /%	对照组 /%				
血液指标										
贫血率	106/91	100	100	106/91	1.89^ab	6.52^b	—	0.094	<0.001	<0.001
维生素 A 缺乏率	88/81	0	0	88/81	1.12	1.23	—	0.947	1.000	1.000
维生素 A 边缘缺乏率	88/81	4.49	3.70	88/81	6.74	7.41	0.795	0.866	0.514	0.299
维生素 D 缺乏率	89/82	0	0	89/82	0	2.44	—	0.226	—	1.000
维生素 D 不足率	89/82	7.78	3.66	89/82	2.22^b	2.44	0.241	0.105	0.079	0.245
维生素 B₁ 缺乏率	69/62	14.49	6.45	69/62	0^b	0	0.130	—	0.001	0.119
维生素 B₂ 缺乏率	69/62	27.54	22.58	69/62	5.80^b	1.61^b	0.514	0.195	<0.001	<0.001
FA 缺乏率	84/86	0	0	84/86	0	0	—	—	—	—
维生素 B₁₂ 缺乏率	88/84	6.82	5.95	88/84	0^b	1.19^b	0.817	0.488	0.029	0.083
铁缺乏率	88/85	32.22	25.88	88/85	4.44^b	10.59^b	0.356	0.118	<0.001	0.010
锌缺乏率	84/86	0	0	84/86	0	0	—	—	—	—
sTfR 异常率	88/81	62.92^a	27.16	88/81	17.98^ab	6.17^b	<0.001	0.020	<0.001	<0.001
hs-CRP 异常率	88/85	14.44	10.59	88/85	8.89	3.53^b	0.442	0.137	0.246	0.067
蛋白质缺乏率	88/85	0	1.18	88/85	0	0	0.486	—	—	1.000
RBP 缺乏率	88/82	5.62	6.10	88/82	4.49	8.54	0.894	0.280	0.732	0.549
HCY 异常率	88/85	37.78^a	25.88	88/85	21.11^b	23.53	0.092	0.701	0.014	0.722
IgA 偏低率	88/82	97.75	97.56	88/82	86.52^b	92.68	0.934	0.189	0.004	0.138
IgM 偏低率	88/82	2.25^a	8.64	88/82	0	0^b	0.057	—	0.497	0.014
IgG 偏低率	88/82	94.38	98.77	88/82	56.18^b	66.67^b	0.105	0.161	<0.001	<0.001

续表

指标	基线			干预后			P1	P2	P3	P4
	基线人数(干预组/对照组)	干预组/%	对照组/%	干预后人数(干预组/对照组)	干预组/%	对照组/%				
人体测量										
生长迟缓率(由LAZ测得)	106/91	2.86	1.09	106/91	0	1.09	0.367	0.467	0.256	0.994
低体重率(由WAZ测得)	106/91	0	1.09	106/91	0.95	1.09	0.467	0.925	1.000	0.994
消瘦率(由WHZ测得)	106/91	0	0	106/91	0	3.26	—	0.100	—	0.121
超重率(由WHZ测得)	106/91	6.67	4.35	106/91	1.90[b]	0	0.476	0.500	0.080	0.121
肥胖率(由WHZ测得)	106/91	0.95	0	106/91	0	0	—	1.000	1.000	—
生长发育指标										
认知能力不良率	106/91	41.51	49.45	106/91	11.32[b]	16.48[b]	0.264	0.294	<0.001	<0.001
接受能力不良率	106/91	36.79	48.35	106/91	22.64[b]	25.27[b]	0.101	0.666	0.024	<0.001
表达能力不良率	106/91	23.58	18.68	106/91	35.85[b]	38.46[b]	0.402	0.705	0.051	0.008
精细运作能力不良率	106/91	17.92	20.88	106/91	4.72[b]	6.59[b]	0.600	0.567	0.002	0.006
大运动能力不良率	106/91	23.58	19.78	106/91	14.15[b]	13.19	0.519	0.844	0.079	0.244

注：[*] 对基线数数据进行 log 转换，以满足正态性；[#] 对干预后数据进行 log 转换，以满足正态性；[a] 干预组与对照组相比，P<0.1 为统计差异显著；[b] 自身前后比较，P<0.1 为统计差异显著。P1：基线干预组与对照组比较检验值；P2：干预后干预组与对照组比较检验值；P3：干预组自身前后比较检验值；P4：对照组自身前后比较检验值。
—：所比较的两个率值均为 0，无法进行统计分析。

表 7-4　中部地区营养包干预县两组检测指标自身前后差值的组间比较 [$\bar{x} \pm s$ 或 $M(IQR)$]

指标	人数(干预组/对照组)	干预后	对照	P 值
血液指标				
Hb/$(g \cdot L^{-1})$	106/91	1.80(1.20)	1.75(1.20)	0.460
维生素 A/$(\mu g \cdot ml^{-1})$	88/81	0.10 ± 0.17	0.07 ± 0.15	0.310
维生素 D/$(ng \cdot ml^{-1})$	89/82	2.94 ± 13.65	0.56 ± 11.64	0.222
维生素 D_2/$(ng \cdot ml^{-1})$	89/82	0.53(1.53)	0.61(1.65)	0.564
维生素 D_3/$(ng \cdot ml^{-1})$	89/82	1.62 ± 14.39	−1.42 ± 12.82	0.146
维生素 B_1/$(ng \cdot ml^{-1})$	69/62	2.90 ± 4.42	2.57 ± 4.87	0.743
维生素 B_2/$(ng \cdot ml^{-1})$	69/62	8.14(13.47)[a]	4.80(10.14)	0.001
维生素 B_{12}/$(pg \cdot ml^{-1})$	84/86	412.80 ± 351.10	338.68 ± 376.91	0.184
FA/$(ng \cdot ml^{-1})$	88/84	2.02 ± 5.63[a]	0.28 ± 4.39	0.025
ALB/$(mg \cdot ml^{-1})$	88/85	3.00(5.30)	2.40(4.90)	0.512
SF/$(ng \cdot ml^{-1})$	88/85	11.00(39.00)	5.00(30.00)	0.245
sTfR/$(nmol \cdot L^{-1})$	88/81	−43.50(83.60)[a]	0.00(32.30)	<0.001
hs-CRP/$(ml \cdot L^{-1})$	88/85	0.00(0.03)	0.00(0.01)	0.469
RBP/$(mg \cdot L^{-1})$	88/82	3.20(16.30)[a]	5.50(18.50)	0.025
HCY/$(\mu mol \cdot L^{-1})$	88/85	−1.94 ± 5.64[a]	−0.19 ± 5.91	0.071
IgA/$(g \cdot L^{-1})$*	88/82	0.71 ± 0.58	0.64 ± 0.64	0.476
IgM/$(g \cdot L^{-1})$*	88/82	0.45 ± 0.35	0.44 ± 0.37	0.792
IgG/$(g \cdot L^{-1})$*	88/82	0.50 ± 0.26	0.50 ± 0.28	0.942
身体测量指标				
height/cm	106/91	14.48(2.70)	15.05(2.90)	0.122
weight/kg	106/91	2.70(1.00)	2.70(1.33)	0.988
LAZ	106/91	−0.12 ± 0.63	−0.10 ± 0.76	0.808
WAZ	106/91	−0.29(0.77)	−0.30(0.97)	0.932
WHZ	106/91	−0.40(1.06)	−0.54(1.19)	0.134
生长发育指标				
认知能力	106/91	−32	−30	
接受能力	106/91	−15	−21	
表达能力	106/91	13	18	
精细运动能力	106/91	−14	−13	
大运动能力	106/91	−10	−6	

注：* 对数据进行 log 转换，以满足正态性；[a] 与对照组相比，$P<0.1$ 为统计差异显著。

表 7-5　中部地区营养包干预县干预后各指标的增长率的两组间比较 [$\bar{x} \pm s$ 或 $M(IQR)$]

指标	人数(干预组/对照组)	干预组	对照组	P 值
血液指标				
Hb	106/91	16.74(12.99)	16.35(12.96)	0.427
维生素 A	88/81	23.09(59.00)	22.09(85.44)	0.397

续表

指标	人数(干预组/对照组)	干预组	对照组	P值
维生素 D	89/82	11.20(48.83)	2.31(41.29)	0.180
维生素 D$_2$	89/82	189.55(546.21)	182.41(470.76)	0.840
维生素 D$_3$	89/82	4.57(50.65)	−1.79(40.77)	0.168
维生素 B$_1$	69/62	95.08(227.61)	91.67(278.14)	0.779
维生素 B$_2$	69/62	100.32(235.65)[a]	41.45(153.65)	<0.001
FA	84/86	16.61(71.82)[a]	0.00(39.92)	0.019
B$_{12}$	88/84	103.71(166.22)	69.13(132.28)	0.102
ALB	88/85	6.03(11.14)	4.89(10.24)	0.395
SF	88/85	34.90(182.72)	12.50(133.34)	0.216
sTfR	88/81	−66.28 ± 113.77[a]	−96.34 ± 14.70	0.046
hs-CRP	88/85	13.88 ± 31.48[a]	2.55 ± 42.88	0.019
RBP	88/82	9.83 ± 38.50	23.35 ± 51.60	0.115
HCY	88/85	−17.40(54.15)[a]	−5.26(42.48)	0.045
IgA	88/82	109.09(163.16)	94.86(160.53)	0.379
IgG	88/82	64.72(46.10)	58.36(65.15)	0.799
IgM	88/82	48.72(74.64)	52.89(68.05)	0.799
身体测量指标				
height	106/91	20.42(4.86)[a]	21.78(3.96)	0.034
weight	106/91	32.71(14.08)	32.80(15.00)	0.860
LAZ	106/91	−38.39(89.02)	−34.96(138.67)	0.956
WAZ	106/91	−42.91(112.40)	−56.00(139.63)	0.469
WHZ	106/91	−58.77(131.72)	−52.59(126.85)	0.388

注:[a] 与对照组相比,P<0.1 为统计差异显著。

(二)西南地区营养包干预县结果

1. 西南地区基线及干预后各指标检测结果的比较 本研究在对 235 名婴幼儿进行基线血清样本检测时,分别获得干预组(119 人)与对照组(116 人)婴幼儿关于 19 项血液指标、5 项身体测量指标及 1 项生长发育指标的结果(表 7-6)。对于表 7-6 中的血液指标与人体测量指标,干预组自身前后比较的结果显示,除维生素 D$_2$、FA、维生素 B$_{12}$、ALB、hs-CRP、MT、LAZ、WAZ、WHZ 外,其余在干预后均有统计学意义的各指标得到了改善;干预后的干预组的 Hb、维生素 A、维生素 D、维生素 D$_3$、维生素 B$_1$、sTfR、MT、HCY 结果均有统计学意义,优于对照组的相应结果。对于表 7-6 中的生长发育指标,干预组干预后的认知能力的不胜任人数少于干预前的相应人数。

2. 西南地区基线与干预后的营养健康状况的比较 对基线与干预后的营养健康状况的比较结果见表 7-7。其中干预组自身前后比较的结果显示,干预组在干预后的贫血率、维生素 B$_{12}$ 缺乏率、铁缺乏率、sTfR 异常率、RBP 缺乏率、HCY 异常率、IgA 偏低率、IgG 偏低率、认知能力不良率均有统计学意义,优于干预前的相应结果;干预组在干预后的贫血率、维生素 A 边缘缺乏率与认知能力不良率均有统计学意义,优于对照组的相应结果。

表 7-6　西南地区营养包干预县基线及干预后各指标比较 [$\bar{x}\pm s$ 或 $M(IQR)$]

血液指标

指标	基线		干预后		P1	P2	P3	P4
	干预组 (n=119)	对照组 (n=116)	干预组 (n=119)	对照组 (n=116)				
Hb/(g·L⁻¹)	102.00(9.00)[a]	105.00(6.00)	116.00(9.00)[ab]	110.00(7.00)[b]	<0.001	<0.001	<0.001	<0.001
维生素 A/(μg·ml⁻¹)	0.32(0.10)[a]	0.38(0.17)	0.39(0.12)[ab]	0.35(0.13)	0.001	0.014	<0.001	0.227
维生素 D/(ng·ml⁻¹)	37.31(11.76)[a]	44.95(20.66)	40.82(17.73)[ab]	35.65(16.19)[b]	<0.001	0.004	0.050	<0.001
维生素 D₂/(ng·ml⁻¹)	1.00(4.31)	0.74(5.03)	0.81(1.58)	0.60(1.19)	0.128	0.124	0.281	0.409
维生素 D₃/(ng·ml⁻¹)	33.31(9.96)[a]	39.29(20.65)	37.36(18.36)[ab]	33.63(15.17)[b]	<0.001	0.048	0.008	<0.001
维生素 B₁/(ng·ml⁻¹)	3.27(3.40)[a]	3.77(7.48)	3.86(2.82)[ab]	3.68(2.96)	0.045	0.086	0.006	0.175
维生素 B₂/(ng·ml⁻¹)	11.03(7.68)[a]	15.71(14.25)	12.58(6.85)[ab]	15.05(10.23)	<0.001	0.016	0.041	0.965
FA/(ng·ml⁻¹)	18.38(4.13)	18.13(5.60)	13.75(8.94)[ab]	15.81(7.08)[b]	0.290	0.014	<0.001	0.003
维生素 B₁₂/(pg·ml⁻¹)	373.80(300.20)[a]	477.50(548.20)	694.50(460.60)[b]	709.60(526.95)[b]	0.015	0.529	<0.001	<0.001
ALB/(mg·ml⁻¹)	54.39±5.65[a]	49.00±2.61	47.02±2.46[ab]	50.65±2.64[b]	<0.001	<0.001	<0.001	0.001
SF/(ng·ml⁻¹)	29.00(45.00)[a]	42.00(38.50)	40.00(26.00)[ab]	46.50(33.50)	0.011	0.102	0.001	0.154
sTfR/(nmol·L⁻¹)	0.06(0.00)[a]	0.06(0.00)	0.06(0.00)[b]	0.06(0.00)[b]	0.003	0.078	<0.001	0.028
hs⁻CRP/(mg·L⁻¹)	0.00(0.32)	0.00(0.15)	0.00(0.28)	0.00(0.11)	0.841	0.612	0.697	0.341
MT/(ng·L⁻¹)	3 919.27(545.55)[a]	3 727.47(518.92)	3 963.95(648.01)[a]	3 846.61(595.32)[b]	<0.001	0.045	0.960	0.013
RBP/(mg·L⁻¹)	34.80(11.60)[a]	32.65(9.95)	36.90(7.90)[b]	37.25(10.25)[b]	0.049	0.949	0.039	<0.001
HCY/(μmol·L⁻¹)	13.50(6.50)[a]	10.65(5.90)	9.40(3.00)[ab]	10.05(2.60)[b]	<0.001	0.007	<0.001	0.011
IgA/(g·L⁻¹)	0.20(0.21)	0.19(0.23)	0.58(0.69)[b]	0.47(0.77)[b]	0.425	0.104	<0.001	<0.001
IgM/(g·L⁻¹)	0.83(0.40)	0.83(0.55)	1.18(0.58)[b]	1.27(0.83)[b]	0.620	0.121	<0.001	<0.001
IgG/(g·L⁻¹)	4.56(1.93)	4.41(2.02)	7.20(3.53)[b]	7.09(4.49)[b]	0.447	0.523	<0.001	<0.001

指标	基线		干预后		P1	P2	P3	P4
	干预组（n=119）	对照组（n=116）	干预组（n=119）	对照组（n=116）				
人体测量								
height/cm	68.15 ± 3.27	68.3 ± 3.40	81.85 ± 3.82[b]	81.89 ± 3.83[b]	0.712	0.929	<0.001	<0.001
weight/kg	8.09 ± 1.10	8.10 ± 1.01	10.57 ± 1.33[b]	10.69 ± 1.53[b]	0.553	0.211	<0.001	<0.001
LAZ	−0.53 ± 1.11	−0.56 ± 1.00	−0.62 ± 1.00	−0.75 ± 0.96	0.815	0.292	0.476	0.130
WAZ	−0.24 ± 1.02	−0.30 ± 0.97	−0.49 ± 0.84[b]	−0.40 ± 0.91	0.638	0.464	0.040	0.392
WHZ	0.19 ± 0.99	0.20 ± 0.98	−0.22 ± 0.90[b]	−0.03 ± 0.94[b]	0.927	0.102	0.001	0.077
生长发育指标[c]								
认知能力	82	66	58	51				

注：[*]对基线数据进行 log 转换，以满足正态性；[#]对干预后数据进行 log 转换，以满足正态性；[a]干预组与对照组相比，P<0.1 为统计差异显著，P<0.1 为统计差异显著；[b]自身前后比较，P<0.1 为统计差异显著；[c]计数数据，根据量表要求判断为不能胜任的人数。

P1：基线干预组与对照组比较检验值；P2：干预后干预组与对照组比较检验值；P3：干预组自身前后比较检验值；P4：对照组自身前后比较检验值。

表 7-7　西南地区营养包干预县基线与干预后营养与健康状况

指标	基线		干预后		P1	P2	P3	P4
	干预组 /% (n=119)	对照组 /% (n=116)	干预组 /% (n=119)	对照组 /% (n=116)				
血液指标								
贫血率	100.00	100.00	5.74^ab	41.03^b	—	<0.001	<0.001	<0.001
维生素 A 缺乏率	0.00	0.00	0.00	0.00	—	—	—	—
维生素 A 边缘缺乏率	2.52	0.00	0.84^a	4.31^b	0.247	0.079	0.302	0.006
维生素 D 缺乏率	0.00	0.00	0.00	0.00	—	—	—	—
维生素 D 不足率	2.52	0.86	0.00	0.00	0.314	—	0.650	0.119
维生素 B$_1$ 缺乏率	2.52	6.03	0.00	1.72^b	0.177	0.243	0.247	0.081
维生素 B$_2$ 缺乏率	6.72	12.07	6.72	4.31^b	0.160	0.419	1.000	0.031
FA 缺乏率	0.00	0.86	1.68	0.86	0.494	0.494	1.000	1.000
维生素 B$_{12}$ 缺乏率	10.17	5.17	0.85^b	1.72	0.157	0.572	0.002	0.141
铁缺乏率	25.21^a	13.79	5.88^b	7.76	0.027	0.568	<0.001	0.138
锌缺乏率	0.00	0.00	0.00	0.00	—	—	—	—
sTfR 异常率	25.53^a	9.48	0.00^b	2.59^b	0.004	0.119	<0.001	0.027
hs-CRP 异常率	20.17	15.52	19.33	15.52	0.352	0.442	0.871	1.000
蛋白质缺乏率	0.00	0.00	0.00	0.00	—	—	—	—
RBP 缺乏率	8.40	11.21	3.36^b	1.72^b	0.470	0.422	0.093	0.002
HCY 异常率	36.97^a	22.41	2.52^b	6.03^b	0.015	0.177	<0.001	0.004
IgA 偏低率	98.32^a	93.10	57.98^b	60.34^b	0.041	0.713	<0.001	<0.001

续表

指标	基线		干预后		P1	P2	P3	P4
	干预组 /% (n=119)	对照组 /% (n=116)	干预组 /% (n=119)	对照组 /% (n=116)				
IgM 偏低率	0.84	2.59	0.00	0.00	0.291		1.000	0.247
IgG 偏低率	83.19	84.48	42.86^b	46.88^b	0.788	0.569	<0.001	<0.001
人体测量								
生长迟缓率 (由 LAZ 测得)	7.56	7.76	7.56	11.21	0.955	0.338	1.000	0.479
低体重率 (由 WAZ 测得)	4.20	4.31	5.04	2.59	0.967	0.322	0.734	0.248
消瘦率 (由 WHZ 测得)	0.84	1.72	5.88^b	2.59	0.543	0.204	0.029	0.993
超重率 (由 WHZ 测得)	1.68	3.45	1.68	1.72	0.386	0.980	1.000	0.414
肥胖率 (由 WHZ 测得)	0.84	0.00	0.00	0.86	1.000	0.494	1.000	0.498
生长发育指标								
认知能力不良率	69.49	56.90	49.15^ab	43.97^b	0.426	0.046	0.001	0.049

注: * 对基线数据进行 log 转换，以满足正态性; # 对干预后数据进行 log 转换，以满足正态性; a 干预组与对照组相比，P<0.1 为统计差异显著; b 自身前后比较，P<0.1 为统计差异显著。

P1: 基线干预组与对照组比较检验值; P2: 干预后干预组与对照组比较检验值; P3: 干预组自身前后比较检验值; P4: 对照组自身前后比较检验值。

一: 所比较的两个率值均为 0，无法进行统计分析。

3. 西南地区两组检测指标自身前后差值的组间比较 对两组各检测指标自身前后差值进行组间比较的结果见表7-8。其结果显示,干预组 Hb、维生素 A、维生素 D、维生素 D_3、维生素 B_1、sTfR、HCY 这 7 个指标在干预后的改善差值有统计学意义的优于对照组的改善差值。此外,干预组干预后的认知能力的不胜任人数的减少幅度要高于对照组的相应幅度。

表 7-8 西南地区营养包干预县两组自身前后检测指标差值的组间比较 $[\bar{x}\pm s$ 或 $M(IQR)]$

指标	干预组(n=119)	对照组(n=116)	P 值
血液指标			
Hb/$(g\cdot L^{-1})$	16.00(15.00)[a]	6.00(10.00)	<0.001
维生素 A/$(\mu g\cdot ml^{-1})$	0.06 ± 0.14[a]	−0.03 ± 0.18	<0.001
维生素 D/$(ng\cdot ml^{-1})$	4.50(16.35)[a]	−8.37(22.74)	<0.001
维生素 D_2/$(ng\cdot ml^{-1})$	−0.08(2.11)	−0.17(3.56)	0.370
维生素 D_3/$(ng\cdot ml^{-1})$	4.05(19.13)[a]	−4.88(22.75)	<0.001
维生素 B_1/$(ng\cdot ml^{-1})$	0.90(3.38)[a]	−0.11(6.29)	0.017
维生素 B_2/$(ng\cdot ml^{-1})$	−0.01(10.67)	−1.17(16.42)	0.154
维生素 B_{12}/$(pg\cdot ml^{-1})$	287.94 ± 426.40	187.93 ± 615.35	0.137
FA/$(ng\cdot ml^{-1})$	−4.04 ± 5.53[a]	−1.57 ± 6.50	0.001
ALB/$(mg\cdot ml^{-1})$	−7.37 ± 5.89[a]	1.20 ± 3.30	<0.001
SF/$(ng\cdot ml^{-1})$	9.00(53.00)	7.50(48.00)	0.765
sTfR/$(nmol\cdot L^{-1})$	0.00(0.00)[a]	0.00(0.00)	<0.001
hs⁻CRP/$(ml\cdot L^{-1})$	0.00(0.33)	0.00(0.17)	0.621
MT/$(ng\cdot L^{-1})$	−1.42 ± 502.64[a]	112.94 ± 456.69	0.069
RBP/$(mg\cdot L^{-1})$	1.00(16.20)[a]	4.35(16.80)	0.080
HCY/$(\mu mol\cdot L^{-1})$	−4.20(6.30)[a]	−0.60(7.10)	<0.001
IgA/$(g\cdot L^{-1})$*	0.36(0.71)	0.29(0.80)	0.327
IgM/$(g\cdot L^{-1})$*	0.36(0.66)	0.39(0.91)	0.324
IgG/$(g\cdot L^{-1})$*	2.17(4.51)	2.74(5.09)	0.452
身体测量指标			
身长 /cm	13.69 ± 2.59	13.58 ± 2.73	0.737
体重 /kg	2.40(1.01)	2.60(1.21)	0.175
LAZ	−0.15(1.01)	−0.21(0.85)	0.442
WAZ	−0.28(0.82)[a]	−0.08(0.95)	0.064
WHZ	−0.40(0.89)	−0.25(1.17)	0.206
生长发育指标			
认知能力	−24	−15	

注:* 对数据进行 log 转换,以满足正态性;[a] 与对照组相比,P<0.1 为统计差异显著。

4. 西南地区两组各检测指标增长率的组间比较 对两组各检测指标增长率进行组间比较的结果见表 7-9。其结果显示,干预后干预组的 Hb、维生素 A、维生素 D、维生素 D_3、维生素 B_1、维生素 B_{12}、HCY 的增长率有统计学意义的优于对照组相应的增长率。此外,干预组干预后认知能力的不胜任人数的减少率为 –29.27%,其优于一年后对照组此指标的减少率(–22.73%)。

表 7-9 西南地区营养包干预县干预后各指标的增长率的两组间比较[$\bar{x} \pm s$ 或 $M(IQR)$]

指标	干预组(n=119)	对照组(n=116)	P 值
血液指标			
Hb	15.69(16.25)[a]	5.88(10.42)	<0.001
维生素 A	22.71(47.73)[a]	−8.18(55.92)	<0.001
维生素 D	11.33(47.81)[a]	−19.18(44.37)	<0.001
维生素 D_2	−14.16(237.39)	−30.38(270.26)	0.828
维生素 D_3	12.82(60.60)[a]	−14.55(56.56)	<0.001
维生素 B_1	22.55(122.04)[a]	−3.01(112.91)	0.006
维生素 B_2	−0.08(100.93)	−5.59(106.11)	0.278
FA	−22.20(51.81)[a]	−7.39(35.68)	0.003
维生素 B_{12}	72.97(167.27)[a]	47.58(158.76)	0.057
ALB	−12.68 ± 9.69[a]	2.67 ± 6.91	<0.001
SF	26.97(285.07)	11.54(136.31)	0.243
sTfR	—	—	—
hs-CRP	−100.00(5.46)	−100.00(40.50)	0.367
MT	0.72 ± 12.88[a]	3.83 ± 12.60	0.062
RBP	2.29(48.83)	13.25(51.71)	0.169
HCY	−31.25(35.76)[a]	5.48(56.41)	<0.001
IgA	173.28(462.08)	182.60(556.20)	0.867
IgG	45.24(114.89)	65.06(125.92)	0.436
IgM	42.46(83.34)	44.07(117.93)	0.418
身体测量指标			
身长	19.70(5.83)	19.70(5.53)	0.712
体重	29.89(16.42)	32.33(16.71)	0.172
LAZ	22.69(110.70)	24.47(116.17)	0.418
WAZ	−38.90(124.27)	−35.22(172.54)	0.594
WHZ	−66.18(150.00)	−55.73(161.73)	0.617

注:[a] 与对照组相比,P<0.1 为统计差异显著。
—:因基线结果为 0,所以无法计算增长率。

二、营养包干预功效学人群实验结论

综合中部地区与西南地区结果可以看出，营养包对 6~11 月龄贫血儿童干预 1 年后，对 Hb、维生素 A、维生素 D、维生素 D_3、维生素 B_1、维生素 B_2、FA、维生素 B_{12}、hs-CRP、sTfR、HCY、ALB、MT、IgA、IgM、IgG 均有显著改善作用；对于贫血率、维生素 A 边缘缺乏率、sTfR 异常率、认知能力不良率具有显著的改善作用。对于精细运动能力及大运动能力具有一定的改善作用，但准确的改善程度须开展进一步的研究进行评价。

(一) 讨论

在本研究设计中，因为贫血是我国 6~11 月龄婴幼儿主要的问题，且贫血时常会伴随其他微量营养素的不足或缺乏，因此本研究将是否贫血作为筛选入组的第一条件。这就使得本研究在基线时仅可以做到贫血相关指标能够在两组间达到同质可比的要求。对于这些基线已有差异的指标，我们将进一步开展相应的研究进行讨论。

在中部地区的营养包干预项目中，因全部参与项目的人员所获得的血清样本体积并不充分，所以存在部分人员的血清样本不足以完成全部检测指标的情况。对此，我们针对每项检测指标的实际参与人员数进行了分别标注与计算。

关于统计学检验水准如何选定的问题，常须根据实际情况灵活掌握。通常为了避免出现"因统计方法或抽样等原因导致拒绝了不应拒绝的指标"的情况，会将检验水准定为 0.1。本研究因为是初次对营养包的功效进行随机对照试验，为防止出现失误，我们将检验水准定为 0.1，以期减少对营养包功效的错误判断。为保证检测结果的准确性，本研究在营养包干预过程中采用微信平台的方式对干预组人员的服用情况进行了定期随访指导；在样本检测过程中，通过控制样本质量、重复性检测等方式实现了对样本检测的质量控制，在数据分析中通过双人录入的质量控制方式对结果数据进行了录入分析；这些质量控制手段最终保证了结果数据的稳定与准确。

(二) 结论

从上述基于两个地区的多中心随机对照研究的结果可以看出，营养包对 6~11 月龄婴幼儿贫血率的改善、高同型半胱氨酸水平的增长、机体免疫力的恢复、生长发育的提高均具有促进效果，具有补充蛋白质、维生素 A、维生素 D、维生素 B_1、维生素 B_2、FA、维生素 B_{12}、铁、锌的作用。当 6~11 月龄贫血婴幼儿机体出现贫血的同时出现了其他营养缺乏时，营养包也有改善作用。对于除上述指标以外的其他指标的改善效果，须专门针对其他指标的相关研究进行更进一步的探讨。

(本章由中国疾病预防控制中心营养与健康所殷继永研究员、刘婷婷副研究员编写)

第八章
营养包干预队列观察

在流行病学中,"队列"一词常用于指有共同经历,或暴露于同一环境,或具有某种共同特征的一群人。队列研究的方法就是在研究开始时,按照是否暴露于某种因素将人群划分为暴露组和非暴露组。这里的暴露(exposure)是流行病学的一个术语,指研究对象曾经接触过某些因素,或具备某些特征,或处于某种状态。这些因素、特征或状态即为暴露。暴露因素可以是机体的特征,也可以是体外的;可以是先天的、人体固有的,也可以是后天获得的。有人认为,研究者所关心的任何因素都可以叫作"暴露因素"。例如接触过的某些化学物质或物理因素,进食过的某种食品、饮料或药物,人的性别、年龄、职业、身长、体重、血型,某些生化指标、遗传指标等等。暴露因素可以是对人有害的,也可以是对人有益的。假设大多数情况下,队列研究的目的是验证某种暴露因素对疾病发病率或死亡率的影响,但它也可同时观察某种暴露因素对人群健康的系统影响。

前瞻性队列研究的优点在于其可以在儿童营养状况、生长发育、行为智力发育、疾病及其他健康状况等的变化之前研究其与生命早期的营养,如孕期营养、哺乳期营养、母乳喂养、配方粉喂养、喂养行为等的关系,同时还可以研究生命早期的营养对多种疾病与健康状况,如超重、肥胖、过敏性疾病、心血管疾病的风险因素等的影响。队列研究从根本上克服了横断面研究的局限性,即无法区分因果关系中的时间先后顺序,因此横断面研究较难评价生命早期营养与儿童期营养、发育、健康和疾病的关系。

一、目前国内外开展的主要营养健康队列研究

"中国健康与营养调查"队列作为我国第一个营养健康队列,是在我国居民健康营养状况和生活方式快速变化大背景下,研究社会经济等因素变化对居民膳食结构和营养健康状况变迁的影响。在1989—2019年间开展了11轮人群追访。本项目建立了"中国健康与营养调查"队列数据库,发现过去三十年中我国居民的膳食结构、营养和健康状况等的长期变化趋势,探讨膳食营养及其变迁与慢病的关系。

从20世纪50年代开始,发达国家,包括英国、美国、丹麦、挪威、日本等,开展了一系列的大规模队列研究,评价生命早期的营养状况、生活环境、生物学特性、心理发育等因素与儿童健康和疾病发生发展的关系。目前欧美已经有近百项规模较大的出生队列研究。例如90年代英国Avon开展的一项父母与儿童的队列研究(ALSPAC),研究开始时招募14 000名孕妇,队列研究从孕妇孕期开始一直追踪到所育儿童的青春期。该项研究内容包括孕期哺乳期营养、婴儿喂养与幼儿期及学龄前期的体格发育、行为智力发育,过敏性疾病、超重肥胖、心血管疾病早期危险因素等。在2012年,全英国范围内开展了另一项出生队列研究,该项研究招募90 000名孕妇,研究种族、看护行为、社会环境、婴儿饮食行为、身体活动等对儿童早期营养和发展的影响。2005年,美国食品药品监督管理局、美国疾病预防控制中心等

联邦政府机构联合在全美国实施了一项队列研究,旨在研究母乳、婴儿配方奶粉摄入量,辅食喂养状况,母亲膳食营养素摄入量,婴儿睡眠等行为与儿童营养、生长发育和食物过敏等的关系。发展中国家如巴西,先后建立了1982年、1993年、2004年和2015年4个出生队列。这些队列关注孕期营养、母乳喂养、婴幼儿营养状况和社会环境因素等对儿童生长发育、死亡、慢性病发生发展、神经心理发育的影响。队列研究结果对于制定巴西国内和全球公共卫生政策发挥了重要作用。

二、早期儿童营养包干预效果评估队列研究

贫困地区儿童营养改善项目对6~23月龄婴幼儿进行营养包1.5年干预,其干预后的持续效果尚未全面观察。为此中国疾病预防控制中心营养与健康所于2018年开始建立了我国早期儿童营养包干预效果队列,以期了解营养包干预后的长期效果。该队列分别在营养包覆盖和未覆盖地区抽取6~23月龄婴幼儿,营养包覆盖地区的婴幼儿6月龄开始每日服用一袋营养包直至24月龄,对抽取的儿童进行每年一次的跟踪调查,以掌握项目实施地区儿童营养状况及营养包对健康的远期效果。

(一)研究方案

1. 确定样本量 根据中国疾病预防控制中心营养与健康所营养监测工作组前期工作成果,营养包未覆盖地区婴幼儿贫血率为32.9%,干预后贫血率下降至28.1%,以此为依据,取置信度95%(α=0.05),检验效度90%(β=0.1),营养包干预组与未干预组样本量比值为2,利用PASS 11.0软件计算可得干预人群样本数2 887人,对照人群1 444人。考虑到队列监测可能出现人员脱落等情况,本项目取干预人数3 000人,对照人数1 500人。

2. 抽样

(1)抽样原则:采用多级抽样、PPS和随机等距抽样相结合的方法进行样本抽选。

(2)抽样方法:首先,在贫困地区儿童营养改善项目覆盖的21个省(区)随机抽取贵州、河南、新疆、湖北、河北、吉林、云南、青海、宁夏、山西10个省(区)为队列研究监测省(区)。然后在贵州、河南、新疆、湖北、河北5省(区),每省(区)随机抽取1个营养包覆盖县(干预组)和1个营养包未覆盖县(对照组),同省的干预县和对照县地理位置相邻,人均生产总值和农村常住居民人均可支配收入等基本经济状况没有明显差异(P>0.05,表8-1)。同时,在吉林、云南、青海、宁夏、山西5个省(区),每省(区)随机抽取1个营养包覆盖县(干预组)。队列研究共抽取10个省(区)15个县为项目监测县,包括营养包覆盖县10个、营养包未覆盖县5个。之后在抽中的样本县内,对所有乡(镇)按照人均纯收入排队,采用入样概率与当年该乡(镇)活产数成比例的PPS方法,抽取5个样本乡(镇)。在抽中的样本乡(镇)内,以同样的方法排队并抽取3~5个样本村。最后对每个乡(镇)内抽取的样本村中所有6~23月龄的婴幼儿按照出生日期进行排序,采用随机等距抽样方法抽取60名婴幼儿样本(包括6~11月龄、12~17月龄和18~23月龄各20名),每个县抽取300名6~23月龄的婴幼儿作为监测对象。

表8-1 干预县和对照县基本经济状况比较($\bar{x}\pm s$)

项目	干预组	对照组
人均生产总值/元	27 791.2 ± 12 167.1	31 863.0 ± 17 993.9
农村居民人均可支配收入/元	10 950.8 ± 2 412.6	11 245.8 ± 2 709.4

3. 收集数据 中国疾病预防控制中心营养与健康所制定项目实施方案、确定项目工作方法、编写项目工作手册，并通过培训及现场指导等方法保证监测评估工作质量。各县妇幼保健院医护人员负责现场实施、数据收集和录入工作。

(1) 一般体检：使用婴幼儿智能体检仪测量儿童的体重和身长。身长测量以 cm 为单位，体重测量以 kg 为单位。使用微量化学反应片 (血片) 采集儿童左手无名指指尖末梢血，应用血红蛋白便携式分析仪测量血红蛋白含量，血红蛋白含量测量以 g/L 为单位。

(2) 问卷调查：项目组参考 WHO 相关研究资料，结合我国婴幼儿生长发育和喂养特点，设计了问卷。问卷内容包括队列人群所在家庭的人口学状况、队列人群食物消费状况、过去两周患病状况、大运动发育评估等 4 部分内容。

(3) 生物样本采集检测：河南省和贵州省 4 个监测县分别采集唾液、粪便等生物样本进行分泌型 IgA 和肠道菌群检测分析。

1) 唾液采集检测：每县每年龄组 (6~11 月龄、12~17 月龄和 18~23 月龄) 各采集 40 名儿童的唾液样品，每个县采集 120 份样品，4 县共计 480 份样品。采集方法：①打开唾液采集管的旋盖，将悬浮管内的棉芯 (棉芯中央已提前用无菌棉线捆扎牢固) 放入口中，咀嚼 20~30s；②将充满唾液的棉芯取回悬浮管，去除棉线，盖紧旋塞，置于含冰袋的样品盒中冷藏保存，并于 1 日内转至 −20℃ 冰箱保存。

用 ELISA 试剂盒检测 IgA：①该测定在室温 (18~25℃) 下进行，将所有材料和准备好的试剂取出平衡至室温。②每孔加入 50μl IgA 标准品或样品，孵育 2h。③用 200μl 1X 洗涤缓冲液手动洗涤 5 次。每孔加入 50μl 1X 生物素化 IgA 抗体，然后孵育 1h。④清洗微孔板后向每个孔中加入 50μl 的 1X SP 偶联物并孵育 30min。⑤洗板，每孔加入 50μl 显色剂并孵育 10min 或直到出现最佳蓝色浓度，每孔加入 50μl 终止液。⑥在酶标仪上读取 450nm 和 570nm 处样本的吸光度。从 450nm 处的读数中减去 570nm 处的读数以进行校正光学缺陷误差。生成标准曲线，选择最合适的标准拟合曲线。通过回归分析使用四参数拟合曲线。通过标准曲线并将该值乘以稀释因子确定未知样品 IgA 浓度。

2) 粪便采集检测：每县每年龄组各采集 20 名儿童的粪便样品，每个县采集 60 份样品，4 个县共计 240 份样品。采集方法：①在便池内或者厕所合适、平坦的位置铺上 2~3 张卫生纸或尿不湿，将粪便排在卫生纸或尿不湿上。②戴上一次性手套，打开含保护液的粪便采集管，用塑料匙挑取一勺没有小便污染的中段内部粪便 (约 1g)，保护液须没过粪便样本，盖紧盖子，将剩余粪便清除。③粪便样品采集后，可室温放置不超过 1 日，然后放至 4~8℃ 冰箱保存，若保存超过一个月，应放至 −20℃ 冰箱保存。

DNA 提取和测序参照说明书进行粪便细菌 DNA 提取，利用 1% 琼脂糖凝胶电泳检测 DNA 的纯度和浓度，使用通用引物 515F (5'-GTGCCAGCMGCCGCGGTAA-3') 和 806R (5'-GGACTACHVGGGTWTCTAAT-3') 对 16SrDNA 的 V4 区进行 PCR 扩增。使用 PCR 产物纯化磁珠进行纯化并溶于洗脱缓冲液中，完成文库构建，使用生物分析仪检测文库的片段范围及浓度。应用测序系统对 PCR 产物进行测序，测序类型为 PE250。

生物信息学分析：下机数据滤除低质量的读序，获得清除数据。序列拼接使用软件 FLASH (fast length adjustment of short reads) v1.2.11，将双末端测序得到的读序拼接成序列，利用软件 USEARCH (v7.0.1090) 将优化好的序列在 97% 的相似度下聚类为分类操作单元 (operational taxonomic unit, OTU)，通过 RDP classifer (v2.2) 软件将 OTU 代表序列与数据库比对进行物种注释,物种复杂度分析以及利用 Mothur 软件(v1.31.2)对组间物种 Alpha 多样性进行分析。统计学分析数据分析采用软件 SPSS 16.0 处理,各组以变异系数 ANOVA 进行比较分析,数据用均值 ± 标准差表示,P<0.05 为差异有统计学意义。

4. 指标判断和统计学分析

(1)指标判断标准:贫血诊断标准如下。按照我国卫生行业标准人群贫血筛查方法:6~59 月龄儿童贫血诊断标准为 Hb<110g/L,中度贫血诊断标准为 Hb<90g/L,重度贫血诊断标准为 Hb<60g/L,依据不同海拔对血红蛋白进行校正。体格发育标准:以《2006 年 WHO 儿童生长发育标准》,年龄别体重 Z 评分、年龄别身长 Z 评分、身长别体重 Z 评分作为评价指标,采用 WHO 推荐的 Z 评分法(标准差的离差法)进行儿童生长发育的评价。Z 评分 = (测量数据 - 参考标准中位数)/ 参考标准的标准差。年龄别体重 Z 评分(WAZ)<-2 为低体重;年龄别身长 Z 评分(LAZ)<-2 为生长迟缓,身长别体重 Z 评分(WLZ)<-2 为消瘦。儿童大运动发育评价参考 WHO 0~6 岁儿童体格心智发育评价标准。

(2)统计学分析:采用 Epidata 3.1 软件建立数据库,并进行双录入核查。应用 WHO Anthro 软件进行 Z 评分计算。数据清理规则:排除关键信息缺失个体的所有数据,不纳入统计分析;对非关键数据,按统计量 $\bar{x} \pm 5s$ 为界点,数据指标不在该范围内或缺失的个体,则不纳入该指标的分析。应用 SPSS 19.0 软件进行统计分析。对连续型变量数据服从正态分布时采用均值 ± 标准差($\bar{x} \pm s$)描述、不服从正态分布时采用中位数(四分位数间距)[$M(IQR)$]的方式进行描述,对分类变量用构成比[$n(\%)$]进行描述。连续型变量根据变量类型分别采用 t 检验、方差分析、卡方检验等方法进行假设检验分析,以 $P<0.05$ 为差异有统计学意义。

(二)项目实施及干预效果

1. 营养包干预前的基线情况　贫困地区儿童营养改善项目为 6~23 月龄的婴幼儿发放营养包,在婴幼儿尚未开始吃营养包之前对其进行体检,收集其 6 月龄时的身长、体重及末梢血红蛋白水平等数据,计算并分析相关指标,评价营养包干预前的基线情况。统计分析表明,干预组婴幼儿身长、体重、贫血及生长迟缓率和低体重率等营养不良发生率与对照组之间无显著性差异($P>0.05$),见表 8-2 和表 8-3。

2. 营养包干预后的跟踪观察

(1)监测对象数量:项目于 2018 年启动,目前已持续跟踪调查 4 年,干预组和对照组不同年份监测儿童样本量基本稳定一致,无明显流失现象,见表 8-4。

表 8-2　基线时婴幼儿体检情况($\bar{x} \pm s$)

指标	干预组	对照组	t 值 /χ^2 值	P 值
身长 /cm	66.76 ± 2.57	66.63 ± 2.62	1.30	0.19
体重 /kg	7.65 ± 0.85	7.65 ± 0.85	-0.20	0.84
血红蛋白 /(g·L^{-1})	119.07 ± 10.89	118.49 ± 8.73	1.50	0.13
WLZ	0.07 ± 1.09	0.09 ± 1.02	-1.09	0.11
LAZ	-0.27 ± 1.15	-0.32 ± 1.17	1.15	0.25
WAZ	-0.20 ± 0.94	-0.18 ± 0.98	-0.28	0.78

表 8-3　基线时婴幼儿营养不良情况 [n(%)]

指标	干预组	对照组	t 值 $/\chi^2$ 值	P 值
消瘦率	110(3.60)	42(2.80)	1.4	0.24
生长迟缓率	135(4.42)	71(4.73)	2.41	0.32
低体重率	110(3.60)	59(3.93)	1.35	0.04
贫血率	653(21.37)	319(21.26)	2.87	0.41

表 8-4　2018—2021 年 15 个监测县不同性别、不同年份儿童人数分布　　单位：人

调查年份	男童		女童		小计		合计
	干预组	对照组	干预组	对照组	干预组	对照组	
2018	1 582	796	1 487	731	3 069	1 527	4 596
2019	1 577	772	1 455	686	3 032	1 458	4 490
2020	1 532	778	1 419	680	2 951	1 458	4 409
2021	1 548	784	1 455	691	3 003	1 475	4 478
合计	6 239	3 130	5 816	2 788	12 055	5 918	17 973

(2)体格发育：儿童身长、体重和血红蛋白含量等数值是反映儿童生长发育的重要指标，研究结果显示，2018—2021 年干预组在营养包干预 4 年间婴幼儿的身长和体重均明显高于对照组（$P<0.05$），提示营养包可明显促进婴幼儿体格发育。项目所用营养包作为一种辅食添加补充品，富含蛋白质、碳水化合物等宏量营养素，能满足婴幼儿在辅食添加阶段的营养需求，从而促进婴幼儿身体生长发育，见表 8-5。

表 8-5　婴幼儿的体重和身长（$\bar{x}\pm s$）

类别	分组	2018 年	2019 年	2020 年	2021 年
身长 /cm	干预组	77.8 ± 6.3[a]	87.8 ± 5.9[a]	95.8 ± 6.1[a]	102.6 ± 5.9[a]
	对照组	77.3 ± 6.3	86.6 ± 6.2	94.1 ± 8.1	101.6 ± 7.4
体重 /kg	干预组	10.0 ± 2.4[a]	12.3 ± 3.6[a]	14.4 ± 3.1[a]	16.1 ± 2.6[a]
	对照组	9.9 ± 1.7	11.9 ± 3.4	13.8 ± 3.4	15.7 ± 5.2

注：[a] 与对照组比较，$P<0.05$。

(3)生长发育 Z 评分：跟踪调查期间，干预组儿童年龄别体重 Z 评分（WAZ）在 2018—2021 年均高于对照组；除 2020 年外，干预组年龄别身长 Z 评分（LAZ）均高于对照组，在身长别体重 Z 评分（WLZ）上，2020 年和 2021 年干预组均高于对照组（$P<0.05$），见表 8-6。

Z 评分法是我国常用的评价儿童生长发育和营养状况的重要方法。营养缺乏状况主要是以消瘦率、低体重率、生长迟缓率和贫血率等指标进行衡量，LAZ、WAZ 和 WLZ 值分别反映生长迟缓、低体重和消瘦等营养不良情况，此次调查资料显示，干预组儿童的 LAZ、WLZ

和 WAZ 等指标均高于对照组,表明营养包对儿童生长迟缓、低体重和消瘦等营养状况改善具有长期正向作用。

表 8-6 婴幼儿生长发育 Z 评分($\bar{x} \pm s$)

类别	分组	2018 年	2019 年	2020 年	2021 年
WLZ	干预组	0.05 ± 1.15	-0.09 ± 1.03	-0.06 ± 1.09^{a}	-0.18 ± 1.03^{a}
	对照组	0.06 ± 1.08	-0.12 ± 1.02	-0.22 ± 1.01	-0.42 ± 1.01
LAZ	干预组	0.08 ± 1.24^{a}	-0.11 ± 1.12^{a}	-0.04 ± 1.11	-0.07 ± 1.04^{a}
	对照组	-0.23 ± 1.23	-0.22 ± 1.16	-0.11 ± 1.14	-0.19 ± 1.06
WAZ	干预组	0.08 ± 1.12^{a}	-0.09 ± 0.98^{a}	-0.06 ± 1.03^{a}	-0.15 ± 0.94^{a}
	对照组	-0.08 ± 1.07	-0.19 ± 1.00	-0.22 ± 1.01	-0.39 ± 0.97

注:a 与对照组比较,$P<0.05$。

(4)营养不良情况:2018—2021 年干预组儿童生长迟缓率均低于对照组,其中 2018—2020 年差异有统计学意义($P<0.05$);在婴幼儿消瘦率和低体重率方面,2018—2021 年两组间虽无显著差异,但除 2018 年外,从 2019 开始干预组的上述指标都低于对照组,见表 8-7。

表 8-7 婴幼儿营养不良情况[$n(\%)$]

类别	分组	2018 年	2019 年	2020 年	2021 年
消瘦	干预组	111(3.6)	90(3.0)	87(3.0)	125(4.2)
	对照组	46(3.0)	45(3.1)	57(3.9)	73(5.0)
	合计	157(3.4)	135(3.0)	144(3.3)	198(4.4)
生长迟缓	干预组	110(3.6)^{a}	109(3.6)^{a}	84(2.9)^{a}	85(2.8)
	对照组	111(7.3)	88(6.1)	59(4.1)	52(3.6)
	合计	221(4.8)	197(4.4)	143(3.2)	137(3.1)
低体重	干预组	89(2.9)	69(2.3)	66(2.2)	97(3.2)
	对照组	44(2.9)	42(2.9)	40(2.7)	53(3.6)
	合计	133(2.9)	111(2.5)	106(2.4)	150(3.3)

注:a 与对照组比较,$P<0.05$。

2018—2021 年儿童生长迟缓率分别为 4.8%、4.4%、3.2% 及 3.1%,低于中国居民营养与慢性病状况报告(2015),且随时间延长呈现下降趋势,表明贫困地区婴幼儿生长发育情况在明显改善。但同时,婴幼儿消瘦率 4 年分别为 3.4%、3.0%、3.3% 及 4.4%,低体重率分别为 2.9%、2.5%、2.4% 及 3.3%,2018—2020 年儿童消瘦率和低体重率逐年降低,但 2021 年却出现明显升高情况,须予以关注,应定期开展健康教育,及时地给予喂养指导。

(5)血红蛋白和贫血情况:2018—2021 年干预组儿童血红蛋白水平和对照组之间虽然无显著性差异($P>0.05$),但从 2019 年开始,干预组的血红蛋白含量高于对照组。在贫血率方面,2018—2021 年干预组都低于对照组,其中 2018 年差异具有显著性($P<0.05$),见表 8-8。

表 8-8 婴幼儿血红蛋白含量($\bar{x} \pm s$)和贫血情况[n(%)]

类别	分组	2018 年	2019 年	2020 年	2021 年
血红蛋白 / ($g \cdot L^{-1}$)	干预组	116.85 ± 11.53	120.93 ± 10.76	125.11 ± 9.21	126.93 ± 9.30
	对照组	116.96 ± 12.06	120.87 ± 10.48	124.96 ± 10.11	126.28 ± 8.76
贫血	干预组	669(21.8)[a]	363(12.0)	135(4.6)	87(2.9)
	对照组	385(25.2)	201(13.8)	81(5.6)	51(3.5)

注：[a] 与对照组比较，$P<0.05$。

营养包包含了高密度的多种维生素及矿物质的辅食营养素补充品,包括维生素 A、维生素 B 族等维生素及钙、铁、锌等矿物元素,其作为铁强化剂可被有效吸收利用,从而提高了机体血红蛋白的含量,降低了贫血率。

(6)过去两周患病情况:调查发现,两组婴幼儿近两周患病率 2018—2021 年均逐年降低。2018 年干预组儿童发热和腹泻发生率均明显低于对照组($P<0.05$),2019—2021 年两组患病情况无明显差异($P>0.05$),见表 8-9。

表 8-9 过去两周患病情况[n(%)]

类别	分组	2018 年	2019 年	2020 年	2021 年
发热	干预组	329(10.7)[a]	300(9.9)	186(6.3)	59(2.0)
	对照组	231(15.2)	142(9.7)	84(5.8)	22(1.5)
腹泻	干预组	346(11.3)[a]	191(6.3)	67(2.3)	40(1.3)
	对照组	253(16.6)	97(6.7)	27(1.9)	16(1.1)

注：[a] 与对照组比较，$P<0.05$。

呼吸系统疾病和腹泻是影响儿童生长发育的重要原因,尤其是 2 岁以内的婴幼儿。儿童疾病与营养不良是相互作用的,要降低儿童营养不良率必须先预防儿童呼吸系统疾病和腹泻。现有的营养包干预项目表明营养包可以明显降低儿童两周内相关疾病的患病率。

甘肃营养包干预 12 个月随访调查发现,营养包组婴幼儿最近两周呼吸系统和腹泻患病率分别从 41.5%、13.7% 下降到 24.1%、2.9%($P<0.001$),差别有统计学意义($P<0.05$)。河南省在对贫困地区 6~23 月龄营养包干预婴幼儿进行监测发现,有效服用营养包可降低婴幼儿发热、腹泻两周患病率($P<0.05$)。本研究也证实,服用营养包儿童过去两周发热、腹泻的生病次数明显减少。

(7)生物样本检测分析

1)唾液样本 IgA 检测:除 2018 年外,2019—2021 年干预组儿童唾液 IgA 含量均高于对照组,其中 2019、2020 年差异有统计学意义($P<0.05$),见表 8-10。

表 8-10 唾液中 IgA 含量($\bar{x} \pm s$) 单位:μg/ml

分组	2018 年	2019 年	2020 年	2021 年
干预组	10.15 ± 11.92	24.28 ± 21.62[a]	21.55 ± 14.70[a]	26.27 ± 25.29
对照组	12.89 ± 13.40	15.15 ± 12.56	18.05 ± 18.62	25.59 ± 20.41

注：[a] 与对照组比较，$P<0.05$。

分泌型免疫球蛋白 A(secretory immunoglobulin A,sIgA)是唾液中一种主要的分泌型抗体,是参与机体黏膜局部免疫的主要抗体,在局部抗感染中发挥重要作用。IgA 在唾液中浓度变化范围很大。新生儿唾液中不含或仅含有极少量的 IgA,出生后数周显著上升,小于两岁的婴幼儿唾液中 IgA 含量仅为成人的 15%,达到成人水平的年龄从 4 周岁到 6~12 周岁不等。6~23 月龄的婴幼儿唾液中 IgA 水平偏低,局部免疫功能较差,因此容易发生病毒及细菌的感染,应积极预防。本研究结果表明,营养包在改善机体免疫力方面具有重要作用。

2)粪便样本肠道菌群分析:菌群 α 多样性体现菌群结构复杂程度,多样性越高,表示菌群的组成和功能越复杂,不易受外界影响破坏其稳定性,菌群失调的风险降低。由表 8-11 可知,2018—2021 年干预组儿童肠道菌群多样性与对照组相比没有显著性差异($P>0.05$)。

表 8-11 肠道菌群 α 多样性比较

年份	α 多样性指数	干预组($\bar{x} \pm s$)	对照组($\bar{x} \pm s$)
2018	Observed_species	109.45 ± 40.38	107.54 ± 34.15
	Chao	137.55 ± 48.60	135.92 ± 39.65
	ACE	134.24 ± 44.81	133.67 ± 38.03
	Shannon	2.50 ± 0.55	2.46 ± 0.55
	Simpson	0.84 ± 0.08	0.82 ± 0.10
2019	Observed_species	157.07 ± 44.91	158.39 ± 44.98
	Chao	187.56 ± 51.86	187.24 ± 51.44
	ACE	184.45 ± 49.35	184.99 ± 49.48
	Shannon	2.51 ± 0.58	2.57 ± 0.54
	Simpson	0.82 ± 0.11	0.83 ± 0.10
2020	Observed_species	205.27 ± 50.74	213.22 ± 53.20
	Chao	246.39 ± 58.16	250.48 ± 57.17
	ACE	241.80 ± 55.27	248.32 ± 55.20
	Shannon	2.83 ± 0.61	2.85 ± 0.59
	Simpson	0.85 ± 0.11	0.85 ± 0.09
2021	Observed_species	214.75 ± 51.14	226.19 ± 47.80
	Chao	251.65 ± 57.34	262.68 ± 53.89
	ACE	247.41 ± 56.67	257.42 ± 52.74
	Shannon	2.97 ± 0.61	2.99 ± 0.61
	Simpson	0.86 ± 0.10	0.85 ± 0.12

注:Chao 指数、Ace 指数和 Shannon 指数越大,Simpson 指数越小,表明该样品物种丰富程度越高。

优势菌群中数量大或种群密集度大的细菌,常是决定一个微生物群生态平衡的核心因素。优势菌群是对宿主发挥生理功能的菌群,在很大程度上影响着整个菌群的功能,决定着菌群对宿主的生理病理意义。

2018—2021 年各年儿童在菌属水平上肠道菌群存在一定差异。2018 年主要优势菌群是普雷沃菌、梭菌属和双歧杆菌属等；2019 年是瘤胃球菌属、双歧杆菌属和大肠埃希菌属等；2020 年是拟杆菌属、普雷沃菌属和粪杆菌属等；2021 年主要优势菌群是拟杆菌属、普雷沃菌属和双歧杆菌属等。由表 8-12 可见，无论是干预组还是对照组儿童，肠道主要优势菌群种类和数量都基本保持一致，而某些优势菌群的丰度在两组之间有显著差异。

2018 年营养包干预组的优势菌群中普雷沃菌属和双歧杆菌属丰度显著高于对照组（$P<0.05$）；2019 年营养包干预组的大肠埃希菌属丰度显著高于对照组（$P<0.05$），而 2020 年后干预组和对照组之间各优势菌群差异没有统计学意义（$P>0.05$），见表 8-12。

表 8-12　肠道优势菌群相对丰度比较

年份	优势菌群	干预组	对照组
2018	普雷沃菌属	29.70 ± 19.87[a]	23.87 ± 20.70
	梭菌属	11.54 ± 10.93	14.79 ± 14.09
	双歧杆菌属	10.26 ± 8.46[a]	6.10 ± 8.57
	巨单胞菌属	5.80 ± 16.43	7.64 ± 19.64
	拟杆菌属	4.89 ± 10.18	5.76 ± 7.70
	大肠埃希菌属	2.62 ± 5.60	2.47 ± 6.26
2019	瘤胃球菌属	26.73 ± 15.53	30.35 ± 18.35
	双歧杆菌属	12.29 ± 8.74	11.72 ± 8.63
	大肠埃希菌属	17.75 ± 18.88[a]	9.84 ± 11.23
	梭菌属	9.05 ± 18.73	12.19 ± 20.36
	巨单胞菌属	2.51 ± 2.62	2.17 ± 1.86
	拟杆菌属	1.54 ± 3.72	1.87 ± 3.32
2020	拟杆菌属	29.07 ± 19.47	26.54 ± 20.66
	普雷沃菌属	9.74 ± 21.28	12.81 ± 24.37
	粪杆菌属	14.67 ± 11.30	12.33 ± 8.58
	双歧杆菌	10.35 ± 12.44	10.13 ± 11.58
	罗氏菌属	7.86 ± 9.66	9.30 ± 9.76
	毛螺菌属	2.51 ± 3.64	2.53 ± 3.44
2021	拟杆菌属	24.49 ± 17.03	25.12 ± 18.39
	普雷沃菌属	11.79 ± 22.95	17.54 ± 27.70
	双歧杆菌属	14.22 ± 15.47	11.07 ± 11.15
	粪杆菌属	11.40 ± 6.45	9.89 ± 6.26
	罗氏菌属	1.88 ± 2.87	2.00 ± 2.71
	巨单胞菌属	2.41 ± 5.29	1.36 ± 2.43

注：[a] 与对照组比较，$P<0.05$。

肠道菌群深刻地影响宿主的营养物质加工、能量平衡、免疫功能、胃肠道发育以及其他多种重要的生理活动。肠道菌群对婴幼儿发育及免疫系统构建至关重要,婴幼儿时期肠道菌群失衡除患常见的代谢类疾病外,还易患某些细菌类疾病。

以往采用传统的细菌培养方法对婴儿肠道菌群进行检测,但由于肠道正常菌群大多为厌氧菌,以及菌群培养耗费时间较长,对肠道菌群进行准确的鉴定工作困难很大,近年来随着基因测序以及生物信息学的发展,人们采用16srDNA技术对肠道菌群进行测定。

新生儿从出生时肠道仅有少量细菌到多种细菌种群的定植,以及添加辅食后其饮食结构的逐渐改变,其肠道菌群发生了重大改变,肠道菌群结构趋于稳定且出现多态性变化,在3岁开始逐渐接近成人结构。专性厌氧菌如双歧杆菌、类杆菌等肠道优势菌的大量定植对婴儿肠道的成熟发挥重要作用。

本调查结果显示,2018和2019年期间儿童肠道菌群的多样性随儿童年龄增长逐渐升高,从2020年开始肠道菌群多样性最为丰富并且趋于稳定。已有研究发现,摄入食物种类中豆类食物能提高肠道内双歧杆菌数量,而摄入更多蛋白质的个体,肠道内普雷沃菌属含量更高。2018年干预组的肠道中优势菌双歧杆菌属和普雷沃菌属明显增多,推测可能与营养包以大豆粉为基质,所含蛋白以大豆蛋白为主有关。大肠埃希菌属在2019年干预组儿童肠道明显高于对照组,其原因须进一步分析。

(8)大运动发育评估:本研究2018—2021年跟踪观察期间,干预组儿童大运动评分均显著高于对照组($P<0.05$),见表8-13。

表8-13　大运动发育评估(分)($\bar{x} \pm s$)

大运动评分	2018年	2019年	2020年	2021年
干预组	48.92 ± 16.34[a]	56.70 ± 9.96[a]	57.14 ± 11.02[a]	57.67 ± 9.00[a]
对照组	47.72 ± 17.08	52.11 ± 14.82	56.17 ± 9.26	55.92 ± 8.46

注:[a] 与对照组比较,$P<0.05$。

评分规则:"可以完成"为10分,"有时可以完成"为5分,"无法完成"为0分,满分60分。

通过问卷调查的方式对儿童监护人进行调查,了解儿童抬头、坐、翻身、爬、站、走、跳等大运动发育情况。大运动发育是儿童智能发育的重要组成部分,是神经系统发育的重要指标。粗大运动能力与儿童生长发育紧密相关,著名心理学家皮亚杰在探讨儿童认知发展理论时认为,在儿童发展过程中,动作是一切知识的源泉,充分强调了动作发展对儿童发育的重要意义。

目前营养包干预研究主要关注营养包对儿童体格生长、贫血等的影响,对儿童大运动发育的评估较少。在甘肃进行的辅食强化干预研究中,营养包干预组和对照组之间24个月时的发育商有显著性差异($P<0.05$),其中大运动区也有明显差别($P<0.05$)。在干预结束1年和2年的随访调查发现仍有显著性差异($P<0.05$)。在青海乐都开展的贫困地区儿童营养改善项目中,研究结果也显示,营养包的使用能够显著改善儿童的发育状况。现有的研究结果表明,营养包干预可长期促进儿童大运动发育,但还需要更多研究结果进一步证实。

总之,本研究对我国部分营养包覆盖地区婴幼儿的营养及生长状况进行了连续4年的跟踪调查,初步结果显示营养包干预第1年,干预组儿童贫血率及过去两周发热和腹泻患病率等指标显著高于对照组,第 2 年开始两组之间差异开始消失,分析与 2019 年大多数儿童因月龄已超过 24 个月,不再服用营养包有关;而营养包干预组儿童的身长、体重和大运动发育等指标在 2018—2021 年跟踪观察期间、IgA 水平及生长迟缓率等指标在 2018—2020 年期间均明显高于对照组,表明营养包可较长时间持续改善儿童生长、免疫和大运动发育状况。现有的肠道菌群分析结果表明,营养包对肠道菌群多样性的影响不大,从菌属丰度上看,2018 年干预组的双歧杆菌和普雷沃菌高于对照组,推测与营养包含有可促进两种菌属生长的大豆蛋白相关。双歧杆菌是一种重要的肠道有益微生物,作为一种生理性有益菌,对人体健康具有生物屏障、营养作用、免疫增强作用及改善胃肠道功能等多种重要的生理功能。普雷沃菌属也是一种与健康密切相关的肠道细菌,在体内发挥"益生菌"的作用,其数量减少与机体易患某些疾病相关,推测营养包干预可能通过促进儿童肠道有益菌的生长而发挥重要的健康效应。

作为早期儿童营养干预的唯一队列项目,儿童营养包干预队列项目已在 2018—2021 年间与全国部分省级和县级妇幼保健院合作开展多轮人群跟踪调查的基础上,继续完善扩大评价营养包对早期儿童健康影响的队列平台,紧跟学科发展,并结合精准营养评估与干预技术方法,以评价生命早期营养干预对婴幼儿体格生长、营养状况、运动发育及肠道微生态等方面的长期健康影响。

(本章由中国疾病预防控制中心营养与健康所宫照龙研究员编写)

第九章
营养包项目经济学评价

多项报告显示进行的营养包 6~23 月龄婴幼儿营养干预,对贫血改善效果显著。然而从经济学方面对营养包作为公共营养的改善方法尚待探讨。本研究采用营养包对 3 省 8 县婴幼儿进行营养干预,观察研究营养包改善贫血的成本效益。

一、方法

(一) 干预人群

2010 年在四川省汶川县、彭州市、青川县、茂县、理县,甘肃省文县、康县和陕西省汉中市宁强县免费为 6~23 月龄婴幼儿提供营养包产品 1.5 年。当地疾病预防控制中心或妇幼保健站及村医经项目培训后,依据知情同意原则向婴幼儿家庭发放营养包和食用指导手册,并按月调查营养包食用情况。其间,达到 6 月龄的婴儿和超过 24 月龄幼儿纳入和退出营养包发放。本研究选择在该项目实施的 8 个县中抽取 4 个县作为生物学监测的实施县,分别为:甘肃省康县、陕西省宁强县、四川省青川县、彭州市,观察发放营养包 1 年间数据进行研究。

(二) 营养包产品

干预用营养包产品由青岛百乐麦食品有限公司提供,产品符合 GB/T 22570—2008《辅食营养补充品通用标准》要求并具有产品生产的各项许可。产品营养素含量见表 9-1。

表 9-1 干预用营养包营养配方

营养素	每日用量 / (人·袋)	6~11 月龄婴幼儿		12~35 月龄婴幼儿	
		RNI/AI	营养素参考值 /%	RNI/AI	营养素参考值 /%
蛋白质 /g	3.0	—	—	—	—
铁 /mg	7.5	10	75	12	63
锌 /mg	5	9	56	9	56
钙 /mg	200	500	40	600	33
维生素 A/μg	250	400	62	500	50
维生素 D/μg	5	10	50	10	50
维生素 B_1/mg	0.5	0.3	167	0.6	83
维生素 B_2/mg	0.5	0.5	100	0.6	83
维生素 B_{12}/μg	0.5	0.5	100	0.9	56
叶酸 /μg	75	80	94	150	50

(三)贫血检测

2010 年 5 月营养包发放前进行基线监测,2010 年 11 月、2011 年 5 月进行干预半年、1 年后监测。监测人员为县乡具有资质的专业医生和护士。采用血红蛋白便携式分析仪测定,用酒精棉签对婴幼儿左手无名指进行消毒,专用刺针刺血,棉球擦去前两滴血后,用微量化学反应片取第三滴血测定,读取并记录血红蛋白数值。按 WHO 贫血指南进行海拔校正并判断贫血,本研究采用干预前和干预 1 年的检测数据进行分析,婴幼儿月龄分组及性别构成见表 9-2。

表 9-2 干预前及干预 1 年后各监测婴幼儿数及性别构成比

项目	干预前		干预后	
	n	构成比 /%	n	构成比 /%
年龄组				
6~11 月龄	477	37.0	266	23.8
12~17 月龄	502	38.9	416	37.2
18~23 月龄	311	24.1	436	39.0
性别				
男	630	48.8	543	48.6
女	660	51.2	575	51.4
总计	1 290		1 118	

(四)成本

项目成本包含项目启动活动、营养包的采购与运输、营养包发放与咨询活动、营养包培训会议和宣传教育资料与活动、专家督导旅差、生物学监测所需的耗材及人员差旅、数据收集与分析等 7 方面的费用。根据营养包项目期间上述投入的人力和财力进行实际成本的记录和测算。所有的成本分项资金均由项目参加单位填报调查表获得。各项目单位均以本单位财务账目数据为依据填报。

人力成本:指在数据统计期间内,各项目单位相关工作人员参加上述项目工作时应得到的且由项目支付的劳动报酬。

营养包采购费:指项目对购买并发放给目标人群监护人的营养包所支付的费用。

会议费:指项目组织的各类会议包括启动会、协调会、总结会等参会人员食宿费、交通费和场地租赁费等。

培训费:指项目举办的各类培训所请专家劳务费、参会人员食宿费、交通费以及场地租赁费等。

宣传教育费:指在数据统计期间内,已完成的宣传材料制作费,已发放的宣传材料的印刷费,以及利用各类媒体进行宣传所支付的费用。如婴幼儿喂养指导手册、营养包使用手册、婴幼儿膳食指南、妇幼体系培训光盘、项目县用公益广告片等。

差旅费:指在数据统计期间内,项目工作人员因项目工作发生的食宿费和交通费,不包括上述会议和培训活动。

交通费:指在数据统计期间内,项目工作人员因项目工作在当地发生的交通费用。

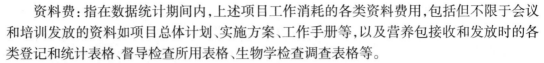

资料费:指在数据统计期间内,上述项目工作消耗的各类资料费用,包括但不限于会议和培训发放的资料如项目总体计划、实施方案、工作手册等,以及营养包接收和发放时的各类登记和统计表格、督导检查所用表格、生物学检查调查表格等。

血红蛋白检测费:指在数据统计期间内,三次生物学监测时项目支付的血红蛋白检测费用,包括酒精棉签(棉球)、刺血针、微量化学反应片等。

成本计算公式如下。

(1)总成本$_{项目}$=总成本$_{联合国儿童基金会}$＋总成本$_{国家级项目单位}$＋总成本$_{省级项目单位}$＋总成本县级项目单位=∑总成本 a

a=某项目县;总成本:由总人力成本、总营养包成本、总办公成本组成;总办公成本:含上述会议费、培训费、宣传教育费、差旅费、交通费、资料费、血红蛋白检测费。

(2)总成本 a=总成本$_{联合国儿童基金会}$×(目标人群数 a÷项目覆盖目标人群总数)＋总成本$_{国家级项目单位}$×(目标人群数 a÷项目覆盖目标人群总数)＋总成本$_{省级项目单位}$×(目标人群数 a÷本省项目覆盖目标人群总数)＋总成本$_{县级项目单位}$

a=某项目县。

(3)人均成本$_{项目}$=总成本$_{项目}$÷项目覆盖目标人群总数

(4)人均成本 a=总成本 a÷目标人群数 a

a=某项目县

(五) 效果

效果指标:贫血率是反映婴幼儿营养状况的重要指标。研究项目干预前后贫血率的变化作为衡量干预效果的评价指标。

贫血率变化$_{项目}$a=第三次生物学监测[(某)项目(县)样本贫血目标人群数÷(该)项目(县)样本目标人群总数]-基线[(某)项目(县)样本贫血目标人群数÷(该)项目(县)样本目标人群总数]

a=某项目县

贫血判断标准:按 WHO 贫血指南,90g/L≤轻度贫血<110g/L,60g/L≤中度贫血<90g/L,重度贫血<60g/L。

对贫血率在干预前后的变化进行统计推断,计算效用和效益值。

(六) 效益

效益指标:效益测量采用两种方式,一是使用 PROFILES 模型,计算因贫血而造成的认知能力的下降对未来劳动生产力的影响(以货币表示),以干预挽回的劳动生产力损失作为衡量干预效益的评价指标。其中避免一例贫血可提高该例劳动生产能力 5%,则算为劳动收入增加;二是使用 DALY 计算模型,利用上述效用指标的计算结果,结合人均 GDP,来揭示贫血给社会带来的经济负担,并以干预避免的疾病经济负担作为衡量干预效益的评价指标。

二、研究结果

(一)营养包干预效果

辅食营养包发放工作实施 1 年后,4 个监测县平均贫血率从干预前的 52.8% 下降至26.3%,差异有统计学意义。而且,无论干预前各县贫血率的水平如何,干预后均回落至20%~40% 的区间范围(表 9-3、表 9-4)。对 4 个样本监测县进行第三次生物学监测,结果显示贫血率的平均下降值为 26%(其中轻度贫血下降 20%、中度贫血下降 6%、重度贫血没有出现下降)。乘以 8 县项目实施 1 年时覆盖的实际人群数,即 25 125 人,可得到因项目的实施而改善的贫血人数总计为 6 533 人,其中轻度贫血 5 025 人、中度贫血 1 508 人、重度贫血 0 人(表 9-5)。

表9-3 干预前后 Hb 水平的变化

月龄	干预前[$\bar{x} \pm s(n)$]	干预后[$\bar{x} \pm s(n)$]
6~11 月龄	10.5 ± 1.3(460)	11.1 ± 1.6(264)
12~17 月龄	10.8 ± 1.3(484)	11.5 ± 1.2(416)
18~23 月龄	11.1 ± 1.3(300)	11.8 ± 1.2(436)
合计	10.8 ± 1.3(1 244)	11.6 ± 1.1(1 116)**

注:**$P<0.01$。

表9-4 干预前后贫血发生率的变化

月龄	干预前[$n(\%)$]	干预后[$n(\%)$]
6~11 月龄	185(61.2)	166(37.4)
12~17 月龄	244(50.8)	312(25.7)
18~23 月龄	179(43.0)	351(20.2)
合计	608(52.8)	829(26.3)**

注:**$P<0.01$。

表9-5 营养包干预县 6~23 月龄婴幼儿贫血改善的人数*

项目县	轻度贫血人数	中度贫血人数	合计
理县	163	49	212
茂县	383	115	498
汶川县	490	147	637
彭州市	847	254	1 101
青川县	908	273	1 181
文县	579	174	753
康县	657	197	854
宁强县	998	299	1 297
合计	5 025	1 508	6 533

注:*观察中未发现重度贫血婴幼儿。

(二)营养包干预成本

1 年营养包干预中,营养包干预成本总计为 6 134 871 元。其中,人力成本 487 933 元、营养包成本 3 040 538 元、办公成本 2 606 400 元,营养包成本占项目总成本的 49.56%。

各类组织总体投入为 6 134 871 元(表 9-6)。各县由于覆盖婴幼儿数量不同,投入差别

较大,其中宁强县和青川县较高,分别达到 1 180 753 元和 1 126 847 元(表 9-7)。理县人均
发放成本为 277 元,居各县之首,而人均成本最低的宁强县为 236 元。8 个项目县的平均成
本为 244 元 / 人,即在数据统计期间分摊到项目县每个入组婴幼儿的项目成本平均为 244
元。其中,营养包成本 121 元、办公成本 104 元、人力成本 19 元(表 9-8)。

表 9-6 不同类别单位营养包干预工作总成本 单位:元

项目单位	人力成本	营养包成本	办公成本	合计
国际组织	—	3 040 538	—	3 040 538
国家级单位	157 933	—	1 074 150	1 232 083
省级单位	90 000	—	252 000	342 000
县级单位	240 000	—	1 280 250	1 520 250
合计	487 933	3 040 538	2 606 400	6 134 871

表 9-7 各项目县营养包干预工作总成本 单位:元

项目县	人力成本	营养包成本	办公成本	合计
理县	36 889	98 835	90 955	226 679
茂县	46 165	231 905	212 998	491 068
汶川县	50 676	296 626	246 264	593 566
彭州市	65 703	512 200	417 509	995 412
青川县	68 300	549 460	509 087	1 126 847
文县	62 260	350 459	315 821	728 540
康县	66 592	397 518	327 895	792 005
宁强县	91 349	603 535	485 869	1 180 753
合计	487 934	3 040 538	2 606 398	6 134 870

表 9-8 各项目县营养包干预人均成本 单位:元

项目县	人力成本	营养包成本	办公成本	合计
理县	45	121	111	277
茂县	24	121	111	256
汶川县	21	121	100	242
彭州市	16	121	99	236
青川县	15	121	112	248
文县	21	121	109	251
康县	20	121	100	241
宁强县	18	121	97	236
合计	19	121	104	244

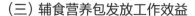

(三) 辅食营养包发放工作效益

1. 通过 PROFILES 模型计算的效益 根据表 9-4 所列项目县避免的贫血人数,并根据《中国统计年鉴(2011)》提供的数据,包括 15~64 岁人口数和经济活动人口数,二者之比计算我国 2010 年就业率为 76.15%,以此推算因贫血改善增加的劳动收入。

婴幼儿贫血若不能在 2 岁以内及时纠正,则其认知能力损害将携带终生,从而影响其未来劳动生产力。Horton 和 Ross 基于以往研究,保守地估计认知分值每降低 $0.5s$(s 为标准差),小时收入将降低 4%。Jensen 认为 6~8 岁时的 IQ 值与 17 岁时的交互相关值为 0.62~0.65。因此 Horton 和 Ross 估计,儿童时期的贫血会导致成年后工资下降至少 2.50%(4% × 0.62)。

平均每个目标人群未来工资总额的贴现值是利用各项目县的城镇单位就业人员平均工资乘以 2 岁幼儿未来劳动生产年龄(15~64 岁)的生存贴现值(18.05 年)得到的。

由上述 4 个指标值计算,即可以得出以下结果:干预 1 年后为项目县带来的效益总计为 6 930.65 万元,其中宁强县最高为 1 334.47 万元,而理县最低为 234.61 万元(表 9-9)。

表 9-9　PROFILES 模型计算的项目县营养包干预效益

项目县	项目避免的贫血人数 / 人	就业率 /%	成年后工资下降 /%	平均每人未来工资总额的贴现值 / 万元	效益值 / 万元
理县	212	76.15	2.5	58.13	234.61
茂县	498	76.15	2.5	56.92	539.61
汶川县	637	76.15	2.5	56.92	690.23
彭州市	1 101	76.15	2.5	55.70	1 167.54
青川县	1 181	76.15	2.5	56.92	1 279.68
文县	753	76.15	2.5	55.06	789.32
康县	854	76.15	2.5	55.06	895.19
宁强县	1 297	76.15	2.5	54.05	1 334.47
合计	6 533	—	—	—	6 930.65

2. 通过 DALY 计算的效益 根据表 9-10 列出的干预县干预后避免的 DALY 损失,结合各项目县 2010 年人均 GDP,即可得到至 2011 年 4 月项目实施 1 年时,营养包为项目县带来的效益总计为 6 068.74 万元。

表 9-10　依据 DALY 计算的项目县营养包干预效益

项目县	DALY/(人·年)$^{-1}$	人均 GDP/ 元	效益值 / 万元
理县	157.81	19 398	306.12
茂县	370.71	13 489	500.05
汶川县	474.18	31 801	1 507.94
彭州市	819.56	19 343	1 585.27

续表

项目县	DALY/(人·年)$^{-1}$	人均 GDP/元	效益值/万元
青川县	879.12	7 206	633.49
文县	560.52	4 727	264.96
康县	635.71	4 835	307.37
宁强县	965.47	9 980	963.54
合计	4 863.08	—	6 068.74

(四)成本效益分析

通过上述分析,得到了各项目县辅食营养包发放工作的总成本和总效益值。根据"数据整理和分析方法"中的计算方法,以总成本除以总效益,即可得到项目的成本效益。表 9-11 显示,通过 PROFILES 法和 DALY 法计算出的成本效益差距不显著,分别约为 1∶11 和 1∶10。即汶川地震灾区婴幼儿营养改善项目每投入 1 元钱即可得到 11 元或 10 元的效益回报。

表 9-11 各项目县辅食营养包干预成本效益分析

项目县	总成本/元	总效益/万元		成本效益	
		PROFILES 法	DALY 法	PROFILES 法	DALY 法
理县	22.67	218.56	306.12	1∶9.6*	1∶13.5*
茂县	49.11	512.82	500.05	1∶10.4	1∶10.2
汶川县	59.36	655.94	1 507.94	1∶11.1	1∶25.4
彭州市	99.54	1 132.64	1 585.27	1∶11.4	1∶15.9
青川县	112.68	1 215.03	633.49	1∶10.8	1∶5.6
文县	72.85	774.98	264.96	1∶10.6	1∶3.6
康县	79.20	879.04	307.37	1∶11.1	1∶3.9
宁强县	118.08	1 334.61	963.54	1∶11.3	1∶8.2
合计	613.49	6 723.62	6 068.74	1∶11.0	1∶9.9

注:*便于读取,特将成本效益取小数点后一位,即取到 0.1 元位数。

(五)敏感性分析

上述结果表明,汶川地震灾区婴幼儿营养改善项目每避免 1 例婴幼儿贫血事件的发生,所需投入的成本小于该贫血事件的发生带来的经济损失。但这是在既定的营养包单价、既定的干预前后贫血率变化、既定的人均 GDP 或城镇单位就业人员平均工资等情况下得出的结论。当上述指标值在一定范围内变化时,项目的成本效益也将随之变化,须详细分析其变化规律。

营养包单价:汶川地震灾区婴幼儿营养改善项目营养包采购单价为 0.39 元,辅食营养包甘肃贫困农村干预项目的营养包单价为 0.5 元,考虑到未来通货膨胀的压力,本研究观察当营养包单价在 0.39 元的基础上分别上涨 50% 和 100% 时,项目成本效益的变化情况。

干预前后贫血率变化：第三次生物学监测 4 个样本项目县中，贫血率在干预前后降幅最大的接近 40%。因此，本研究将观察当贫血率在干预后分别下降 40%、35%、30%、25%、20%、15%、10%、5% 时，项目成本效益的变化情况。

人均 GDP 或城镇单位就业人员平均工资：8 个项目县均为国家级贫困县，其人均 GDP 最低者是甘肃的文县，2010 年人均 GDP 为 4 727 元；又据《中国统计年鉴（2011）》，2010 年省市级人均 GDP 在 10 000~80 000 元之间波动。而城镇单位就业人员平均工资陕西省宁强县 2010 年为 29 942 元，2010 年省市级城镇单位就业人员平均工资在 24 000~59 000 元之间波动。于是，本研究观察当人均 GDP 或城镇单位就业人员平均工资为 3 000、5 000、10 000、20 000、30 000、40 000、50 000、60 000 元时，项目成本效益的变化情况。

当上述三项指标值在给定的范围内同时变化时，项目成本效益的变化结果见表 9-12、表 9-13 和表 9-14。营养包单价越高，项目成本效益越大，项目倾向于不具有经济效益；而干预前后贫血率变化越大或人均 GDP/ 城镇单位就业人员平均工资越高，项目成本效益越小，项目倾向于具有经济效率。

当营养包单价维持 0.39 元 / 包不变时，在人均 GDP 或城镇单位就业人员平均工资为 15 000 元以上的地区实施干预，就能确保项目具有经济效率（假设干预后贫血率的下降至少在 5 个百分点）；或是在那些干预后贫血率的下降能达到 25 个百分点以上的地区实施干预，也能确保项目具有经济效益。

当营养包单价上升 50% 时，在人均 GDP 或城镇单位就业人员平均工资为 18 000 元以上的地区实施干预，就能确保项目具有经济效率（假设干预后贫血率的下降）；或是在那些干预后贫血率的下降能达到 30 个百分点以上的地区实施干预，才能确保项目具有经济效益。

当营养包单价上升 100% 时，在人均 GDP 或城镇单位就业人员平均工资为 21 000 元以上的地区实施干预，就能确保项目具有经济效率（假设干预后贫血率的下降至少在 5 个百分点）；或是在那些干预后贫血率的下降能达到 35 个百分点以上的地区实施干预，才能确保项目具有经济效益。

表 9-12　当营养包单价为 0.39 元时项目不同效果和不同城镇单位
就业人员平均工资下的成本效益

干预前后贫血率变化 /%	2010 年城镇单位就业人员平均工资 / 人均 GDP							
	3 000 元	5 000 元	10 000 元	20 000 元	30 000 元	40 000 元	50 000 元	60 000 元
5	1∶0.2	1∶0.4	1∶0.7	1∶1.4	1∶2.1	1∶2.8	1∶3.5	1∶4.2
10	1∶0.4	1∶0.7	1∶1.4	1∶2.8	1∶4.2	1∶5.6	1∶7.0	1∶8.5
15	1∶0.6	1∶1.1	1∶2.1	1∶4.2	1∶6.3	1∶8.5	1∶10.6	1∶12.7
20	1∶0.8	1∶1.4	1∶2.8	1∶5.6	1∶8.5	1∶11.3	1∶14.1	1∶16.9
25	1∶1.1	1∶1.8	1∶3.5	1∶7.0	1∶10.6	1∶14.1	1∶17.6	1∶21.1
30	1∶1.3	1∶2.1	1∶4.2	1∶8.5	1∶12.7	1∶16.9	1∶21.1	1∶25.3
35	1∶1.5	1∶2.5	1∶4.9	1∶9.9	1∶14.8	1∶19.7	1∶24.6	1∶29.6
40	1∶1.7	1∶2.8	1∶5.6	1∶11.3	1∶16.9	1∶22.5	1∶28.2	1∶33.8

表 9-13 当营养包单价为 0.59 元时项目不同效果和不同城镇单位
就业人员平均工资下的成本效益

干预前后贫血率变化 /%	2010 年城镇单位就业人员平均工资 / 人均 GDP							
	3 000 元	5 000 元	10 000 元	20 000 元	30 000 元	40 000 元	50 000 元	60 000 元
5	1：0.2	1：0.3	1：0.6	1：1.1	1：1.7	1：2.3	1：2.8	1：3.4
10	1：0.3	1：0.6	1：1.1	1：2.3	1：3.4	1：4.5	1：5.6	1：6.8
15	1：0.5	1：0.9	1：1.7	1：3.4	1：5.1	1：6.8	1：8.5	1：10.2
20	1：0.7	1：1.1	1：2.3	1：4.5	1：6.8	1：9.0	1：11.3	1：13.5
25	1：0.9	1：1.4	1：2.8	1：5.6	1：8.5	1：11.3	1：14.1	1：16.9
30	1：1.0	1：1.7	1：3.4	1：6.8	1：10.2	1：13.5	1：16.9	1：20.3
35	1：1.2	1：2.0	1：4.0	1：7.9	1：11.9	1：15.8	1：19.7	1：23.7
40	1：1.4	1：2.3	1：4.5	1：9.0	1：13.5	1：18.1	1：22.6	1：27.1

表 9-14 当营养包单价为 0.78 元时项目不同效果和不同城镇单位
就业人员平均工资下的成本效益

干预前后贫血率变化 /%	2010 年城镇单位就业人员平均工资 / 人均 GDP							
	3 000 元	5 000 元	10 000 元	20 000 元	30 000 元	40 000 元	50 000 元	60 000 元
5	1：0.1	1：0.2	1：0.5	1：0.9	1：1.4	1：1.9	1：2.4	1：2.8
10	1：0.3	1：0.5	1：0.9	1：1.9	1：2.8	1：3.8	1：4.7	1：5.7
15	1：0.4	1：0.7	1：1.4	1：2.8	1：4.2	1：5.7	1：7.1	1：8.5
20	1：0.6	1：0.9	1：1.9	1：3.8	1：5.7	1：7.5	1：9.4	1：11.3
25	1：0.7	1：1.2	1：2.4	1：4.7	1：7.1	1：9.4	1：11.8	1：14.1
30	1：0.9	1：1.4	1：2.8	1：5.7	1：8.5	1：11.3	1：14.1	1：16.9
35	1：1.0	1：1.7	1：3.3	1：6.6	1：9.9	1：13.2	1：16.5	1：19.8
40	1：1.1	1：1.9	1：3.8	1：7.5	1：11.3	1：15.1	1：18.8	1：22.6

三、讨论

营养不良会造成儿童夭折,孕产妇死亡,致使患病率上升,还可以降低成人劳动生产力,影响儿童智商以致学习能力及成年后劳动生产能力下降。缺乏维生素和其他矿物质使一些国家在生命、残疾和生产力方面的损失相当于 5% 以上的国内生产总值,社会经济损失巨大。实践证明,有针对性的营养干预措施的实施在改善目标人群营养水平、提高其劳动生产能力方面发挥了显著作用。营养包干预对我国贫困地区早期儿童血红蛋白水平具有显著的作用,与对照组相比干预人群的贫血发生率明显下降。但以往研究均未对营养包干预的卫生经济学作用进行过评估,本研究通过成本效益的 PROFILING 模型和 DALY 模型分别进行了分析,得到比较一致的结论。

　　本研究中营养包干预 1 年后,贫血率从干预前的 52.8% 降至 26.3%,8 个县因项目的实施有 6 535 人的贫血状况得到改善。通过 DALY 模型估算项目干预挽回的健康生命年损失总计为 4 863.08 人年,带来的效益总计为 6 068.74 万元。通过 PROFILES 模型计算,带来的效益总计为 6 930.65 万元。两种计算模型的结果虽然有所差别,但差别较小。成本效果分析结果为项目每避免 1 例贫血的发生,8 个项目县所需投入的成本平均为 938.46 元。根据成本效用分析的结果,每避免 1 个 DALY 损失,平均需要在 8 个项目县投入 1 261.52 元的成本。该值远低于各项目县人均 GDP 的 3 倍,因此研究认为该项目具有经济效率。成本效益分析结果为,成本效益至少是 1∶10,即在现有条件不变的情况下,实施辅食营养包干预项目每投入 1 块钱就能获得至少 10 元的效益产出,说明项目有着良好的经济效益。

　　Mason 等研究认为碘强化的成本效益为 1∶26.5,铁强化的成本效益为 1∶8。WHO 的分析也表明通过维生素 A 强化面粉,减少一例因维生素 A 缺乏导致死亡的成本为 18.16 美元 / 年,而采用铁营养补充剂减少一例孕妇缺铁性贫血死亡的成本为 176.5 美元 / 年。我国铁强化酱油项目在不同地区的多项研究显示,铁酱油改善人群贫血的成本效益为 1∶(6.62~79.7),可见营养干预是成本效益较高的方法,而营养包对早期儿童贫血改善的成本效益与铁酱油项目相近。营养包是辅食营养补充食品,2008 年卫生部批准了推荐性的通用标准,2014 年批准了国家食品安全标准,其他国家还没有相关产品的应用。本研究所获得的营养包成本效益数据为此后在更大范围开展相关研究提供了方法和经验。对于本次调查的某些成本发生单位,由于受到卫生经济学评价报告完成时间的限制,项目相关单位的固定成本并未予以计算。只是经各方确认,这些成本所占比重有限,对成本测算的准确度影响不大。本研究仅对贫血改善进行了成本效益的研究,而营养对其他方面的营养改善作用,如蛋白质、维生素 A、维生素 D、维生素 B_1、维生素 B_2、叶酸、烟酸、钙和锌,由于缺乏监测数据,未能进行评估,对减少生病和就诊负担等方面的收益也未进行评价。因此对营养包总体的成本效益研究还应继续开展。

(本章由国家卫生健康委员会卫生发展研究中心刘克军研究员、
中国疾病预防控制中心营养与健康所魏艳丽副研究员编写)

第二部分

贫困农村地区儿童营养改善
项目效果评估

第十章

贫困地区儿童营养改善项目实施效果监测评估

贫困地区儿童营养改善项目工作任务中一项要求是对项目实施效果进行监测评估,中国疾病预防控制中心营养与健康所结合项目实施的不同时期,分三个阶段开展项目实施效果评估。

第一节 试点阶段项目实施效果评估方案

2012 年 10 月贫困地区儿童营养改善试点项目启动,覆盖 10 个省 100 个县集中连片贫困地区,为了解营养包实施前贫困地区儿童营养状况,2012 年 12 月在山西省永和县、岚县,湖北省长阳县、利川市;云南省鹤庆县、兰坪县 6 个县进行了基线调查,为项目目标评估提供基础数据。2013 年 3—7 月试点地区婴幼儿开始食用营养包,2014 年 7 月,在婴幼儿食用营养包 1 年后进行了项目实施效果评估。

中国疾病预防控制中心营养与食品安全所结合项目考核指标制订了项目实施效果监测评估工作方案。监测指标包括婴幼儿家庭及出生基本信息、生长发育状况、婴幼儿喂养状况及家长喂养知识。通过对营养包覆盖地区婴幼儿身长、体重测量,评估儿童生长迟缓、消瘦、低体重的变化;通过 Hb 检测,了解 Hb 分布及贫血率的变化。通过对营养包的发放率评价发放体系的实施情况以及营养包有效使用率,评价项目宣传效果和家长接受情况,通过看护人营养知识知晓率及婴幼儿喂养情况调查,了解项目宣传推动的效果。项目方案通过中国疾病预防控制中心伦理委员会批准。永和县、岚县、长阳县、利川市、鹤庆县、兰坪县妇幼保健院负责现场监测工作,婴幼儿看护人充分了解项目内容,并自愿签署了知情同意书。

一、目标人群及抽样

1. 目标人群 目标人群为贫困地区儿童营养改善项目覆盖地区 6~23 月龄婴幼儿。

2. 样本量计算 样本量计算时设干预前贫血率为 25%,按项目目标干预后贫血率下降 20%,取 $\alpha=0.05$,$\beta=0.1$,无应答率为 20%,则根据如下样本量计算公式计算。

$$n = \frac{\left[Z_\alpha\sqrt{2\overline{p}(1-\overline{p})} + Z_\beta\sqrt{p_1(1-p_1)+p_2(1-p_2)} \right]^2}{(p_1-p_2)^2}$$

其中,P_1 表示干预前目标人群贫血患病率,P_2 表示预期干预后目标人群贫血患病率。$P:(P_1+P_2)/2=22.5\%$;Z_α:$Z_{0.05}/2=1.96$;Z_β:$Z_{0.1}=1.28$。

计算得出有代表性监测婴幼儿样本量为 1 754 名,样本分配时考虑基层 6 个县的均衡,实际抽取样本量为 1 800 名婴幼儿。

3. 抽样方法 在山西省永和县、岚县,湖北省长阳县、利川市,云南省鹤庆县、兰坪县 6

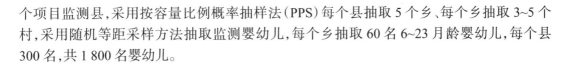

个项目监测县,采用按容量比例概率抽样法(PPS)每个县抽取 5 个乡、每个乡抽取 3~5 个村,采用随机等距采样方法抽取监测婴幼儿,每个乡抽取 60 名 6~23 月龄婴幼儿,每个县 300 名,共 1 800 名婴幼儿。

二、监测指标及方法

(一) 体重、身长和血红蛋白测定

1. 体重测量　体重测量仪以 kg 为单位,仪器误差 ≤ 0.05kg。

测量方法如下:

- 在温度不低于 25℃的独立房间进行测量。
- 让家长脱去婴幼儿鞋帽和衣物。
- 使婴幼儿仰卧或坐于体重秤上,四肢不得与其他物体接触,其他人也不得触碰体重秤。
- 待婴幼儿安静时读取体重数值,单位为 kg,记录至小数点后两位,填写在婴幼儿调查表。

2. 身长测量　身长测量仪以 cm 为单位,精确度为 0.1cm。

测量前准备如下。

- 测量器具放置在与地面平行的桌或床上,不能倾斜和摇动。
- 须保证体检室内温度不低于 25℃。

测量方法如下:

- 让家长脱去婴儿鞋帽和厚重衣物,摘去尿不湿。
- 使婴儿仰卧于量板中线上,助手固定婴儿头部使其接触头板,保证婴儿面部朝上,两耳在一水平面上,两侧耳郭上缘与上眼眶下缘的连线与量板垂直。
- 测量者位于婴儿右侧,在确定婴儿仰卧于量板中线后,将左手轻按婴儿膝部,使之并拢伸直,右手滑动滑板使之紧贴婴儿足跟,当两侧标尺读数一致时读取滑板内侧数值。
- 记录被调查者身长数据,以 cm 为单位,精确到小数点后一位,填写在婴幼儿调查表中。

测量要点如下:

- 固定儿童头部时动作轻柔,防止磕碰头部或扭伤脖子。
- 受测儿童的下肢互相接触并贴紧底板。
- 足板应接触两个足跟。
- 两侧标尺的读数应一致。

(二) 血红蛋白检测

仪器:使用便携式血红蛋白分析仪、试剂片(血片)采集指尖末梢血,测量所有调查儿童的血红蛋白含量。

工作要求:必须经过培训人员才能进行测量。

仪器操作方法如下:

(1)温度在 10~40℃之间使用。

(2)将分析仪取出放在桌子上,避免太阳光直射。按照正负极安装电池(保证电量充足,否则影响检测结果)或使用电源适配器。

（3）拉出比色架到装血片的位置。

（4）打开机器,按下分析仪左边电源按钮,分析仪进行自检。

（5）通过自检大约10s显示3个闪烁的横道（像破折号）,这是分析仪准备测定样品的状态。

（6）取血：家长抱住孩子坐好,儿童的手应温暖和放松,避免血流不畅,一名医生扶住孩子的胳膊和手,另一名医生负责采血。

- 用酒精棉签（棉球）消毒左手中指。

- 用刺血针刺破中指指尖侧面,去掉第一滴、第二滴血。

- 轻轻挤出第三滴血,用血片吸满血（血片的尖部放在血滴中间取血）,注意要一次吸满,中间不要间断。

- 用清洁纸巾擦去血片表面多余的血液,只能擦拭血片正反面和底面血片外多余的血液,不能擦拭血片开口端。

- 检查装满血样的血片是否有气泡,有气泡则应弃去,另取新血片重新吸满血操作。存在血片边缘气泡则不影响,血片可用。

（7）测定：将吸满血的血片于40s内放到比色架上比色,轻推比色架至测量位置,等待约10s显示血红蛋白结果。读数即为××.× g/dL 血红蛋白。

（8）登记：将调查结果记录在被调查者的体检表上。

（9）实验垃圾处理：每天调查结束后,将垃圾带回按照医用垃圾处理。

注意事项：血片储存温度为10~40℃,血片必须在有效期内使用,开封后瓶上标明开盖日期,于3个月内使用;每次取血片后立即盖盖子,不要将采血片暴露在空气中（禁止倒在桌子上）。

（三）问卷调查

1. 儿童出生基本情况调查　包括对儿童姓名、性别,儿童父母姓名及职业、学历,儿童出生体重、身长,儿童过去两周发热、腹泻患病率的调查。同时,分析婴幼儿及其看护人基本状况。

2. 喂养情况调查　通过儿童24h辅食添加及24h喂养情况,分析婴幼儿喂养行为变化。

3. 儿童营养包领取及食用相关调查　通过婴幼儿家长营养包领取情况评估营养包的发放率,通过婴幼儿营养包食用情况调查,计算营养包的有效食用率,同时评估三级网络营养包发放及宣传效果。相关公式如下：

$$发放率 = 领取营养包儿童数 / 应领取营养包儿童数$$

$$有效服用率 = 每周食用4包及以上婴幼儿数 / 领取营养包婴幼儿数$$

4. 家长喂养与营养知识调查　通过与婴幼儿喂养相关的知识问答,评估项目营养宣传效果。

问卷内容及调查方法见附录一。

（四）数据录入及分析

采用 Epidata 3.0 软件建立数据库,并进行双录入核查。应用 WHO Anthro 软件进行 Z 评分计算。应用 SPSS 17.0 软件进行统计分析。各月龄组间均值比较采用方差分析,率的比较采用卡方检验,干预前后均值的比较进行独立样本 t 检验,率的比较采用卡方检验。

（五）评价标准

1. 生长发育评价 采用世界卫生组织推荐标准：年龄别体重 Z 评分（WAZ）<–2 为低体重；年龄别身长 Z 评分（LAZ）<–2 为生长迟缓；身长别体重 Z 评分（WHZ）<–2 为消瘦；WHZ 评分>2 为超重，WHZ 评分>3 为肥胖。Z 评分 =（分析指标 – 参考标准的中位数）/ 参考标准的 SD。

2. 贫血诊断标准 按照中华人民共和国卫生行业标准人群贫血筛查方法，6~59 月龄儿童贫血诊断标准为 Hb<110g/L，中度贫血诊断标准为 Hb<90g/L，重度贫血诊断标准为 Hb<60g/L，不同海拔对血红蛋白值进行校正。

3. 喂养情况分析 参照 WHO 婴幼儿喂养标准进行评价。

（1）辅食及时添加率：6~8 月龄婴幼儿中添加了固体、半固体食物的婴幼儿比例。

（2）辅食添加种类合格率：6~23 月龄婴幼儿在过去 24h 内辅食添加种类达到 4 种以上的婴幼儿比例。

（3）辅食添加频次合格率：6~23 月龄母乳喂养婴幼儿在过去 24h 内固体、半固体食物添加达到最低频次的婴幼儿比例；6~23 月龄非母乳喂养婴幼儿在过去 24h 内固体、半固体食物添加及鲜奶 / 奶粉喂养达到最低膳食频次的婴幼儿比例。

"最低"频次定义：对于 6~8 月龄母乳喂养婴幼儿辅食添加 2 次；9~23 月龄母乳喂养婴幼儿辅食添加 3 次；对于 6~23 月龄的非母乳喂养的婴幼儿辅食添加 4 次。

（4）达到最小可接受膳食：6~23 月龄母乳喂养婴幼儿在过去 24h 内辅食添加达到最少膳食品种和最低膳食频次的比例；6~23 月龄非母乳喂养婴幼儿在过去 24h 内至少喂两次鲜奶 / 奶粉，辅食添加达到最少膳食品种（不包括鲜奶 / 奶粉）和最低膳食频次的比例。

（六）监测评估工作实施及质量保证

项目效果评估通过统一方法、统一培训、统一设备进行质量控制。中国疾病预防控制中心营养与食品安全所制订项目监测评估方案、确定项目工作方法、编写项目工作手册。每次现场监测前组织县级工作人员培训，包括调查方案、身长、体重、Hb 的测定，调查问卷方法等理论培训及分组实习，考核合格后方可开展现场工作。

监测县妇幼保健院医护人员负责基线调查及监测评估现场实施及数据录入工作。现场监测时中国疾病预防控制中心营养与食品安全所和省项目组人员组成质量控制组负责指导和现场质量控制，要求按设计流程开展工作，质量控制组工作人员每天检查身长、体重测量员的工作过程，现场审核调查表和体检表，对于填写不合理的数据或异常数据及时追查原因并进行纠正。

第二节 建立贫困地区儿童营养改善 项目实施效果评估体系

贫困地区儿童营养改善试点项目在 2012 年覆盖 10 个省 100 个县，抽取 3 省 6 县对项目实施效果进行评估，2015 年贫困地区儿童营养改善项目扩展至 21 个省 341 个县，中国疾病预防控制中心营养与健康所将监测评估工作扩至所有营养包覆盖省，修订项目监测评估工作方案，结合基线调查贫血结果，考虑婴幼儿不同年龄段、不同食用量、不同性别等因素，计算全国有代表性、可分组分析的样本量，同时保证大范围监测的有效性，编写监测工作手册,并组织实施项目效果监测评估工作。

一、项目实施效果评估方案

(一) 抽样总体

全国儿童营养改善项目已覆盖 341 个县,计划覆盖所有国家级贫困县。

(二) 样本量计算

基于基线调查贫困地区儿童贫血率为 32.9%,在样本量计算时设干预前儿童贫血患病率为 30%,按项目目标中要求贫血率在基线基础上下降 20%,因此期望干预后患病率降低 = 30%-(30×20%)=24%,取置信度 95%(α=0.05),检验效度 90%(β=0.1)。样本量基本计算公式如下。

$$n = \frac{\left[Z_\alpha\sqrt{2\bar{p}(1-\bar{p})} + Z_\beta\sqrt{p_1(1-p_1)+p_2(1-p_2)} \right]^2}{(p_1-p_2)^2}$$

Z: 相应标准正态值; p:(干预前目标人群贫血率 + 估计的干预后的贫血率)/2=27%。

考虑复杂样本的设计效应取 3 以及无回答率定为 20% 的影响,按以上精度要求获得在全国层面有代表性但不分组的贫困患病率估计值,所需的监测儿童样本量为 3 366 名。

监测抽样时还考虑了以下分组获得相关估计域的估计值。

考虑营养包对不同月龄婴幼儿改善效果不同,将年龄段按 6~11 月龄、12~17 月龄、18~23 月龄分成 3 组。

考虑男童、女童生长发育可能不同,按男女性别分成 2 组。

考虑项目考核指标营养包有效服用率每周 4 包,按食用量<4 包,≥4 包分成 2 组。

因此,总的测算样本量为 n=3 366×3×2×2=40 392 人。

(三) 抽样方法

考虑项目评估要有全国代表性的同时兼顾各项目省监测评估工作的需求,因此采用按省分层、多级抽样、PPS 和随机等距抽样相结合的方法进行样本抽选。

第一阶段:抽取样本县

按省进行分层,在每个省内对所有的项目县按县人均 GDP 由低到高进行排序,采用入样概率与当年该县活产数成比例的 PPS,抽取一定数量的样本县。

每个省样本县的数量兼顾国家层面数据的代表性和项目县监测工作的需求,项目县不超过 7 个的省份抽取全部的项目县作为样本县,项目县多于 7 个的省份抽取其中的 7 个项目县作为样本县。低于 7 个县的吉林省抽取 5 个县,其他 20 个省均抽取 7 个县,占全部项目县的 20% 以上。基线调查 6 个县为 2012 年已开展监测工作的县,考虑到项目监测的连续性和综合评估需求,6 个县以入样概率为 1 保证全部抽取。

第二阶段:抽取样本乡(镇)

在抽中的样本县内,对所有乡(镇)按照人均纯收入排队,采用入样概率与当年该乡(镇)活产数成比例的 PPS,抽取 5 个样本乡(镇)。

第三阶段:抽取样本村

在抽中的样本乡(镇)内,对所有村按照人均纯收入排队,采用入样概率与当年该村活产数成比例的 PPS,抽取 3~5 个样本村。

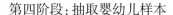

第四阶段：抽取婴幼儿样本

在抽中的样本村内，对该村所有 6~23 个月的婴幼儿按照出生日期进行排序（年龄由小到大），采用随机等距抽样方法抽取 12~20 个婴幼儿样本。

按照以上抽样设计，每年监测时抽取的县、乡、村不变，如有行政区域划分变化，可用抽样替换原则进行补充。

每年监测时目标人群婴幼儿须重新抽取，每次每个样本乡（镇）共抽取 60 名 6~23 月龄的婴幼儿作为监测对象，每个样本县共抽取 300 名 6~23 月龄的婴幼儿作为监测对象，每个省共抽取不低于 2 100 名 6~23 月龄的婴幼儿作为监测对象，以满足监测评估的样本量需要。

（四）监测指标及方法

监测指标分为测量指标和问卷调查两个部分。测量指标有婴幼儿身长、体重（身长、体重测量方法同第十章第一节）和末梢血血红蛋白（血红蛋白含量的检测方法同第十章第一节），问卷调查包括儿童基本情况、喂养情况、家长营养知识、营养包领取婴幼儿营养包食用情况（问卷调查内容同第十章第一节）等。所有参加调查婴幼儿的监护人必须签署知情同意书。

问卷中须填写儿童编码（20 位数字），各项目县须在调查现场工作开展前填写监测点编码、海拔信息表和婴幼儿信息表。编码原则如下。

省、县、乡、村采用国家行政区号；儿童编码由调查点按年份和次序依次编码。其中，省编号 2 位；县编号 4 位；乡编号 3 位；村编号 3 位。婴幼儿编号为 8 位，4 位年（参加调查的年）+4 位流水号，按各村参加调查儿童的顺序依次编码为 0001~9999。

（五）数据录入

2015—2017 年采用 Epidata 3.0 软件建立数据库，并进行双录入核查。2018 年后通过贫困地区儿童营养改善项目监测评估系统终端录入。原始调查表保存在县项目单位。

（六）质量控制

中国疾病预防控制中心营养与健康所每年监测工作实施前组织国家级培训，各项目省和监测县负责人参会；要求各监测点统一方法、统一设备、统一标准开展评估工作。各项目省组织本省监测工作培训，各县负责参加现场工作人员的培训。按要求完成监测前准备工作（图 10-1），调查过程中也要进行质量控制，合理安排调查现场工作和人员，保证现场秩序井然有序（图 10-2）。

监测现场每一项测量指标，要配备足够的工作人员，便于纠正姿势、核对读数、防止差错。县监测点负责人每天审核调查表和体检表，对于填写不合理的数据或异常数据要及时追查原因并进行纠正。

（七）项目评估指标

1. 生长发育状况评价 通过身长、体重、血红蛋白监测，评价营养包对不同年龄段 6~11 月龄、12~17 月龄、18~23 月龄、不同性别婴幼儿生长迟缓率、血红蛋白分布、贫血率的变化。

调查婴幼儿营养包食用情况，分析不同食用频率（每周小于 4 包、大于等于 4 包）对婴幼儿生长发育状况的相关性研究。

2. 项目执行状况评价 通过对营养包的发放率，评价发放体系的实施情况；通过有效服用率，评价项目宣传效果和家长接受情况；通过知晓率及喂养知识的调查，了解项目宣传推动的效果。

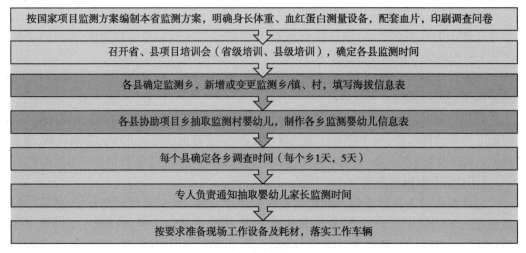

图 10-1 项目实施效果评估前期准备

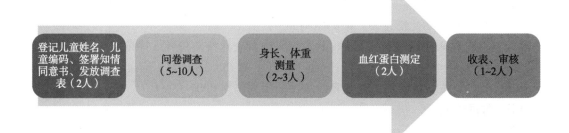

图 10-2 项目实施效果评估现场监测流程图

(八) 组织实施

监测评估项目领导单位为原国家卫生和计划生育委员会(现为国家卫生健康委员会妇幼健康司),负责项目监测评估的组织、协调、监督、管理等。

中国疾病预防控制中心营养与健康所负责制订监测评估工作方案、组织国家级技术培训、现场指导、数据统计分析,完成国家级年度项目实施效果评估报告。

省级项目实施单位负责本省评估工作的组织、协调和落实工作,负责省级培训,完成省级年度项目实施效果评估报告。

县级项目实施单位为评估工作的主体单位,负责组织开展本县的评估工作及数据录入工作,完成县级年度项目实施效果评估报告。

二、项目实施效果评估结果

1. 婴幼儿基本情况 覆盖项目所有省的实施效果评估 2015 年完成第一次现场监测,2017 年起每年监测一次,至 2021 年底,已完成 6 轮监测,监测 6~23 月龄婴幼儿累计 25 万人次。

2. 婴幼儿营养包食用情况 婴幼儿营养包发放率和有效服用率见表 10-1。2015 年项目目标营养包发放率达到 80% 以上,营养包有效服用率达到 60%;《新划入基本公共卫生服务工作规范(2019 年版)》中贫困地区儿童营养改善项目管理工作目标为营养包发放率达到 80% 以上,营养包有效服用率达到 70% 以上。项目评估结果显示发放率与有效服用率均超过项目目标。

表 10-1　项目省营养包发放率及有效服用率　　　　　　　　　　单位: %

年度	发放率	有效服用率
2015	92.7	74.9
2017	95.7	75.5
2018	96.3	76.2
2019	95.9	76.2
2020	95.2	83.3

2020 年监测显示,63.0% 的家长将营养包拌到食物或液体中冲成糊状,比 2015 年 55.1% 提高了 7.9%,但仍有 37% 的家长将营养包冲调成液体喂食婴幼儿。根据监测结果,仅有 3.0% 的家长描述他们的婴幼儿在食用营养包后出现不适反应,主要的不适反应为腹泻,占总数的 1.4%,在那些出现不适反应的婴幼儿中,69.9% 的家长选择暂停几天喂食营养包。

3. 婴幼儿贫血情况　见第十二章。

4. 婴幼儿生长发育状况　见第十三章。

5. 婴幼儿喂养情况　见第十四章。

三、项目实施效果评估总结

1. 营养包总体发放率和有效服用率达到目标要求　2015—2020 年贫困地区儿童营养改善项目实施效果监测结果显示,营养包总体发放率达 90%、有效服用率为 70% 以上,完成项目目标,表明通过项目开展宣传教育工作,贫困地区的婴幼儿家长接受营养包,能按项目要求给婴幼儿喂食营养包,婴幼儿喜欢食用营养包,对营养包有良好的依从性。

2. 儿童贫血状况显著改善,但仍须进一步提升　贫血可以导致早期儿童生长发育迟缓、智力发育受损及患病率增加,其危害影响儿童终身。营养包有效改善了贫血地区儿童营养状况,促进儿童健康成长。2020 年监测结果显示,营养包覆盖地区婴幼儿贫血率为 18.4%。项目持续监测地区 3 省 6 县,2012 年基线调查婴幼儿贫血率为 32.9%,2020 年婴幼儿贫血率为 16.5%,贫血率下降比率为 50.5%。但距离国务院办公厅印发的《国民营养计划(2017—2030 年)》中将 5 岁以下儿童贫血率控制在 12% 以下的 2020 年目标仍有差距,须进一步关注贫血改善。

3. 儿童生长迟缓率显著下降　生长迟缓率是反映儿童营养状况的综合性评价指标。我国儿童出生时身长和体重与国际标准没有显著性差异,但在成长过程中,生长发育迟缓发生比率较高,对我国儿童健康状况产生不利影响。2020 年监测结果显示,营养包覆盖地区婴幼儿生长迟缓率为 3.9%,低于 2019 年(5.1%)、2018 年(5.9%)、2017 年(7.9%) 和 2015 年(9.2%)的监测结果,达到《国民营养计划(2017—2030 年)》5 岁以下儿童生长迟缓率 2020 年的控制目标。

4. 婴幼儿科学喂养知识宣传有待加强 持续监测结果显示,儿童家长婴幼儿喂养知识有所提升,但婴幼儿辅食添加种类、添加频次、辅食添加最少可接受膳食比率仍有待提高,由于婴幼儿辅食添加认知到行为改变的延后具有必然性,应加强开展促进喂养行为改变的健康教育工作,实现知识到行为的转变,同时加强婴幼儿辅食添加时间、辅食添加种类及频次等相关知识的宣传。通过营养包添加和合理辅食喂养,保障婴幼儿的健康成长。

第三节 建立贫困地区儿童营养状况变迁数据库

项目扩至 21 个省 341 个县后,自 2015 年采用按省分层、多级抽样、PPS 和随机等距抽样相结合的方法进行了监测样本抽选,确定每省抽取 7 个县,共 145 个县为项目监测县,在基线调查地区持续开展跟踪监测的同时,建立了覆盖 21 个项目省的国家营养改善项目实施效果评估系统,评价儿童营养状况的改善效果。2020 年完成 21 个省 160 个县 4.69 万名婴幼儿监测。项目累计监测贫困地区 6~24 月婴幼儿达 20 万名,建立了我国贫困地区婴幼儿营养改善项目实施效果评估系统,为政府持续推动贫困地区儿童营养改善项目提供技术支持。

2012 年县项目启动基线调查及 2014 年项目实施 1 年后监测评估覆盖 3 省 6 县 1 800 名 6~23 月龄婴幼儿,2015 年监测评估工作扩大至 21 个省 145 个县,巨大的数据量给项目评估数据统计分析带来了困难,中国疾病预防控制中心营养与健康所联合宇宏信达(北京)有限公司设计了贫困地区儿童营养改善项目监测系统(图 10-3),该系统包括 4 大模块:数据采集、数据预处理、通用统计分析、监测报告生成等。

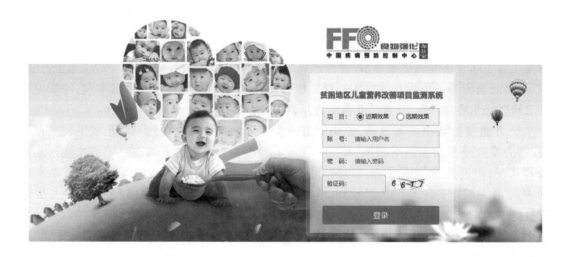

图 10-3 贫困地区儿童营养改善项目监测系统界面

一、数据采集模块

系统通过问卷编码原则,省、县、乡、村采用国家行政区号及儿童编码进行数据录入和采集。系统中监测对象儿童编码,可以通过行政区域划分分析不同时间、不同地区婴幼儿监测数据。

该系统于 2018 年正式上线,系统为各监测省、监测县设置唯一账号,为保证婴幼儿监测中涉及个人及家庭信息安全,该系统按国家网络安全三级等保设计,每个监测点通过下发账号和密码进行登录,进行婴幼儿监测数据终端录入。

数据采集系统包括当年数据录入和历史数据导入,2018 年、2019 年、2020 年、2021 年数据全部通过当年数据录入系统终端录入;2012 年、2014 年、2015 年、2017 年贫困地区儿童营养改善项目数据经编码处理后通过历史数据导入系统,系统采集贫困地区 6~23 月龄婴幼儿监测数据 20 余万,建立贫困地区儿童营养状况数据库,系统分析贫困地区儿童营养状况变化状况。

二、数据预处理模块

系统根据监测评估内容设定数据预处理和自动清洗规则,此模块对已提交的原始数据表进行系统识别,如监测数据中关键项缺失(编号、月龄、性别、地区、身长、体重、血红蛋白),判定为不合格,并进行关键项初步计算,系统计算得出的 3 个 Z 值(WAZ、LAZ、WHZ)中,任何一项小于 −5 或大于 5,该数据为不合格。系统自动剔除不合格数据。

三、数据统计分析模块

预处理合理数据进行统计分析,给出婴幼儿基本情况、看护人相关信息、婴幼儿生长发育、婴幼儿血红蛋白和贫血率、婴幼儿喂养状况、营养包领取及食用情况统计、婴幼儿家长营养知识等监测数据分析结果,并以固化表格形式表示。

四、监测报告形成模块

监测报告形成模块包括国家级、省级、县级贫困地区儿童营养改善项目实施效果评估报告模板。

系统结合各级机构职责进行系统权限分配,中国疾病预防控制中心营养与健康所分析全部数据,形成项目年度监测评估报告,报国家卫生健康委员会妇幼健康司。

各项目省办公室提取本省监测结果,形成项目省监测报告,报省卫生健康委员会。

各项目监测县提出本县统计分析结果,形成该县的监测报告。

系统使用工作手册见附录二。

(本章由中国疾病预防控制中心营养与健康所孙静研究员编写)

第十一章
贫困地区儿童营养改善项目营养包
质量要求及质量监测

在 2012 年国家贫困地区儿童营养改善项目实施时,卫生部就已组织专家起草项目营养包的技术要求,用于项目招标采购的指导。随着我国辅食营养补充品行业的发展、标准的修订版的发布,项目营养包的生产许可、包装、食物基质和部分营养素含量等要求方面也进行了多轮修订,不断得到完善。

一、项目营养包技术要求

(一) 项目营养包质量规格
项目营养包质量应当符合 GB 22570—2014《食品安全国家标准 辅食营养补充品》的要求。

1. 产品 产品为婴幼儿辅食营养包。

2. 包装规格 12g/ 袋 × 30 袋 / 盒。

3. 适宜人群 适用于 6~36 月龄婴幼儿。

4. 保质期 至少为 12 个月。

5. 感官要求 淡黄色粉状或微粒状,松散无结块,具有本品特有的滋味和气味,无异味和不良气味,不应有正常视力可见的外来异物,易冲调成均匀稀薄的糊状。

6. 营养成分 营养包含有多种营养素,主要添加营养素含量见表 11-1。

表 11-1 营养包营养素含量

营养素	标识每日份量(12g/ 袋)	含量范围要求
蛋白质 /g	—	≥3
钙 /mg	200	180~240
铁 /mg	7.5	6.0~9.0
锌 /mg	3.0	2.4~6.0
维生素 A/μg	250	200~360
维生素 D/μg	5.0	4.0~9.0
维生素 B_1/mg	0.50	≥ 0.4
维生素 B_2/mg	0.50	≥ 0.4
叶酸 /μg	75.0	60~150
维生素 B_{12}/μg	0.50	≥ 0.4

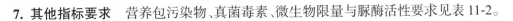

7. 其他指标要求 营养包污染物、真菌毒素、微生物限量与脲酶活性要求见表 11-2。

表 11-2 营养包污染物、真菌毒素、微生物限量与脲酶活性

污染物限量		
项目	指标	说明
铅 /(mg·kg^{-1})	≤ 0.5	—
总砷 /(mg·kg^{-1})	≤ 0.5	
硝酸盐（以 NaNO$_3$ 计）[a]/(mg·kg^{-1})	≤ 100	[a] 不适用于添加蔬菜和水果的产品

真菌毒素限量		
项目	指标	说明
黄曲霉毒素 M$_1$[a]（μg·kg^{-1}）	≤ 0.5	[a] 黄曲霉毒素 M$_1$ 只限于含乳类的产品
黄曲霉毒素 B$_1$[b]（μg·kg^{-1}）	≤ 0.5	[b] 黄曲霉毒素 B$_1$ 只限于含谷类、坚果和豆类的产品

微生物限量					
项目	采样方案[a] 及限量（若非指定，均以 CFU/g 表示）				说明
	n	c	m	M	
菌落总数	5	2	1 000	10 000	[a] 样品的分析及处理按 GB 4789.1—2016 执行
大肠菌群	5	2	10	100	
沙门氏菌	5	0	0/25g	—	

脲酶活性		
项目	指标	说明
脲酶活性定性	阴性	—

注：n—同一批次产品应采集的样品件数；c—最大可允许超出 m 值的样品数；m—微生物指标可接受水平限量值（三级采样方案）或最高安全限量值（二级采样方案）；M—微生物指标的最高安全限量值。

（二）项目营养包配料要求

1. 食物基质 应选用非转基因的食品原料。每袋营养包中应含 I 类速溶豆粉至少 8.4g，其质量须符合 GB/T 18738—2006《速溶豆粉和豆奶粉》标准中的 I 类速溶豆粉要求及相应的食品安全标准。I 类速溶豆粉应作为营养包中大豆蛋白的全部来源。

2. 维生素和矿物质 营养包中维生素与矿物质营养素强化剂选择见表 11-3。

表 11-3 营养包营养强化剂选择种类

营养素	营养强化剂
维生素 A	微囊化冷水分散型粉末
维生素 D	维生素 D$_3$ 的微囊化冷水分散型粉末
维生素 B$_1$	硝酸硫胺素或盐酸硫胺素
维生素 B$_2$	核黄素

续表

营养素	营养强化剂
维生素 B$_{12}$	氰钴胺素
叶酸	叶酸
钙	碳酸钙*
铁	2.5mg 来自乙二胺四乙酸铁钠；5mg 来自富马酸亚铁或焦磷酸铁
锌	氧化锌*

注：*可选择其他钙和锌的化合物，其来源应符合 GB 14880—2012 附录 C 要求。

（三）包装及标签标识要求

1. 包装材料要求

（1）内包装材质：采用食品包装用塑料与铝塑复合袋，材质质量应符合 GB/T 28118—2011《食品包装用塑料与铝箔复合膜、袋》的要求及相应的食品安全国家标准，其中铝层厚度不低于 7μm。

（2）纸盒：采用至少 300g/m² 规格的白卡纸制作，用于包装 30 袋营养包，白卡纸质量应当符合 GB/T 10335.3—2004《涂布纸和纸板　涂布白卡纸》的要求。

2. 标识内容要求

（1）应当符合 GB 22570—2014《食品安全国家标准　辅食营养补充品》、GB 7718—2011《食品安全国家标准　预包装食品标签通则》、GB 13432—2013《食品安全国家标准　预包装特殊膳食用食品标签》标识要求；具体要求如下。

儿童营养改善项目专用

产品名称：婴幼儿辅食营养包（辅食营养补充品）。

配料表：企业根据营养包实际配料并按 GB 7718—2011 和 GB 13432—2013 列出。

适宜人群：6~36 月龄婴幼儿。

净含量 / 规格：360g（12g×30 袋）。

产品标准号：GB 22570—2014。

食用方法及食用量：每日 1 袋，拌入婴幼儿辅食中或直接以温开水调成糊状食用（附使用示意图）。

生产日期：

批号：

保质期：

贮存条件：置于室内阴凉干燥处保存。

注意事项：本品不能代替母乳及婴幼儿辅助食品；本品添加多种微量营养素，与其他同类产品同时食用时应注意用量。

生产商：（名称、地址、联系电话）。

营养成分表：

营养包产品要求进行营养成分标识，表 11-4 为示例。

（2）项目专用包装应当以项目名称为主，生产企业标识为辅。

（3）以图文并茂的方式详细说明营养包用法。

表 11-4 营养包营养成分表示例

营养成分	每日份(12g)
能量 /kJ	203*
蛋白质 /g	3.1*
脂肪 /g	1.5*
碳水化合物 /g	5.6*
钠 /mg	4*
钙 /mg	200
铁 /mg	7.5
锌 /mg	3.0
维生素 A/μg	250
维生素 D/μg	5.0
维生素 B_1/mg	0.50
维生素 B_2/mg	0.50
叶酸 /μg	75.0
维生素 B_{12}/μg	0.50

注: * 以企业标识为准。

3. 小袋标识 小袋标识为产品名称,并醒目标识"儿童营养改善项目专用"字样。

4. 外盒标识 在醒目位置标识"儿童营养改善项目专用"和"国家免费"字样、主办单位名称、生产商、产品名称、类别、配料、营养成分表及含量声称、适用人群、批号、生产日期、保质期、贮存条件、注意事项、图表性标识食用方法和食用量、净含量、厂商地址、电话等。

5. 外箱标识:醒目位置标识"儿童营养改善项目专用"字样、主办单位名称、生产商、产品名称、净含量(盒 / 箱 × 袋 / 盒,重量 g)、生产日期和 / 或批号、厂商地址、电话。

(四)项目营养包生产企业质量保障要求

1. 营养包生产方面 营养包相关的食品生产许可证,副本(或副页)中载明辅食营养补充品(或辅食营养素补充食品)生产明细,且在有效期内。营养包生产企业的选址、生产设施设备、人员及质量管理等要求须符合国家食品相关监管部门发布的《婴幼儿辅助食品生产许可审查细则(2017 版)》。

2. 质量管理体系建设方面 具备食品安全管理体系(ISO22000 或 GB/T 22000—2006 或 HACCP 认证)和质量管理体系(ISO9001 或 GB/T 19001—2016)。建立并运行全面的食品安全管理体系、质量管理体系、食品安全防御性计划。

3. 生产企业检测能力建设方面 必须具备 GB 22570—2014《食品安全国家标准 辅食营养补充品》技术要求的检测能力。检测内容包括感官,蛋白质、钙、铁、锌、维生素 A、维生素 D、维生素 B_1、维生素 B_2、叶酸、维生素 B_{12} 等必需成分,铅、总砷、硝酸盐、亚硝酸盐等污染物限量,黄曲霉毒素 B_1 和黄曲霉毒素 M_1 等真菌毒素限量,菌落总数、大肠菌群、沙门氏菌等微生物限量以及脲酶活性的检测。

4. 项目产品检测方面

（1）批次出厂检验报告：每批次检验报告项目必须包括：感官、蛋白质、钙、铁、锌、维生素 A、维生素 D、维生素 B_1、维生素 B_2、叶酸、维生素 B_{12}、铅、总砷、硝酸盐、黄曲霉毒素 B_1 和 / 或黄曲霉毒素 M_1、脲酶活性、菌落总数、大肠菌群、沙门氏菌。

（2）型式检验报告：每半年提交 1 次，第 1 次提供报告时间为开始履约供应项目营养包的前 3 个月内，按项目产品的相关标准要求对项目营养包进行全项检验，并提供由有资质的第三方食品检验机构出具的检验报告。

（五）服务要求

1. 中标企业应当按照采购合同要求负责运送项目产品至各项目县指定地点。为保障营养包安全有效，营养包生产后应在 3 个月内配送。

2. 中标企业首次配送产品时，为项目县发放点提供符合储存食品要求、防潮防鼠防漏的产品保藏设备，如塑料储存箱等容器，容器储存量约为 20 人 × 2 月用量。

3. 中标企业在供货过程中，营养包出现包装破损、标签不清、污损等问题，应无条件退货。在保质期内，营养包出现质量问题，经省级项目管理办公室组织确认，接收方有权要求退货，原则上终止供货合同。若判定为不安全食品，应按国家相关法规处置，予以召回。

4. 中标企业提供电话咨询服务，解答营养包使用过程中遇到的问题。

（六）鼓励性要求

为保障项目营养包的安全与质量，项目在招标评标环节对利于提升营养包质量方面进行鼓励性要求。主要包括如下。

1. 生产自动化程度　从投料至分装，通过密闭输送完成。

2. 生产线异物控制　采用金属探测器和 X 光异物探测器。

3. 原料 I 类速溶豆粉　所用大豆能溯源至大豆种植环节，且经过稳定性试验评价。

4. 营养包充氮防氧化措施　营养包采用充氮气包装，企业具有食品级氮气生产许可证，残氧量控制在 3% 以下。

5. 电子信息化食品安全全程追溯体系　营养包小袋、外盒鼓励采用激光打码，建立"一盒一码"电子追溯体系。

二、项目营养包主要生产流程

项目营养包主要采用 I 类速溶豆粉为食物基质，添加维生素预混料，经过筛、混合、小袋分装制备得到。在生产过程中，采用过筛、金属探测、X 光异物探测等多道工序对异物进行控制，通过粉体混合、输送、分装等多环节充氮气置换空气控制营养包的残氧量，并在原材料接收、领料、投料过程的赋码，以及小袋和外盒的在线激光打码，从而实现"一盒一码"电子信息化食品安全全程追溯体系。项目营养包生产具体流程见图 11-1。

三、项目营养包企业微量营养素含量实验室检测能力验证

为评估辅食营养补充品中营养素的检测方法的适用性，以及项目营养包供应企业实验室的检测能力，2018 年中国疾病预防控制中心与深圳市慢性病防治中心联合六家项目营养包企业共同开展此项调查。

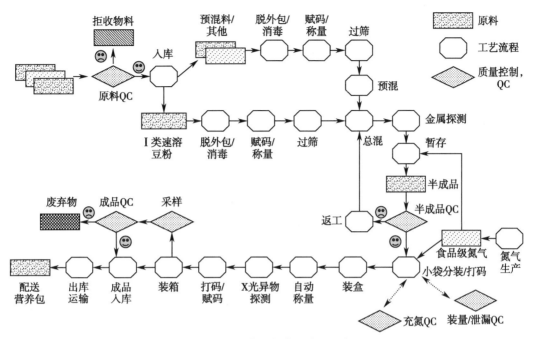

图 11-1　项目营养包生产流程示意图

(一) 材料与方法

1. 考核样制备　采集国内 6 家生产企业项目营养包产品,编号为产品 1~6,随机抽取等量的 3 个不同批次产品。采集过程包装完整,包装标识为净含量 360g(12g/ 袋 ×30 袋),适用于 6~36 月龄婴幼儿。考核样制备参照 CNAS-GL005《实验室内部研制质量控制样品的指南》,6 家企业的营养包产品各取相同质量充分混匀后,充氮分装成 50g/ 包。

考核样品的采集由中国疾病预防控制中心营养与健康所负责。

考核方案的制订与考核样品的制备由深圳市慢性病防治中心负责。

有 6 家辅食营养补充品生产企业,包括天添爱(青岛)生物科技有限公司、广东一家人食品有限公司、赣州市全标生物科技有限公司、福格森(武汉)生物科技股份有限公司、辽宁美天佳生物科技有限公司、北京永康格林科技有限公司。以上公司均为贫困地区儿童营养改善项目营养包中标企业,为项目供应婴幼儿辅食营养包。

2. 检测方法　检测方法均参照现行国标方法。维生素 A、维生素 D_3 分别使用 GB 5009.82—2016《食品安全国家标准　食品中维生素 A、D、E 的测定》第一法反相高效液相色谱法和第四法高效液相色谱法。维生素 B_1 使用 GB 5009.84—2016《食品安全国家标准　食品中维生素 B_1 的测定》第一法高效液相色谱法。维生素 B_2 使用 GB 5009.85—2016《食品安全国家标准　食品中维生素 B_2 的测定》第一法高效液相色谱法。钙、铁、锌分别使用 GB 5009.92—2016《食品安全国家标准　食品中钙的测定》第一法火焰原子吸收光谱法、GB 5009.90—2016《食品安全国家标准　食品中铁的测定》第一法火焰原子吸收光谱法、GB 5009.14—2017《食品安全国家标准　食品中锌的测定》第一法火焰原子吸收光谱法。

3. 统计学分析　采用 SPSS 20.0 统计软件对考核样的均匀性和钙、铁、锌不同消解方法进行统计分析,其中均匀性通过单因素方差分析,钙、铁、锌不同消解方法采用 t 检验,检验

水准 $\alpha=0.05$。

4. 参与实验室 提供产品的有 6 家生产企业的实验室,实验室编号为 1~6。

（二）结果与分析

1. 均匀性评价 参照 CNAS-GL03《能力验证样品均匀性和稳定性评价指南》对考核样进行均匀性评价。从考核样总体中随机抽取 12 个样品用于均匀性检验。每个样品在重复条件下检测 2 次,每次单独取样。

选择脂溶性维生素 D_3、水溶性维生素 B_2 以及矿物元素锌作为均匀性评价指标。结果显示考核样中维生素 D_3、维生素 B_2 和锌单因素方差分析 P 值分别为 0.083、0.115 和 0.096,在 0.05 显著性水平时,样品中的维生素 D_3、维生素 B_2 和锌元素是均匀的,见表 11-5。

表 11-5 考核样的均匀性评价

	维生素 D_3（$n=24$）	维生素 B_2（$n=24$）	锌（$n=24$）
总平均值 /（mg·100g^{-1}）	52.71 ± 2.42	4.79 ± 0.14	31.71 ± 0.36
F 值	2.310	2.061	2.199
P 值	0.083	0.115	0.096

2. 矿物元素不同前处理方法的对比 本次实验矿物元素前处理过程中,3 家实验室使用湿消解法、2 家实验室使用微波消解法,1 家实验室使用干灰化法。因干灰化法数据少,故此处不作对比。通过对湿消解法和微波消解法的不同前处理进行检测,经过 t 检验发现,在产品 6 中,锌元素的差异具有统计学意义（$P<0.05$）。剩下 17 组数据湿消解法和微波消解法两组间差异无统计学意义（$P>0.05$）,见表 11-6。

表 11-6 矿物元素不同前处理方法结果的 t 检验 单位: mg/100g

检测项目	产品编号	结果		t 值	P 值
		湿消解法（$n=6$）	微波消解法（$n=4$）		
钙	产品 1	1 714.8 ± 86.6	1 736.5 ± 40.5	−0.462	0.656
	产品 2	1 894.2 ± 139.4	1 936.8 ± 25.2	−0.592	0.570
	产品 3	1 751.6 ± 92.3	1 729.5 ± 26.6	0.554	0.599
	产品 4	1 771.8 ± 113.1	1 800 ± 54.7	−0.458	0.659
	产品 5	1 826.7 ± 104.7	1 794.5 ± 13	0.745	0.488
	产品 6	1 702.7 ± 83.1	1 777 ± 49.6	−1.592	0.150
铁	产品 1	53.6 ± 12.3	63.9 ± 3.1	−1.975	0.096
	产品 2	51.9 ± 6.8	58.2 ± 1.6	−2.146	0.077
	产品 3	60.6 ± 2.9	69.5 ± 6.1	−2.713	0.054
	产品 4	46.2 ± 15.7	56.6 ± 2.3	−1.586	0.170
	产品 5	53.7 ± 12.0	65.4 ± 1.4	−2.374	0.062
	产品 6	61.2 ± 3.3	64.5 ± 1.1	−2.246	0.063

续表

检测项目	产品编号	结果		t 值	P 值
		湿消解法(n=6)	微波消解法(n=4)		
锌	产品 1	35.3 ± 3.7	32.9 ± 3.3	1.009	0.343
	产品 2	37.2 ± 1.5	35.9 ± 0.7	1.532	0.164
	产品 3	32.6 ± 7.1	26.2 ± 5.9	1.482	0.177
	产品 4	27.6 ± 0.7	26.8 ± 1.3	1.116	0.324
	产品 5	25.3 ± 1.0	25.3 ± 0.5	−0.016	0.988
	产品 6	29.2 ± 0.7	27.5 ± 0.7	3.989	0.006

3. 实验室能力考核 本次采用实验室结果的中位值和标准四分位间距,以 Z 分数评价实验室检测结果。6 家实验室在本次比对实验中的统计结果均为"满意",结果见表 11-7。

表 11-7 Z 分数[*]

检测项目	实验室编号					
	1	2	3	4	5	6
维生素 A	0.93	0.86	−0.45	−0.49	−1.72	0.45
维生素 D_3	0.19	1.08	0.46	−0.89	−1.19	−0.19
维生素 B_1	0.05	−1.82	1.07	−1.05	0.2	−0.05
维生素 B_2	−1.42	1.60	0.94	−0.26	0.26	−0.41
钙	1.57	−0.54	−0.54	0.06	−0.06	0.81
铁	0.06	−0.67	−0.99	0.76	0.68	−0.06
锌	1.07	0.57	0.32	−0.77	−1.17	−0.32

注:[*] 结果判定标准为 $|Z| \leqslant 2$ 表明结果"满意";$2 < |Z| < 3$ 表明结果"有问题";$|Z| \geqslant 3$ 表明结果"不满意"。

4. 产品检测结果 实验室能力考核后,分发 6 个不同产品的营养包进行检测。6 家实验室检测的结果最小值和最大值见表 11-8,表 11-8 均为实测值。

表 11-8 产品检测结果范围

样品编号	检测项目						
	维生素 A/($\mu g \cdot$ 100g^{-1})	维生素 D_3/($\mu g \cdot$ 100g^{-1})	维生素 B_1/(mg$\cdot$ 100g^{-1})	维生素 B_2/(mg$\cdot$ 100g^{-1})	钙/(mg$\cdot$ 100g^{-1})	铁/(mg$\cdot$ 100g^{-1})	锌/(mg$\cdot$ 100g^{-1})
产品 1	1 948~2 205	31.9~73.8	4.74~6.70	4.51~6.95	1 675~1 905	43.5~66.6	30.9~38.0
产品 2	1 985~2 500	46.5~65.5	5.13~6.19	5.24~6.78	1 715~2 043	54.1~59.0	30.9~38.2
产品 3	1 790~2 705	46.4~72.7	4.75~6.15	4.67~5.50	1 640~1 835	57.2~74.8	21.1~41.4
产品 4	1 780~2 560	26.7~48.5	5.74~6.73	4.13~5.04	1 685~1 915	26.0~57.6	25.7~31.3
产品 5	1 205~2 645	42.3~55.7	5.15~5.96	4.02~4.97	1 755~1 955	38.4~66.7	24.6~32.6
产品 6	1 655~2 270	28.7~54.5	4.94~5.93	4.65~5.21	1 600~1 819	56.4~65.4	26.9~29.9

按照营养包包装规格每袋 12g 换算,对比 GB 22570—2014《食品安全国家标准　辅食营养补充品》必需成分指标 6~12 月龄每日含量,结果见图 11-2,产品编号为横坐标,12g 样品含量为纵坐标。结果显示 1 号实验室检测的产品 2 中钙元素结果略高于该标准上限。其他结果均在范围内。

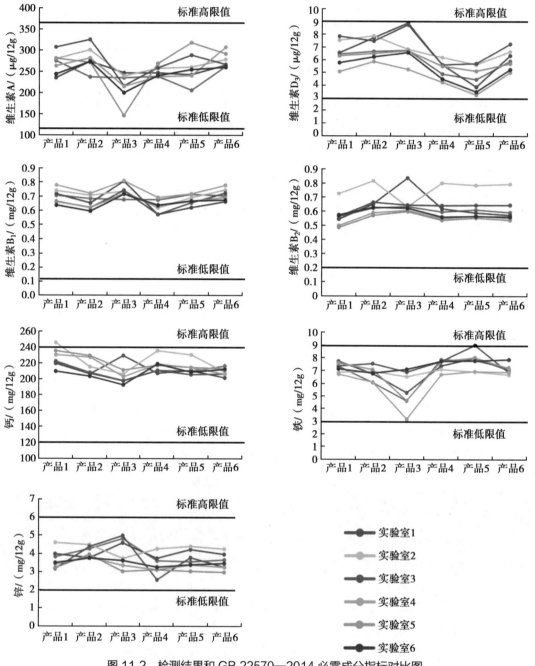

图 11-2　检测结果和 GB 22570—2014 必需成分指标对比图

（三）结论

在本次实验室能力验证中,对盲样进行了均匀性检验。分别选择具有代表性的脂溶性维生素 D_3,水溶性维生素 B_2 和矿物元素锌作为检验指标,通过单因素方差分析以上指标在 0.05 显著性水平时无显著性差异,认为考核样中的维生素 D_3、维生素 B_2、锌是均匀的,从而认为该样品是均匀的。多家实验室进行比对,实验条件不易控制,测量结果出现离群值的概率较大。本次采用实验室结果的中位值和标准四分位间距,以 Z 比分数评价实验室检测结果。参与本次比对的 6 家实验室结果均为"满意",认为实验室有该项目的检测能力。

矿物元素不同前处理方法是否影响检测结果,一直是实验室关注的问题。对比本次矿物元素分析过程中湿消解法和微波消解法 2 种前处理方法,统计结果显示 17 组数据没有显著性差异,1 组数据差异有统计学意义 $(P<0.05)$。18 组数据标准差结果显示,在钙、铁、锌检测中微波消解法相对湿消解法结果离散程度更小,可认为微波消解法精密度更高。综上,在营养包分析过程中,湿消解法和微波消解法结果几乎无显著差异。传统的湿消解法有操作烦琐、高耗能等缺点,微波消解与之相比具有密闭空间、稳定的高温高压环境,能加深样品消解程度,从而使检测结果准确度和精密度更高。

对比本次试验检测结果和 GB 22570—2014 必需成分指标的每日含量(6~12 月龄食用)。国内营养包统一包装规格 12g/ 袋,推荐每日 1 袋。从图中各实验室检测结果来看,1 号实验室产品 2 的钙元素结果高于 GB 22570—2014 必需成分指标每日含量(6~12 月龄食用)240mg,其他营养素值均在每日含量标准限值内。这与国家标准中的营养素钙日份量要求合格范围过窄有关,国家标准中营养素日份量要求是按 6~12 月龄和 13~36 月龄段分别给出范围值,贫困地区儿童营养改善项目干预人群 6~23 月龄须同时符合这两段,产品合格范围窄了很多,其中钙的合格范围仅为 180~240mg/ 包。

本研究主要结论如下:①参与本次比对的 6 家实验室结果均为"满意",认为这 6 家企业具备营养包质量的检测能力。② GB 22570—2014《食品安全国家标准　辅食营养补充品》规定的检测方法及原理是适用的。③湿消解法和微波消解法测定营养包中钙、铁、锌元素,结果无显著差异。但传统的湿消解法存在操作烦琐、高耗能等缺点,而微波消解检测结果精密度更高。

四、项目营养包质量监测

为掌握贫困地区儿童营养改善项目营养包质量与安全情况,国家卫生健康委妇幼健康司和食品司于 2016 年开始多次联合开展项目营养包的质量监测工作,对项目实施省份现场(县 / 乡、村医)不同厂家生产的营养包进行采样与检测,掌握项目营养包质量与食品风险状况,为项目营养包的质量保障提供数据支持。

1. 质量监测

(1)项目组织:组织单位为国家卫生健康委员会妇幼健康司和食品司。

(2)实施年份:项目于 2016—2021 年实施,共 5 次。

(3)质量监测计划:质量监测计划由中国疾病预防控制中心营养与健康所(原为营养与食品安全所)负责。

(4)项目监测实施:项目监测实施单位为中国疾病预防控制中心妇幼保健中心(项目办公室)、中国疾病预防控制中心营养与健康所(原为营养与食品安全所)、省项目申报办公室。

(5) 监测采样范围：对项目营养包供应企业、部分项目实施点（县妇幼保健院、乡镇卫生院、村医务室）的营养包进行采样。

(6) 监测指标：指标包括感官性状、蛋白质含量、维生素和矿物质含量、微生物指标、污染物指标、真菌毒素指标、脲酶活性、脂肪含量、植酸含量、残氧量、转基因成分、内包装铝塑复合膜材质、外盒材质。

2. 监测结果 2016—2021 年项目营养包质量监测采集的项目营养包共有 9 家企业生产，具体为天添爱（青岛）生物科技有限公司（以下简称"天添爱公司"）、福格森（武汉）生物科技有限公司（以下简称"福格森公司"）、广东一家人食品有限公司（以下简称"一家人公司"）、赣州市全标生物科技有限公司（以下简称"全标公司"）、辽宁美天佳生物科技有限公司（以下简称"美天佳公司"）、聊城优幼营养品有限公司（以下简称"聊城优幼公司"）、武汉华康臣生物科技有限公司（以下简称"华康臣公司"）、北京永康格林科技有限公司（以下简称"永康格林公司"）、安徽顺和生物科技有限公司（以下简称"安徽顺和公司"）。具体开展的项目营养包监测采样及监测指标情况详见表 11-9。

表 11-9 2016—2021 年项目营养包监测采样及监测指标情况说明

年份	项目营养包企业	监测采样省份	批次（样品数量）	说明
2016	天添爱公司、福格森公司、一家人公司、全标生物公司、美天佳公司、聊城优幼公司	贵州、陕西、四川、广西、黑龙江、江西、内蒙古	32(96)	(1) 监测实施：监测计划由中国疾病预防控制中心营养与健康所和国家食品安全风险评估中心共同制订；样品采集和检测由监测省份省疾病预防控制中心组织实施；检测结果汇总至中国疾病预防控制中心营养与健康所进行分析和报告 (2) 采样方法及监测指标：在项目省份营养包存放点采样，采集每个企业生产日期不相邻的 3 个批次，每批次样品的采样量不少于 1 000g；覆盖项目营养包技术要求的质量指标
2017	天添爱公司、福格森公司、一家人公司、全标生物公司、美天佳公司、华康臣公司	贵州、青海、广西、湖南、宁夏、山西、河南、云南、河北、重庆	101(336)	(1) 监测实施：监测计划由中国疾病预防控制中心营养与健康所制订；样品采集由国家项目办公室与省项目办公室实施；检测工作由中国疾病预防控制中心营养与健康所承担 (2) 采样方法及监测指标：在企业仓库采不相邻 3 批次，进行感官、维生素 A、维生素 B_1、钙、铁、脂肪、植酸的检测；在项目实施县存放点采不相邻 3 批次，其中 1 批次进行多指标检测，另 2 批次进行感官、维生素 A、维生素 B_1、钙、铁、脂肪、植酸的检测；村医处采 1 盒 ×30 袋 / 盒 ×3 个村 / 品牌，进行感官、脂肪的检测

续表

年份	项目营养包企业	监测采样省份	批次（样品数量）	说明
2018	天添爱公司、福格森公司、一家人公司、全标生物公司、美天佳公司、华康臣公司、永康格林公司、安徽顺和公司	贵州、青海、云南、重庆、湖北、河北、宁夏、四川	169(507)	(1)监测实施：监测计划由中国疾病预防控制中心营养与健康所制订；样品采集由国家项目办公室与省项目办公室实施；检测工作由中国疾病预防控制中心营养与健康所组织完成 (2)采样方法及监测指标：在企业仓库采不相邻3批次×8盒×30袋/盒，进行感官、维生素A、钙、铁、脂肪的检测；在项目实施县存放点采不相邻3批次，其中1批次进行多指标检测，另2批次进行感官、维生素A、钙、铁、脂肪的检测；村医处采1盒×30袋/盒×3个村/品牌，进行感官、转基因成分的检测
2019	天添爱公司、福格森公司、一家人公司、全标生物公司、美天佳公司、华康臣公司	黑龙江、山西、新疆、湖北、吉林、重庆、宁夏、贵州、云南、四川、湖南	57(197)	(1)监测实施：监测计划由中国疾病预防控制中心营养与健康所制订；样品采集由国家项目办公室与省项目办公室实施；检测工作由中国疾病预防控制中心营养与健康所组织完成 (2)采样方法及监测指标：在企业仓库采不相邻3批次产品，进行全项指标及残氧量指标检测，并采集内包材和外盒进行质量检测；在项目实施县存放点采不相邻3批次，进行感官、维生素A、钙、铁、脂肪和残氧量的检测
2021	天添爱公司、福格森公司、一家人公司、全标生物公司、华康臣公司、威海紫光公司(6家)	河北、河南、安徽、四川、贵州、海南、宁夏、广西	54(358)	(1)监测实施：监测计划由中国疾病预防控制中心营养与健康所制订；样品采集由国家项目办公室与省项目办公室实施；检测工作由中国疾病预防控制中心营养与健康所组织完成 (2)采样方法：在企业仓库采不相邻3批次产品，在项目实施县存放点采不相邻3批次 (3)监测指标：一是全项食品安全指标。分别从项目省份和企业采集的6家企业样品中各选择一个批次，共计12批次进行多指标检测，这些指标基本覆盖项目营养包的质量要求。二是企业采样样品。监测感官、蛋白质、脂肪、维生素A、钙和铁等6个指标。三是项目实施点库房采样样品。监测感官、蛋白质、脂肪等指标

(1)项目营养包标识的营养成分表:2021年监测采样的6家企业项目营养包,其标签标示的营养成分表中,均明确标示了能量和营养素的含量声称,包括能量、蛋白质、脂肪、碳水化合物和钠,以及按项目技术要求添加的钙、铁、锌共3种矿物质,维生素A、维生素D、维生素 B_1、维生素 B_2、叶酸、维生素 B_{12} 共6种维生素。每日营养包均为12g,提供的能量为179~221kJ(相当于43~53kcal),蛋白质3.0~3.2g,脂肪1.1~1.7g,碳水化合物4.8~6.9g,钠为1.8~10mg;维生素和矿物质则按项目营养包技术要求进行。具体见表11-10。

表11-10 2021年采集的六家企业项目营养包营养素含量声称(12g/袋)

营养成分	项目营养包标签含量声称值						平均值
	产品1	产品2	产品3	产品4	产品5	产品6	
能量/kJ	203	179	205	214	221	209	205
蛋白质/g	3.1	3.1	3.2	3.1	3.1	3.0	3.1
脂肪/g	1.5	1.2	1.7	1.6	1.7	1.1	1.5
碳水化合物/g	5.6	4.8	5.2	6.0	6.2	6.9	5.8
钠/mg	4	1.8	5	10	7	7.0	5.8
钙/mg	200	200	200	200	200	200	200
铁/mg	7.5	7.5	7.5	7.5	7.5	7.5	7.5
锌/mg	3.0	3.0	3.0	3.0	3.0	3.0	3.0
维生素A/μg	250	250	250	250	250	250	250
维生素D/μg	5.0	5.0	5.0	5.0	5.0	5.0	5.0
维生素 B_1/mg	0.50	0.50	0.50	0.50	0.50	0.50	0.50
维生素 B_2/mg	0.50	0.50	0.50	0.50	0.50	0.50	0.50
叶酸/μg	75.0	75.0	75.0	75.0	75.0	75.0	75.0
维生素 B_{12}/μg	0.50	0.50	0.50	0.50	0.50	0.50	0.50

(2)主要营养成分结果

详见表11-11、表11-12、表11-13、表11-14、表11-15。

(3)卫生学指标结果:所监测的污染物指标包括铅、总砷、硝酸盐,真菌毒素指标包括黄曲霉毒素 B_1、黄曲霉毒素 M_1,微生物指标包括菌落总数、大肠菌群、沙门菌,以及脲酶活性指标,上述指标历次监测结果所有样品均符合GB 22570—2014《食品安全国家标准 辅食营养补充品》的要求。

(4)包材主要指标结果:在2019年的质量监测中,对6家企业分别采集内包装材质即铝塑复合膜和包装纸盒,进行质量监测。检测结果表明,所采集的6家企业样品符合项目要求,具体见表11-16。

表 11-11 2016 年项目监测采样营养包营养素含量 ($\bar{x} \pm s$)(12g/ 袋)

样品来源	n	蛋白质 /g	维生素 A/μg	维生素 D/μg	维生素 B₁/mg	维生素 B₂/mg	叶酸 /μg	维生素 B₁₂/μg	铁 /mg	锌 /mg	钙 /mg
县存放点	32	3.34 ± 0.17	320 ± 80	5.47 ± 1.07	0.58 ± 0.24	0.58 ± 0.09	90.3 ± 13.8	1.00 ± 0.29	6.82 ± 1.15	3.70 ± 0.66	223 ± 27

表 11-12 2017 年项目监测采样营养包营养素含量 ($\bar{x} \pm s$)(12g/ 袋)

样品来源	n	脂肪 /g	维生素 A/μg	维生素 D/μg	维生素 B₁/mg	维生素 B₂/mg	叶酸 /μg	维生素 B₁₂/μg	锌 /mg
企业	19	1.2 ± 0.3	244 ± 30	—	—	0.64 ± 0.05	—	—	—
县存放点	7	1.2 ± 0.3	252 ± 34	7.30 ± 1.28	0.62 ± 0.05	0.60 ± 0.06	88.8 ± 8.8	0.56 ± 0.05	3.41 ± 0.41
村医处	33	1.2 ± 0.4	247 ± 32	—	—	—	—	—	—

注:"—"为未检测。

表 11-13 2018 年项目监测采样营养包营养素含量 ($\bar{x} \pm s$)(12g/ 袋)

样品来源	n	脂肪 /g	维生素 A/μg	维生素 D/μg	维生素 B₁/mg	维生素 B₂/mg	叶酸 /μg	维生素 B₁₂/μg	铁 /mg	锌 /mg	钙 /mg
企业	18	0.9 ± 0.2	245 ± 47	—	—	—	—	—	7.90 ± 1.05	—	202 ± 14
县存放点	32	0.8 ± 0.2	243 ± 55	7.09 ± 1.30	0.61 ± 0.08	0.68 ± 0.10	136.0 ± 57.2	0.52 ± 0.02	8.05 ± 0.87	2.79 ± 0.30	208 ± 13
村医处	16	1.0 ± 0.3	243 ± 55	—	—	—	—	—	8.30 ± 1.08	—	208 ± 17

注:"—"为未检测。

表 11-14 2019 年项目监测采样营养包营养素含量 ($\bar{x} \pm s$)(12g/ 袋)

样品来源	n	蛋白质 /g	维生素 A/μg	维生素 D/μg	维生素 B₁/mg	维生素 B₂/mg	叶酸 /μg	维生素 B₁₂/mg	铁 /mg	锌 /mg	钙 /mg
企业	14	3.28 ± 0.13	258 ± 25	6.31 ± 0.60	0.69 ± 0.19	0.63 ± 0.05	95.8 ± 7.9	0.71 ± 0.12	7.40 ± 0.34	3.54 ± 0.32	211 ± 7
县存放点	31	—	262 ± 32	—	—	—	—	—	7.66 ± 0.78	—	202 ± 15

注:"—"为未检测。

表 11-15 2021 年项目监测采样营养包营养素含量($\bar{x} \pm s$)(12g/袋)

样品来源	n	蛋白质/g	脂肪/g	维生素A/µg	维生素D/µg	维生素B$_1$/mg	维生素B$_2$/mg	叶酸/µg	维生素B$_{12}$/µg	铁/mg	锌/mg	钙/mg
企业+县存放点	12	3.28 ± 0.14	1.6 ± 0.3	263 ± 35	7.05 ± 0.60	0.69 ± 1.25	0.65 ± 0.10	48.7 ± 21	0.55 ± 0.05	6.66 ± 0.74	3.53 ± 0.22	225 ± 10
企业	18	3.24 ± 0.11	1.6 ± 0.4	236 ± 28	—	—	—	—	—	7.19 ± 0.52	—	227 ± 7
县存放点	36	3.25 ± 0.12	1.6 ± 0.6	—	—	—	—	—	—	—	—	—

注:"—"为未检测。

表 11-16 2019 年项目营养包包装材质的检测结果(n=6)

企业	1	2	3	4	5	6
铝塑膜						
高锰酸钾消耗量(水 60℃,2h)/(mg·kg^{-1})	0.96	0.8	0.64	0.96	0.8	0.96
总迁移量(正己烷,常温,2h)/(mg·kg^{-1})	2	3	3	2	3	4
水蒸气透过量/(cm^3·m^{-2}·24h^{-1})	0.4	0.4	0.4	0.04	0.4	0.4
氧气透过量/(cm^3·m^{-2}·24h^{-1}·0.1Pa^{-1})	0.1	0.3	0.1	0.4	0.2	0.2
厚度/mm	0.085	0.086	0.075	0.091	0.096	0.085
纸盒						
纸盒重量/(g·m^{-2})	409	354	361	362	310	364

(本章由中国疾病预防控制中心营养与健康所黄建研究员编写)

第十二章
营养包项目对 6~23 月龄儿童
贫血状况的干预效果

　　贫血是一个常见的公共健康问题,对公众健康和社会经济发展产生严重不良影响,贫血会影响疾病治疗的预后,增加儿童的死亡率及患病率,影响儿童的认知发育,造成劳动能力下降并影响高风险地区的经济增长。世界卫生组织(WHO)估计 2 岁以下 46% 的儿童患有缺铁性贫血,特别是 1 岁以下的婴幼儿。这是由于儿童的生长发育快、足月新生儿从母体中获得的铁和母乳喂养的铁可以满足婴儿前 6 个月铁的需求,如满 6 个月不能及时添加富铁辅食,容易引起铁缺乏,铁缺乏严重则会引起贫血。为了满足 6~23 月龄婴幼儿的生理需要,须提供给他们除母乳以外的其他高质量的辅食。国际上已广泛使用家庭强化的方式提高婴幼儿的辅食质量,我国也研发了富含微量营养素和优质蛋白的营养包,前期已有试点研究并在汶川地震灾区的应用,结果均显示可以有效改善婴幼儿贫血状况。自 2012 年以来由中央财政经费支持的贫困农村地区开展的婴幼儿营养改善项目,已免费为婴幼儿发放营养包十余年,系统评估婴幼儿贫血改善状况是非常必要的。

一、检测方法

　　儿童左手无名指取末梢血,使用微量化学反应片(血片)采集指尖末梢血,应用血红蛋白便携式分析仪测量血红蛋白含量。

二、评价标准与方法

　　根据卫生行业标准 WS/T 441—2013《人群贫血筛查方法》,5 岁以下儿童血红蛋白含量进行海拔校正,低于 110g/L 判定为贫血。当 Hb 为 100~110g/L 为轻度贫血,70~99g/L 为中度贫血,<70g/L 为重度贫血。

三、分析结果

1. 三省六县干预结果

　　(1)样本状况:2012—2020 年贫困农村地区儿童营养改善项目持续监测地区调查 6~23 月龄儿童样本量见表 12-1。2012 年调查样本量为 1 837 人,其中男童占 51.9%,女童占 48.1%;2014 年调查样本量为 1 782 人,其中男童占 50.9%,女童占 49.1%;2015 年调查样本量为 1 902 人,其中男童占 54.9%,女童占 45.1%;2017 年调查样本量为 1 852 人,其中男童占 53.0%,女童占 47.0%;2018 年调查样本量为 1 923 人,其中男童占 52.1%,女童占 47.9%;2019 年调查样本量为 1 933 人,其中男童占 51.1%,女童占 48.9%;2020 年样本量为 1 915 人,其中男童占 52.2%,女童占 47.8%。

表 12-1　2012—2020 年贫困农村地区儿童营养改善项目三省六县
被调查儿童样本量情况　　　　　　　　　　　　单位：人

调查年份	6~11 月龄			12~17 月龄			18~23 月龄			6~23 月龄		
	男	女	合计	男	女	合计	男	女	合计	男	女	合计
2012	335	322	657	329	317	646	289	245	534	953	884	1 837
2014	289	276	565	316	308	624	302	291	593	907	875	1 782
2015	360	280	640	336	296	632	348	282	630	1 044	858	1 902
2017	339	294	633	322	269	591	321	307	628	982	870	1 852
2018	319	306	625	328	297	625	355	318	673	1 002	921	1 923
2019	349	310	659	319	309	628	319	327	646	987	946	1 933
2020	331	302	633	332	321	653	336	293	629	999	916	1 915

（2）血红蛋白：2012—2020 年贫困农村地区儿童营养改善项目三省六县 6~23 月龄儿童血红蛋白浓度见表 12-2。2012 年 6~11 月龄、12~17 月龄、18~23 月龄、6~23 月龄儿童血红蛋白浓度分别为 111.6g/L，113.4g/L，116.5g/L，113.6g/L，2014 年、2015 年、2017 年、2018 年、2019 年、2020 年 6~11 月龄、12~17 月龄、18~23 月龄、6~23 月龄儿童血红蛋白浓度均与 2012 年有显著性差异（$P<0.05$）。

表 12-2　2012—2020 年贫困农村地区儿童营养改善项目三省六县
6~23 月龄儿童血红蛋白浓度　　　　　　　　单位：g/L

调查年份	6~11 月龄			12~17 月龄			18~23 月龄			6~23 月龄		
	男	女	合计	男	女	合计	男	女	合计	男	女	合计
2012	111.3 ± 11.1	111.8 ± 11.0	111.6 ± 11.0	113.9 ± 12.0	113.0 ± 13.1	113.4 ± 12.6	116.4 ± 13.0	116.6 ± 11.3	116.5 ± 12.3	113.7 ± 12.2	113.6 ± 12.0	113.6 ± 12.1
2014	113.2 ± 11.5	115.1 ± 11.3	114.2 ± 11.5	116.8 ± 11.1	116.0 ± 10.2	116.4 ± 10.6	118.9 ± 11.2	120.2 ± 10.0	119.6 ± 10.7	116.4 ± 11.5	117.1 ± 10.7	116.7 ± 11.1
2015	113.8 ± 11.7	115.3 ± 9.8	114.4 ± 10.9	116.4 ± 10.4	118.1 ± 10.7	117.2 ± 10.6	121.7 ± 9.7	122.3 ± 9.6	121.9 ± 9.7	117.3 ± 11.2	118.6 ± 10.4	117.8 ± 10.9
2017	115.5 ± 11.1	116.5 ± 10.4	115.9 ± 10.8	117.8 ± 11.0	118.6 ± 11.6	118.2 ± 11.3	122.9 ± 10.3	122.5 ± 11.0	122.7 ± 10.7	118.7 ± 11.2	119.3 ± 11.3	119.0 ± 11.3
2018	114.6 ± 10.7	114.3 ± 11.4	114.4 ± 11.0	115.9 ± 10.8	115.2 ± 11.1	115.6 ± 10.9	119.1 ± 11.0	119.4 ± 10.3	119.2 ± 10.6	116.6 ± 11.0	116.3 ± 11.1	116.5 ± 11.0
2019	117.8 ± 10.7	116.7 ± 9.9	117.3 ± 10.3	118.9 ± 10.2	120.0 ± 10.3	119.4 ± 10.3	122.0 ± 10.0	122.3 ± 10.2	122.1 ± 10.1	119.5 ± 10.4	119.7 ± 10.4	119.6 ± 10.4
2020	117.8 ± 10.5	116.1 ± 8.9	117.0 ± 9.8	118.8 ± 10.7	118.9 ± 10.3	118.8 ± 10.5	124.4 ± 10.1	123.9 ± 9.5	124.2 ± 9.8	120.3 ± 10.8	119.6 ± 10.1	120.0 ± 10.5

（3）贫血率：2012—2020 年贫困农村地区儿童营养改善项目三省六县 6~23 月龄儿童贫血率的变化趋势见图 12-1，从图 12-1 可见，除了 2018 年，从 2012 到 2020 年 6~11 月龄、12~17 月龄、18~23 月龄、6~23 月龄儿童贫血率整体呈下降的趋势。

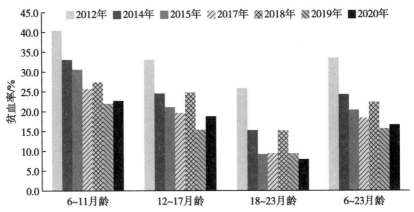

图 12-1　2012—2020 年贫困农村地区儿童营养改善项目三省六县 6~23 月龄儿童贫血率

2012—2020 年贫困农村地区儿童营养改善项目三省六县 6~23 月龄儿童贫血率见表 12-3。2012 年 6~11 月龄、12~17 月龄、18~23 月龄、6~23 月龄儿童贫血率分别为 40.5%，33.0%，25.8%，33.6%，2014 年、2015 年、2017 年、2018 年、2019 年、2020 年 6~11 月龄、12~17 月龄、18~23 月龄、6~23 月龄贫血率均与 2012 年比较显著下降（$P<0.05$）。与基线 6~23 月龄儿童贫血率比较，2014 年贫血率下降 28.0%。2015 年贫血率下降 39.6%，2017 年贫血率下降 45.5%，2018 年贫血率下降 33.9%，2019 年贫血率下降 53.6%，2020 年贫血率下降 50.9%。

表 12-3　2012—2020 年贫困农村地区儿童营养改善项目三省六县
6~23 月龄儿童贫血率

单位：%

调查年份	贫血程度	6~11 月龄			12~17 月龄			18~23 月龄			6~23 月龄		
		男	女	合计	男	女	合计	男	女	合计	男	女	合计
2012	总贫血率	40.6	40.4	40.5	34.0	31.9	33.0	26.3	25.3	25.8	34.0	33.1	33.6
	轻度贫血率	27.5	26.1	26.8	21.9	16.1	19.0	16.3	18.8	17.4	22.1	20.5	21.3
	中度贫血率	13.1	14.3	13.7	12.2	15.8	13.9	10.0	6.5	8.4	11.9	12.7	12.2
2014	总贫血率	35.6	30.4	33.1	23.1	26.0	24.5	18.5	12.0	15.3	25.6	22.7	24.2
	轻度贫血率	24.6	22.5	23.5	15.2	21.4	18.3	13.2	10.0	11.6	17.5	17.9	17.7
	中度贫血率	11.1	8.0	9.6	7.9	4.5	6.3	5.3	2.1	3.7	8.0	4.8	6.5
2015	总贫血率	33.9	26.4	30.6	21.7	20.3	21.0	9.2	9.2	9.2	21.7	18.6	20.3
	轻度贫血率	22.5	20.4	21.6	16.4	16.6	16.5	8.0	7.4	7.8	15.7	14.8	15.3
	中度贫血率	11.4	6.1	9.1	5.4	3.7	4.6	1.1	1.8	1.4	6.0	3.8	5.0
2017	总贫血率	28.9	22.1	25.8	21.1	17.8	19.6	9.0	9.8	9.4	19.9	16.4	18.3
	轻度贫血率	20.4	17.0	18.8	15.5	11.5	13.7	7.5	7.5	7.5	14.6	12.0	13.3
	中度贫血率	8.6	5.1	7.0	5.6	6.3	5.9	1.6	2.3	1.9	5.3	4.5	4.9

续表

调查年份	贫血程度	6~11 月龄			12~17 月龄			18~23 月龄			6~23 月龄		
		男	女	合计	男	女	合计	男	女	合计	男	女	合计
2018	总贫血率	27.0	27.8	27.4	25.9	23.6	24.8	15.8	14.2	15.0	22.7	21.7	22.2
	轻度贫血率	18.8	18.3	18.6	18.6	12.8	15.8	11.5	11.3	11.4	16.2	14.1	15.2
	中度贫血率	8.2	9.5	8.8	7.3	10.8	9.0	4.2	2.8	3.6	6.5	7.6	7.0
2019	总贫血率	20.9	23.2	22.0	17.9	12.9	15.4	8.8	9.8	9.3	16.0	15.2	15.6
	轻度贫血率	15.8	19.4	17.5	13.8	9.4	11.6	8.2	8.0	8.0	12.7	12.2	12.4
	中度贫血率	5.2	3.9	4.6	4.1	3.6	3.8	0.6	1.8	1.2	3.3	3.1	3.2
2020	总贫血率	20.8	24.8	22.7	19.6	17.8	18.7	8.3	7.5	7.9	16.2	16.8	16.5
	轻度贫血率	15.1	21.2	18.0	15.7	14.3	15.0	7.4	7.5	7.5	12.7	14.4	13.5
	中度贫血率	5.7	3.6	4.7	3.9	3.4	3.7	0.6	0.0	0.3	3.4	2.4	2.9
	重度贫血率	0	0	0	0	0	0	0.3	0	0.2	0.1	0	0.1

2. 全国持续性干预结果

(1)样本状况:2015—2020 年贫困农村地区儿童营养改善项目全国营养包干预地区调查 6~23 月龄儿童样本量见表 12-4。2015 年调查样本量为 36 325 人,其中男童占 52.3%,女童占 47.7%;2017 年调查样本量为 40 027 人,其中男童占 52.0%,女童占 48.0%;2018 年调查样本量为 43 831 人,其中男童占 51.6%,女童占 48.4%;2019 年样本量为 44 375 人,其中男童占 51.6%,女童占 48.4%;2020 年样本量为 46 050 人,其中男童占 51.7%,女童占 48.3%。

表 12-4 2015—2020 年贫困农村地区儿童营养改善项目全国营养包
干预地区 6~23 月龄儿童样本量情况
单位:人

调查年份	6~11 月龄			12~17 月龄			18~23 月龄			6~23 月龄		
	男	女	合计	男	女	合计	男	女	合计	男	女	合计
2015	6 096	5 559	11 659	6 552	6 023	12 578	6 332	5 750	12 088	18 983	17 332	36 325[*]
2017	7 201	6 594	13 800	6 860	6 425	13 293	6 743	6 190	12 934	20 805	19 209	40 027[#]
2018	7 222	6 630	13 852	7 472	7 086	14 558	7 944	7 477	15 421	22 638	21 193	43 831
2019	7 688	7 193	14 881	7 342	6 882	14 224	7 861	7 409	15 270	22 891	21 484	44 375
2020	7 859	7 409	15 268	7 863	7 394	15 257	8 092	7 433	15 525	23 814	22 236	46 050

注:[*]含性别不详 10 人;[#]含性别不详 13 人。

(2)血红蛋白:2015—2020 年贫困农村地区儿童营养改善项目全国营养包干预地区 6~23 月龄儿童血红蛋白浓度见表 12-5。2012 年三省六县监测结果显示 6~11 月龄、12~17 月龄、18~23 月龄、6~23 月龄儿童血红蛋白浓度分别为 111.6g/L、113.4g/L、116.5g/L、113.6g/L,与 2012 年基线结果相比,2015 年、2017 年、2018 年、2019 年、2020 年 6~11 月龄、12~17 月龄、18~23 月龄、6~23 月龄儿童血红蛋白浓度均有增长,且呈逐年增高的趋势,差异有统计学意义($P < 0.05$)。

表 12-5　2015—2020 年贫困农村地区儿童营养改善项目
6~23 月龄儿童血红蛋白浓度　　　　　　　单位：g/L

调查年份	6~11 月龄			12~17 月龄			18~23 月龄			6~23 月龄		
	男	女	合计	男	女	合计	男	女	合计	男	女	合计
2015	111.8 ± 12.9	112.6 ± 12.2	112.2 ± 12.6	114.3 ± 12.9	114.7 ± 13.1	114.5 ± 13.0	118.4 ± 12.6	118.4 ± 12.2	118.4 ± 12.4	114.9 ± 13.1	115.2 ± 12.7	115.1 ± 12.9
2017	113.1 ± 12.3	113.6 ± 11.9	113.3 ± 12.1	115.2 ± 12.8	115.5 ± 12.6	115.3 ± 12.7	118.8 ± 12.4	118.8 ± 12.2	118.8 ± 12.3	115.6 ± 12.7	115.9 ± 12.4	115.8 ± 12.6
2018	114.4 ± 12.7	114.2 ± 12.0	114.3 ± 12.4	116.0 ± 12.7	115.9 ± 12.3	116.0 ± 12.5	119.1 ± 12.2	119.2 ± 12.2	119.1 ± 12.2	116.6 ± 12.7	116.6 ± 12.3	116.6 ± 12.5
2019	114.9 ± 12.0	115.2 ± 11.4	115.1 ± 11.7	116.7 ± 12.4	117.2 ± 11.8	116.9 ± 12.1	119.8 ± 12.1	120.1 ± 11.6	120.0 ± 11.9	117.2 ± 12.3	117.5 ± 11.8	117.4 ± 12.0
2020	115.9 ± 11.8	116.0 ± 11.5	115.9 ± 11.6	117.9 ± 12.1	118.0 ± 11.6	117.9 ± 11.9	120.9 ± 11.8	120.8 ± 11.5	120.9 ± 11.6	118.3 ± 12.1	118.3 ± 11.7	118.3 ± 11.9

（3）贫血率：2015—2020 年贫困农村地区儿童营养改善项目全国营养包干预地区 6~23 月龄儿童贫血率的变化趋势见图 12-2，从图中可见，6~11 月龄、12~17 月龄、18~23 月龄、6~23 月龄儿童贫血率均呈逐年下降的趋势。

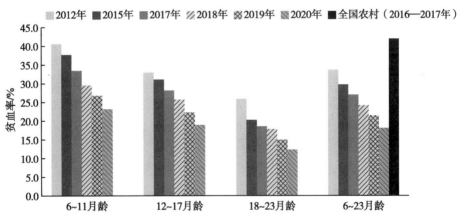

图 12-2　2015—2020 年贫困农村地区儿童营养改善项目
全国营养包干预地区 6~23 月龄儿童贫血率
注：2016—2017 年中国居民营养与健康状况监测。

2015—2020 年贫困农村地区儿童营养改善项目全国营养包干预地区 6~23 月龄儿童贫血率及贫血分级见表 12-6。2015、2017、2018、2019、2020 年 6~11 月龄、12~17 月龄、18~23 月龄、6~23 月龄贫血率较基线均有显著下降（$P<0.05$）。与 2012 基线 6~23 月龄儿童贫血率比较，2015 年下降 11.6%，2017 年下降 19.9%，2018 年下降 28.3%，2019 年下降 36.9%，2020 年下降 46.1%。本项目 2015—2020 年监测的全国营养包干预地区 6~23 月龄儿童贫血率显著低于 2015—2017 年中国居民营养与健康状况监测中农村 6~23 月龄儿童贫血率监测结果。

表 12-6　2015—2020 年贫困农村地区儿童营养改善项目
全国营养包干预地区 6~23 月龄儿童贫血率

单位：%

调查年份	贫血程度	6~11 月龄			12~17 月龄			18~23 月龄			6~23 月龄		
		男	女	合计	男	女	合计	男	女	合计	男	女	合计
2015	总贫血率	39.2	36.4	37.8	32.0	30.2	31.1	20.8	19.7	20.3	30.6	28.7	29.7
	轻度贫血率	23.6	24.1	23.9	19.7	18.7	19.2	13.6	13.1	13.4	18.9	18.6	18.8
	中度贫血率	15.1	11.9	13.6	12.1	11.1	11.7	7.0	6.3	6.7	11.4	9.8	10.6
	重度贫血率	0.4	0.3	0.4	0.2	0.3	0.2	0.2	0.2	0.2	0.3	0.3	0.3
2017	总贫血率	34.3	32.5	33.4	28.7	27.4	28.1	18.7	18.4	18.6	27.4	26.3	26.9
	轻度贫血率	21.9	21.4	21.7	18.5	17.3	18.0	12.3	12.4	12.3	17.7	17.1	17.4
	中度贫血率	12.0	10.8	11.4	9.9	9.7	9.8	6.2	5.9	6.0	9.4	8.8	9.1
	重度贫血率	0.4	0.3	0.3	0.3	0.4	0.3	0.2	0.2	0.2	0.3	0.3	0.3
2018	总贫血率	29.3	29.4	29.4	26.2	25.2	25.7	18.2	17.3	17.8	24.4	23.8	24.1
	轻度贫血率	18.2	19.5	18.8	16.1	15.9	16.0	12.2	11.8	12.0	15.4	15.6	15.5
	中度贫血率	10.7	9.6	10.2	9.8	9.1	9.5	5.8	5.3	5.6	8.7	7.9	8.3
	重度贫血率	0.4	0.3	0.4	0.2	0.3	0.3	0.2	0.2	0.2	0.3	0.3	0.3
2019	总贫血率	27.7	25.6	26.7	23.1	21.2	22.2	15.1	14.7	14.9	21.9	20.4	21.2
	轻度贫血率	18.8	17.5	18.2	15.0	14.4	14.7	10.2	10.2	10.2	14.6	14.0	14.3
	中度贫血率	8.7	7.7	8.2	7.8	6.6	7.2	4.6	4.2	4.4	7.0	6.2	6.6
	重度贫血率	0.3	0.3	0.3	0.3	0.2	0.3	0.3	0.3	0.3	0.3	0.2	0.3
2020	总贫血率	23.4	22.9	23.1	19.4	18.7	19.0	12.2	12.5	12.3	18.3	18.0	18.1
	轻度贫血率	15.6	16.0	15.8	13.0	13.1	13.1	8.1	8.8	8.4	12.2	12.7	12.4
	中度贫血率	7.4	6.6	7.0	6.1	5.2	5.7	3.8	3.4	3.6	5.7	5.1	5.4
	重度贫血率	0.4	0.3	0.3	0.3	0.3	0.3	0.3	0.3	0.3	0.3	0.3	0.3

　　缺铁性贫血是 2 岁以下儿童常见的营养性缺乏疾病,强化婴幼儿辅食是预防和控制缺铁性贫血的重要方法。

　　自 2003 年开始,我国在甘肃、青海、山西、陕西的部分农村地区和四川地震灾区开展了多个辅食营养补充品的干预项目并观察辅食营养补充品对婴幼儿贫血的改善状况。

　　2003 年,中国疾病预防控制中心应用营养豆粉包对甘肃贫困地区 1 500 名 4~12 月龄儿童贫血和生长发育影响开展干预研究中,干预 12 个月后,补充蛋白质和微量营养素的配方 1 组儿童的血红蛋白的增加值高于对照组,儿童贫血率明显下降,干预至所有儿童满 2 岁时,配方 1 组的血红蛋白增加值显著高于对照组。结果表明补充微量营养素和大剂量的维生素 A 可以增加婴幼儿的血红蛋白值,降低贫血率。

　　汶川地震 3 个月后,中国疾病预防控制中心启动地震灾区婴幼儿营养保障工作,为理县 6~23 月龄婴幼儿免费发放营养包,监测结果显示:理县婴幼儿的平均血红蛋白浓度在食用营养包后平均血红蛋白增加了 15.1g/L,显著高于基线调查的血红蛋白水平。贫血率从基线的 77.4% 降至 30.8%。

2010 年在联合国儿童基金会(UNICEF)支持下,由中国疾病预防控制中心营养与食品安全所在四川、陕西和甘肃三省的汶川县、青川县、彭州市、茂县、理县、文县、康县、宁强县对 6~23 月龄婴幼儿进行辅食营养包免费供应,项目为期 18 个月,共有约 3 万名婴幼儿获得辅食营养包。项目同时在青川县、彭州市、文县和宁强县进行生物学监测,结果显示,食用辅食营养包的婴幼儿贫血率明显下降,总体贫血率由基线的 52.8% 下降至 24.8%,下降比率达53%,且血红蛋白水平较干预前明显升高。

2012 年 10 月卫生部启动了贫困地区儿童营养改善项目,为贫困地区 6~23 月龄儿童免费发放营养包,对农村地区婴幼儿营养改善项目免费发放营养包以来,湖北、山西、云南三省六县的项目于 2012 年启动持续至今,结果显示贫血率整体呈下降趋势,2018 年监测数据显示贫血率略有上升,分析认为部分地区营养包招标出现问题,致使这些地区营养包供应出现间断,这可能是导致贫血上升的原因。随着项目的覆盖面逐渐扩大,婴幼儿对营养包服用依从率逐渐增高,2015—2020 年进行 5 次血红蛋白的监测,监测结果显示婴幼儿的贫血率逐年下降,且以轻度贫血率为主。与 2012 年基线比较,贫血率显著下降。2015—2017 年中国居民营养与健康状况监测覆盖 31 个省(自治区、直辖市),2016—2017 年开展儿童监测,结果显示农村地区 6~23 月龄婴幼儿的贫血率为 42%,营养包覆盖地区贫血率显著低于全国农村监测结果。贫困地区儿童营养改善项目监测结果与以往的研究结果一致,表明富含微量营养素和优质蛋白的营养包能够有效改善婴幼儿贫血。

(本章由中国疾病预防控制中心营养与健康所王丽娟研究员编写)

第十三章
营养包项目对 6~23 月龄儿童
生长发育的干预效果

婴幼儿生长发育水平是评估营养干预工作有效性的最直接的指标。贫困地区儿童营养改善项目对营养包干预覆盖地区的儿童进行了阶段性的生长发育水平测试与分析,通过历年数据比较可以直观体现婴幼儿营养改善状况。

一、指标与方法

(一)身长与体重

身长(高)是正确评估身体发育特征和评价生长速度的依据之一。身长(高)代表头、脊柱和下肢长度的总和。

体重能在一定程度上反映婴幼儿的骨骼、肌肉、脂肪和内脏重量增长的综合状况,且是营养评价中最易获得又极为重要的反映儿童生长与营养状况的指标之一。婴幼儿体重增长过快或停滞均提示其存在营养不良或疾病的风险。

本项目使用婴幼儿智能体检仪测试身长与体重。身长测量以 cm 为单位,精确度0.1cm。体重测量以 kg 为单位,精确度为 0.05kg。出生体重与出生身长抄录自婴幼儿出生信息资料。

(二)Z 评分与生长发育情况判定

根据儿童的基本信息与体格测量情况,参照世界卫生组织相关参考标准,利用 WHO Anthro 软件进行年龄别体重 Z 评分(WAZ)、年龄别身长 Z 评分(LAZ)及身长别体重 Z 评分(WHZ)的计算。当 WAZ 小于 –2 时为低体重;当 LAZ 小于 –2 时为生长迟缓;当 WHZ 小于 –2 时为消瘦,当 WHZ 大于 2 小于等于 3 时为超重,当 WHZ 大于 3 时为肥胖。

(三)统计与分析

利用 SPSS 22.0 软件进行数据统计分析。连续型变量采用均值 ± 标准差的形式表示。各年度间均值比较分析采用方差分析,各年度与基线监测均值比较分析采用 t 检验,率的比较采用卡方检验。以 $P<0.05$ 计为具有显著性差异。

二、结果与分析

(一)持续监测地区监测数据分析

1. 样本量描述 如表 13-1 数据所示,2012—2020 年间,持续监测地区各年度监测人数均满足项目要求。

2. 出生身长 如表 13-2 数据所示,2012 年持续监测地区 6~23 月龄婴幼儿平均出生身长为 49.7cm,其中男童平均出生身长为 49.8cm,女童平均出生身长为 49.6cm。

表 13-1　2012—2020 年持续监测地区 6~23 月龄婴幼儿样本量描述　　　单位：人

调查年份	6~11 月龄			12~17 月龄			18~23 月龄			6~23 月龄		
	男	女	合计	男	女	合计	男	女	合计	男	女	合计
2012	336	322	658	329	317	646	289	245	534	954	884	1 838
2014	289	276	565	316	308	624	302	291	593	907	875	1 782
2015	360	280	640	336	296	632	348	282	630	1 044	858	1 902
2017	339	294	633	322	269	591	321	307	628	982	870	1 852
2018	319	306	625	328	297	625	355	318	673	1 002	921	1 923
2019	349	310	659	319	309	628	319	327	646	987	946	1 933
2020	331	302	633	332	321	653	336	293	629	999	916	1 915

表 13-2　2012—2020 年持续监测地区 6~23 月龄婴幼儿出生身长　　　单位：cm

调查年份	6~11 月龄			12~17 月龄			18~23 月龄			6~23 月龄		
	男	女	合计	男	女	合计	男	女	合计	男	女	合计
2012	49.8±1.5	49.7±1.9	49.8±1.7	49.7±1.7	49.6±1.6	49.7±1.6	49.7±1.8	49.5±2.0	49.6±1.9	49.8±1.7	49.6±1.8	49.7±1.7
2014	50.1±2.1	49.7±1.9	49.9±2.0	49.8±2.2	49.8±1.8	49.8±2.0	49.7±2.4	49.8±1.6	49.8±2.1	49.9±2.3	49.8±1.8	49.8±2.0
2015	49.9±1.7	49.4±1.9	49.7±1.8	49.6±1.7	49.2±2.1	49.4±1.9	49.7±1.8	49.6±1.7	49.6±1.8	49.7±1.8	49.4±1.9	49.6±1.8
2017	49.8±1.4	49.5±1.6	49.6±1.5	49.5±3.1	49.5±1.7	49.5±2.6	49.8±2.0	49.4±1.7	49.6±1.8	49.7±2.3	49.5±1.7	49.6±2.0
2018	49.7±2.4	49.6±3.1	49.6±2.6	49.7±2.2	49.6±3.1	49.6±2.6	49.9±1.5	49.8±1.5	49.8±1.5	49.8±2.1	49.7±2.3	49.7±2.2
2019	49.7±1.7	49.3±1.7	49.5±1.7	49.7±1.5	49.3±1.8	49.5±1.7	49.8±1.5	49.4±1.6	49.6±1.5	49.7±1.6	49.3±1.7	49.5±1.7
2020	49.7±1.8	49.6±1.7	49.7±1.8	49.7±1.7	49.7±1.5	49.7±1.6	49.7±1.8	49.3±1.5	49.5±1.7	49.7±1.8	49.6±1.6	49.6±1.7

3. 出生体重　如表 13-3 数据所示，2012 年持续监测地区 6~23 月龄婴幼儿平均出生体重为 3 293g，其中男童平均出生体重为 3 339g，女童平均出生体重为 3 244g。

4. 身长　如表 13-4 数据所示，2012 年持续监测地区基线调查中监测婴幼儿身长平均水平为 76.0cm。随着营养包干预工作的开展，2014 年至 2020 年持续监测地区监测婴幼儿的身长出现增加，各年度 6~23 月龄监测婴幼儿的身长平均水平均显著高于 2012 年的基线调查水平。

表 13-3 2012—2020 年持续监测地区 6~23 月龄婴幼儿出生体重　　　单位：g

调查年份	6~11 月龄			12~17 月龄			18~23 月龄			6~23 月龄		
	男	女	合计	男	女	合计	男	女	合计	男	女	合计
2012	3 318 ± 412	3 253 ± 404	3 287 ± 409	3 390 ± 472	3 243 ± 409	3 317 ± 448	3 305 ± 446	3 233 ± 450	3 272 ± 449	3 339 ± 444	3 244 ± 418	3 293 ± 435
2014	3 303 ± 417	3 172 ± 407	3 239 ± 417	3 285 ± 482	3 253 ± 397	3 269 ± 442	3 298 ± 402	3 227 ± 423	3 263 ± 414	3 295 ± 436	3 219 ± 410	3 258 ± 425
2015	3 353 ± 500	3 183 ± 439	3 279 ± 481	3 333 ± 470	3 185 ± 448	3 264 ± 466	3 286 ± 456	3 180 ± 442	3 238 ± 453	3 323 ± 477	3 182 ± 443	3 260 ± 467
2017	3 330 ± 464	3 182 ± 461	3 263 ± 468	3 311 ± 441	3 224 ± 463	3 272 ± 453	3 354 ± 496	3 171 ± 456	3 265 ± 486	3 332 ± 457	3 192 ± 460	3 266 ± 469
2018	3 312 ± 509	3 227 ± 472	3 270 ± 493	3 308 ± 552	3 195 ± 435	3 254 ± 503	3 336 ± 423	3 196 ± 453	3 270 ± 443	3 319 ± 495	3 206 ± 454	3 265 ± 479
2019	3 336 ± 474	3 204 ± 474	3 273 ± 478	3 322 ± 433	3 181 ± 468	3 253 ± 456	3 313 ± 488	3 191 ± 454	3 251 ± 474	3 324 ± 465	3 192 ± 465	3 259 ± 470
2020	3 328 ± 484	3 225 ± 510	3 279 ± 499	3 344 ± 551	3 242 ± 444	3 294 ± 504	3 304 ± 470	3 168 ± 404	3 241 ± 445	3 325 ± 503	3 212 ± 456	3 271 ± 484

5. 体重 如表 13-5 数据所示，2012 年持续监测地区基线调查中监测婴幼儿体重平均水平为 9.59kg。随着营养包干预工作的开展，2014 年至 2020 年持续监测地区监测婴幼儿的体重出现增加，各年度 6~23 月龄监测婴幼儿的体重平均水平均高于 2012 年的基线调查水平，其中 2014 年、2017 年、2018 年、2019 年及 2020 年与 2012 年基线调查数据相比呈现显著性差异。

表 13-4 2012—2020 年持续监测地区 6~23 月龄婴幼儿身长　　　单位：cm

调查年份	6~11 月龄			12~17 月龄			18~23 月龄			6~23 月龄		
	男	女	合计	男	女	合计	男	女	合计	男	女	合计
2012	71.2 ± 3.6	69.5 ± 3.4	70.4 ± 3.6	77.6 ± 3.4	75.7 ± 3.5	76.7 ± 3.5	82.8 ± 3.6	81.5 ± 3.7	82.2 ± 3.7	76.9 ± 5.9	75.1 ± 5.9	76.0 ± 6.0
2014	71.4 ± 3.6	69.9 ± 3.9	70.7 ± 3.8	78.3 ± 3.7	76.6 ± 3.9	77.5 ± 3.9	82.9 ± 3.9	82.2 ± 3.4	82.5 ± 3.7	77.6 ± 6.0	76.4 ± 6.2	77.0 ± 6.1
2015	71.9 ± 3.8	70.0 ± 3.6	71.1 ± 3.8	78.0 ± 3.3	76.7 ± 3.1	77.4 ± 3.3	84.3 ± 4.0	82.6 ± 4.0	83.5 ± 4.0	78.0 ± 6.3	76.5 ± 6.2	77.3 ± 6.3
2017	71.1 ± 3.4	69.8 ± 3.9	70.5 ± 3.7	78.0 ± 3.4	76.4 ± 3.6	77.3 ± 3.6	83.4 ± 3.7	82.7 ± 3.7	83.1 ± 3.7	77.4 ± 6.2	76.4 ± 6.6	76.9 ± 6.4

续表

调查年份	6~11 月龄			12~17 月龄			18~23 月龄			6~23 月龄		
	男	女	合计	男	女	合计	男	女	合计	男	女	合计
2018	72.7 ± 4.5	71.4 ± 5.2	72.1 ± 4.9	78.5 ± 4.2	76.7 ± 4.0	77.7 ± 4.2	82.6 ± 5.1	81.5 ± 4.7	82.1 ± 4.9	78.1 ± 6.1	76.6 ± 6.3	77.4 ± 6.2
2019	71.6 ± 3.2	70.4 ± 3.4	71.0 ± 3.3	78.1 ± 3.3	76.5 ± 3.6	77.3 ± 3.5	83.7 ± 3.3	82.2 ± 3.7	82.9 ± 3.5	77.6 ± 5.9	76.5 ± 6.0	77.1 ± 6.0
2020	72.6 ± 3.1	70.0 ± 3.3	71.4 ± 3.4	78.7 ± 3.2	77.2 ± 3.2	78.0 ± 3.3	84.0 ± 3.5	83.0 ± 3.4	83.5 ± 3.5	78.5 ± 5.7	76.7 ± 6.2	77.6 ± 6.0

表 13-5　2012—2020 年持续监测地区 6~23 月龄婴幼儿体重　　　　　单位：kg

调查年份	6~11 月龄			12~17 月龄			18~23 月龄			6~23 月龄		
	男	女	合计	男	女	合计	男	女	合计	男	女	合计
2012	8.86 ± 1.22	8.21 ± 1.11	8.54 ± 1.21	9.96 ± 1.15	9.31 ± 1.17	9.64 ± 1.21	11.08 ± 1.30	10.51 ± 1.26	10.82 ± 1.31	9.91 ± 1.51	9.24 ± 1.49	9.59 ± 1.54
2014	8.78 ± 1.16	8.22 ± 1.18	8.50 ± 1.20	10.19 ± 1.37	9.53 ± 1.44	9.87 ± 1.44	10.93 ± 1.40	10.50 ± 1.19	10.72 ± 1.32	9.99 ± 1.59	9.44 ± 1.57	9.72 ± 1.60
2015	8.92 ± 1.18	8.15 ± 1.15	8.58 ± 1.23	9.88 ± 1.18	9.30 ± 1.09	9.61 ± 1.18	11.17 ± 1.37	10.48 ± 1.25	10.86 ± 1.36	9.98 ± 1.55	9.31 ± 1.50	9.68 ± 1.56
2017	8.89 ± 1.18	8.17 ± 1.16	8.55 ± 1.22	9.99 ± 1.21	9.42 ± 1.46	9.73 ± 1.36	11.18 ± 1.48	10.67 ± 1.42	10.93 ± 1.48	10.00 ± 1.60	9.44 ± 1.71	9.74 ± 1.67
2018	9.03 ± 1.46	8.62 ± 1.56	8.83 ± 1.52	10.36 ± 3.87	9.38 ± 1.30	9.90 ± 2.98	11.04 ± 1.46	10.43 ± 1.35	10.75 ± 1.44	10.18 ± 2.65	9.49 ± 1.59	9.85 ± 2.23
2019	9.03 ± 1.07	8.35 ± 1.03	8.71 ± 1.11	10.17 ± 1.12	9.48 ± 1.25	9.83 ± 1.23	11.23 ± 1.17	10.48 ± 1.37	10.85 ± 1.33	10.11 ± 1.44	9.46 ± 1.51	9.79 ± 1.51
2020	9.10 ± 1.07	8.46 ± 3.38	8.79 ± 2.77	10.23 ± 1.27	9.60 ± 1.11	9.92 ± 1.23	11.29 ± 1.34	10.73 ± 1.18	11.03 ± 1.30	10.21 ± 1.52	9.59 ± 2.56	9.91 ± 2.11

6. Z 评分

（1）WAZ：如表 13-6 数据所示，持续监测地区 2012 年基线调查中监测婴幼儿的 WAZ 为 −0.26 ± 1.03。随着营养包干预工作的开展，6~23 月龄婴幼儿的 WAZ 值较基线调查相比逐渐呈现上升趋势，其中 2019 年和 2020 年与 2012 年基线数据相比呈现显著差异。

（2）LAZ：如表 13-7 数据所示，持续监测地区 2012 年基线调查中监测婴幼儿的 LAZ 为 −0.54 ± 1.14。随着营养包干预工作的开展，2014—2020 年各年度 6~23 月龄婴幼儿的 LAZ 值较基线调查相比均呈现显著提高。

（3）WHZ：如表 13-8 数据所示，持续监测地区 2012 年基线调查中监测婴幼儿的 WHZ 为 0.02 ± 1.02。随着营养包干预工作的开展，2014—2020 年各年度 6~23 月龄监测婴幼儿的 WHZ 值较基线调查相比未呈现明显的变化规律。

表 13-6　2012—2020 年持续监测地区 6~23 月龄婴幼儿 WAZ

调查年份	6~11 月龄			12~17 月龄			18~23 月龄			6~23 月龄		
	男	女	合计	男	女	合计	男	女	合计	男	女	合计
2012	−0.14 ± 1.14	−0.06 ± 1.01	−0.10 ± 1.08	−0.36 ± 1.01	−0.31 ± 0.97	−0.33 ± 0.99	−0.44 ± 1.01	−0.30 ± 0.96	−0.37 ± 0.99	−0.31 ± 1.06	−0.22 ± 0.99	−0.26 ± 1.03
2014	−0.20 ± 1.15	−0.07 ± 1.10	−0.14 ± 1.12	−0.25 ± 1.10	−0.22 ± 0.98	−0.24 ± 1.04	−0.56 ± 1.08	−0.32 ± 0.90	−0.44 ± 1.00	−0.34 ± 1.12	−0.21 ± 1.00	−0.27 ± 1.06
2015	−0.01 ± 1.15	−0.11 ± 1.05	−0.05 ± 1.11	−0.44 ± 1.04	−0.28 ± 0.93	−0.37 ± 0.99	−0.37 ± 1.03	−0.35 ± 0.93	−0.36 ± 0.99	−0.27 ± 1.09	−0.25 ± 0.97	−0.26 ± 1.04
2017	−0.05 ± 1.19	−0.12 ± 1.04	−0.08 ± 1.12	−0.33 ± 1.06	−0.21 ± 1.16	−0.27 ± 1.10	−0.40 ± 1.03	−0.27 ± 0.99	−0.34 ± 1.01	−0.26 ± 1.10	−0.20 ± 1.06	−0.23 ± 1.08
2018	−0.01 ± 1.20	0.26 ± 1.28	0.12 ± 1.24	−0.23 ± 1.18	−0.25 ± 1.07	−0.24 ± 1.13	−0.50 ± 1.14	−0.41 ± 1.02	−0.45 ± 1.09	−0.25 ± 1.19	−0.14 ± 1.16	−0.20 ± 1.18
2019	0.09 ± 1.00	0.04 ± 0.97	0.07 ± 0.98	−0.12 ± 0.99	−0.15 ± 1.03	−0.14 ± 1.01	−0.32 ± 0.91	−0.37 ± 1.04	−0.34 ± 0.98	−0.11 ± 0.98	−0.16 ± 1.03	−0.14 ± 1.00
2020	0.04 ± 0.98	−0.06 ± 1.04	−0.01 ± 1.01	−0.11 ± 1.01	−0.08 ± 0.94	−0.09 ± 0.98	−0.24 ± 0.98	−0.14 ± 0.88	−0.19 ± 0.94	−0.10 ± 1.00	−0.09 ± 0.96	−0.10 ± 0.98

表 13-7　2012—2020 年持续监测地区 6~23 月龄婴幼儿 LAZ

调查年份	6~11 月龄			12~17 月龄			18~23 月龄			6~23 月龄		
	男	女	合计	男	女	合计	男	女	合计	男	女	合计
2012	−0.42 ± 1.21	−0.25 ± 1.06	−0.33 ± 1.14	−0.58 ± 1.15	−0.62 ± 1.07	−0.60 ± 1.11	−0.80 ± 1.13	−0.61 ± 1.11	−0.71 ± 1.12	−0.59 ± 1.17	−0.48 ± 1.09	−0.54 ± 1.14
2014	−0.33 ± 1.31	−0.13 ± 1.27	−0.24 ± 1.29	−0.49 ± 1.19	−0.43 ± 1.18	−0.46 ± 1.18	−0.74 ± 1.16	−0.46 ± 1.02	−0.60 ± 1.10	−0.52 ± 1.23	−0.35 ± 1.16	−0.44 ± 1.20
2015	−0.03 ± 1.29	−0.05 ± 1.05	−0.03 ± 1.19	−0.45 ± 1.11	−0.19 ± 1.01	−0.33 ± 1.07	−0.32 ± 1.24	−0.33 ± 1.07	−0.33 ± 1.17	−0.26 ± 1.23	−0.19 ± 1.05	−0.23 ± 1.15
2017	−0.40 ± 1.20	−0.20 ± 1.15	−0.31 ± 1.18	−0.43 ± 1.13	−0.27 ± 1.06	−0.36 ± 1.10	−0.62 ± 1.07	−0.40 ± 1.05	−0.51 ± 1.07	−0.48 ± 1.14	−0.29 ± 1.09	−0.39 ± 1.12

续表

调查年份	6~11 月龄			12~17 月龄			18~23 月龄			6~23 月龄		
	男	女	合计	男	女	合计	男	女	合计	男	女	合计
2018	0.06 ± 1.51	0.12 ± 1.3.7	0.09 ± 1.44	−0.25 ± 1.49	−0.20 ± 1.29	−0.22 ± 1.39	−0.71 ± 1.37	−0.61 ± 1.23	−0.66 ± 1.30	−0.31 ± 1.49	−0.24 ± 1.33	−0.28 ± 1.41
2019	−0.21 ± 1.04	0.02 ± 1.09	−0.10 ± 1.07	−0.29 ± 1.01	−0.29 ± 1.00	−0.29 ± 1.01	−0.54 ± 1.00	−0.47 ± 1.03	−0.50 ± 1.02	−0.34 ± 1.03	−0.25 ± 1.06	−0.30 ± 1.04
2020	−0.04 ± 1.01	−0.13 ± 0.96	−0.08 ± 0.99	−0.07 ± 1.05	−0.12 ± 1.03	−0.09 ± 1.04	−0.33 ± 1.09	−0.17 ± 0.98	−0.25 ± 1.04	−0.15 ± 1.06	−0.14 ± 0.99	−0.14 ± 1.03

表 13-8　2012—2020 年持续监测地区 6~23 月龄婴幼儿 WHZ

调查年份	6~11 月龄			12~17 月龄			18~23 月龄			6~23 月龄		
	男	女	合计	男	女	合计	男	女	合计	男	女	合计
2012	0.18 ± 1.09	0.15 ± 1.08	0.16 ± 1.08	−0.12 ± 1.03	−0.02 ± 0.95	−0.07 ± 0.99	−0.05 ± 1.01	−0.01 ± 0.90	−0.03 ± 0.96	0.01 ± 1.05	0.04 ± 0.98	0.02 ± 1.02
2014	0.02 ± 1.20	0.05 ± 1.12	0.03 ± 1.16	−0.05 ± 1.16	−0.04 ± 1.11	−0.04 ± 1.14	−0.24 ± 1.14	−0.16 ± 0.97	−0.20 ± 1.06	−0.09 ± 1.17	−0.05 ± 1.07	−0.07 ± 1.12
2015	0.08 ± 1.13	−0.08 ± 1.08	0.01 ± 1.11	−0.31 ± 1.02	−0.27 ± 0.91	−0.29 ± 0.97	−0.31 ± 0.95	−0.29 ± 0.93	−0.30 ± 0.94	−0.17 ± 1.05	−0.21 ± 0.98	−0.19 ± 1.02
2017	0.24 ± 1.19	0.03 ± 1.13	0.15 ± 1.17	−0.19 ± 1.02	−0.11 ± 1.22	−0.16 ± 1.12	−0.11 ± 1.10	−0.13 ± 1.01	−0.12 ± 1.06	−0.02 ± 1.13	−0.07 ± 1.12	−0.04 ± 1.12
2018	−0.09 ± 1.08	0.14 ± 1.03	0.02 ± 1.06	−0.10 ± 1.19	−0.21 ± 1.08	−0.15 ± 1.14	−0.04 ± 1.01	−0.16 ± 0.95	−0.09 ± 0.98	−0.07 ± 1.09	−0.08 ± 1.03	−0.07 ± 1.06
2019	0.33 ± 1.01	0.11 ± 1.00	0.22 ± 1.01	0.02 ± 1.03	−0.03 ± 1.08	−0.01 ± 1.05	−0.07 ± 0.91	−0.20 ± 0.98	−0.14 ± 0.95	0.10 ± 1.00	−0.05 ± 1.03	0.03 ± 1.02
2020	0.10 ± 1.10	0.04 ± 1.10	0.07 ± 1.10	−0.09 ± 1.01	−0.03 ± 1.00	−0.06 ± 1.01	−0.08 ± 0.94	−0.11 ± 0.91	−0.09 ± 0.93	−0.02 ± 1.02	−0.03 ± 1.01	−0.03 ± 1.02

7. 营养不良率

（1）生长迟缓率：如表 13-9 数据所示，持续监测地区 2012 年基线调查中监测婴幼儿的生长迟缓率为 9.7%。随着营养包干预工作的开展，2014—2020 年各年度 6~23 月龄婴幼儿的生长迟缓率较基线调查相比均呈下降趋势，其中 2015 年、2017 年、2019 年及 2020 年监测儿童的生长迟缓率较 2012 年基线调查相比分别下降 34.0%、35.1%、50.5% 及 67.0%，呈现显著性差异。

分析不同性别数据可以发现，各年度间男童的生长迟缓率普遍高于女童。2012 年基线调查中,6~23 月龄男童的生长迟缓率为 10.8%,营养包干预下 2017 年、2019 年及 2020 年 6~23 月龄男童的生长迟缓率较基线调查相比出现显著下降。2012 年基线调查中,6~23 月龄女童的生长迟缓率为 8.6%,营养包干预下 2015 年、2017 年、2019 年及 2020 年 6~23 月龄女童的生长迟缓率较基线调查相比出现显著下降。

表 13-9　2012—2020 年持续监测地区 6~23 月龄婴幼儿生长迟缓率　　单位: %

调查年份	6~11 月龄			12~17 月龄			18~23 月龄			6~23 月龄		
	男	女	合计	男	女	合计	男	女	合计	男	女	合计
2012	8.4	2.5	5.5	10.3	11.4	10.8	14.2	13.1	13.7	10.8	8.6	9.7
2014	10.4	4.0	7.3	8.0	7.5	7.7	12.3	7.9	10.2	10.2	6.5	8.4
2015	5.9	2.5	4.4	9.2	3.4	6.5	10.4	6.0	8.5	8.5	4.0	6.4
2017	7.7	4.4	6.2	5.9	6.3	6.1	7.8	5.5	6.7	7.2	5.4	6.3
2018	6.2	2.4	4.4	9.8	6.7	8.4	14.4	11.4	13.0	10.3	7.0	8.7
2019	4.3	2.3	3.3	5.0	4.2	4.6	7.2	5.5	6.4	5.5	4.0	4.8
2020	2.4	3.3	2.9	3.6	2.2	2.9	4.5	3.1	3.8	3.5	2.8	3.2

(2)低体重率:如表 13-10 数据所示,持续监测地区 2012 年基线调查中监测婴幼儿的低体重率为 4.0%。随着营养包干预工作的开展,2014—2020 年各年度 6~23 月龄婴幼儿的低体重率呈现一定波动,无明显变化规律。

表 13-10　2012—2020 年持续监测地区 6~23 月龄婴幼儿低体重率　　单位: %

调查年份	6~11 月龄			12~17 月龄			18~23 月龄			6~23 月龄		
	男	女	合计	男	女	合计	男	女	合计	男	女	合计
2012	4.5	2.8	3.7	3.6	4.1	3.9	5.2	4.1	4.7	4.4	3.6	4.0
2014	5.2	2.9	4.1	5.1	3.6	4.3	7.0	3.4	5.2	5.7	3.3	4.6
2015	4.2	2.9	3.6	7.8	3.0	5.4	5.7	3.9	4.9	5.7	3.3	4.6
2017	4.1	3.1	3.6	5.0	5.9	5.4	6.9	4.2	5.6	5.3	4.4	4.9
2018	3.2	2.6	2.9	6.1	5.1	5.6	7.9	6.3	7.1	5.8	4.7	5.3
2019	1.4	2.9	2.1	4.1	4.5	4.3	4.7	6.4	5.6	3.3	4.7	4.0
2020	0.9	4.0	2.4	3.0	2.2	2.6	2.7	1.0	1.9	2.2	2.4	2.3

(3)消瘦率:如表 13-11 数据所示,持续监测地区 2012 年基线调查中监测婴幼儿的消瘦率为 2.6%。随着营养包干预工作的开展,2014—2020 年各年度 6~23 月龄婴幼儿的消瘦率在 2.4%~4.1% 之间变化。同时,分析不同月龄及不同性别数据发现,持续监测地区 6~23 月龄监测婴幼儿的消瘦率呈现一定波动,在月龄及性别间未见明显规律性。

(4)超重率:如表 13-12 数据所示,持续监测地区 2012 年基线调查中监测婴幼儿的超重率为 2.7%。随着营养包干预工作的开展,2014—2020 年各年度 6~23 月龄婴幼儿的超重率在 1.7%~2.9% 之间波动,各年度较 2012 年基线调查数据相比均无显著差异。

表 13-11 2012—2020 年持续监测地区 6~23 月龄婴幼儿消瘦率 单位：%

调查年份	6~11 月龄			12~17 月龄			18~23 月龄			6~23 月龄		
	男	女	合计	男	女	合计	男	女	合计	男	女	合计
2012	2.4	3.7	3.0	2.4	2.5	2.5	2.8	1.2	2.1	2.5	2.6	2.6
2014	5.5	2.9	4.2	3.8	3.6	3.7	6.0	2.7	4.4	5.1	3.1	4.1
2015	2.8	3.9	3.3	3.9	1.7	2.8	3.5	2.8	3.2	3.4	2.8	3.1
2017	1.8	2.7	2.2	2.8	5.9	4.2	5.0	3.9	4.5	3.2	4.1	3.6
2018	3.2	2.0.	2.6	5.2	5.4	5.3	2.5	3.2	2.8	3.6	3.5	3.5
2019	0.9	1.9	1.4	2.5	4.9	3.7	1.6	3.7	2.6	1.6	3.5	2.5
2020	1.5	4.0	2.7	3.0	1.6	2.3	1.8	2.4	2.1	2.1	2.6	2.4

表 13-12 2012—2020 年持续监测地区 6~23 月龄婴幼儿超重率 单位：%

调查年份	6~11 月龄			12~17 月龄			18~23 月龄			6~23 月龄		
	男	女	合计	男	女	合计	男	女	合计	男	女	合计
2012	4.2	3.4	3.8	3.0	1.6	2.3	1.7	1.6	1.7	3.0	2.3	2.7
2014	4.5	3.3	3.9	3.2	2.9	3.1	2.0	0.7	1.3	3.2	2.3	2.7
2015	3.3	1.8	2.7	1.5	1.4	1.4	0.9	1.4	1.1	1.9	1.5	1.7
2017	6.5	1.7	4.3	1.9	3.0	2.4	2.8	1.0	1.9	3.8	1.8	2.9
2018	3.8	3.3	3.5	2.4	2.0	2.2	1.7	1.3	1.5	2.6	2.2	2.4
2019	4.0	3.2	3.6	2.5	2.3	2.4	2.5	0.9	1.7	3.0	2.1	2.6
2020	3.3	3.0	3.2	1.8	1.9	1.8	1.5	1.7	1.6	2.2	2.2	2.2

（5）肥胖率：如表 13-13 数据所示，持续监测地区 2012 年基线调查中监测婴幼儿的肥胖率为 0.4%。随着营养包干预工作的开展，2014—2020 年各年度 6~23 月龄婴幼儿的肥胖率在 0.2%~0.6% 之间，各年度较 2012 年基线调查数据相比均无显著差异。

表 13-13 2012—2020 年持续监测地区 6~23 月龄婴幼儿肥胖率 单位：%

调查年份	6~11 月龄			12~17 月龄			18~23 月龄			6~23 月龄		
	男	女	合计	男	女	合计	男	女	合计	男	女	合计
2012	0.6	0.9	0.8	—	—	—	0.3	0.4	0.4	0.3.	0.5	0.4
2014	0.3	0.4	0.4	0.6	0.7	0.6	0.3.	0.0	0.2	0.4	0.3	0.4
2015	0.6	0.4	0.5	—	—	—	—	—	—	0.2	0.1	0.2
2017	0.9	1.4	1.1	0.0	1.1	0.5	0.3	0.3	0.3	0.4	0.9	0.6
2018	0.3	0.3	0.3	0.3	0.0	0.2	0.6	0.0	0.3	0.4	0.1	0.3
2019	0.9	0.3	0.6	0.6	0.0	0.3	0.0	0.3	0.2	0.5	0.2	0.4
2020	0.6	0.0	0.3	0.9	0.6	0.8	—	—	—	0.7	0.2	0.5

（二）全国监测数据分析

1. 样本量描述 如表 13-14 数据所示，2015—2020 年间，全国营养包干预地区各年度监测人数均满足项目要求。分析显示，2015—2020 年间全国营养包干预地区监测婴幼儿的男女性别比分别为 2015 年 1.09：1、2017 年 1.08：1、2018 年 1.07：1、2019 年 1.07：1、2020 年 1.07：1。各年度监测婴幼儿三个月龄段分布比例分别为 2015 年 32.3%、35.0%、32.7%；2017 年 34.6%、33.5%、31.9%；2018 年 31.5%、33.5%、35.0%；2019 年 33.6%、32.3%、34.1%；2020 年 33.3%、33.3%、33.4%。统计显示各年度监测婴幼儿的性别与月龄分布无显著差异。

表 13-14　2015—2020 年全国营养包干预地区

6~23 月龄婴幼儿样本量描述　　　　　　　　　　单位：人

调查年份	6~11 月龄			12~17 月龄			18~23 月龄			6~23 月龄		
	男	女	合计	男	女	合计	男	女	合计	男	女	合计
2015	6 310	5 784	12 094	6 826	6 293	13 119	6 409	5 853	12 262	19 545	17 930	37 475
2017	7 423	6 803	14 226	7 117	6 693	13 810	6 838	6 298	13 136	21 378	19 794	41 172
2018	7 379	6 776	14 155	7 688	7 330	15 018	8 088	7 624	15 712	23 155	21 730	44 885
2019	7 859	7 346	15 205	7 543	7 061	14 604	7 925	7 490	15 415	23 327	21 897	45 224
2020	8 044	7 567	15 611	8 044	7 562	15 606	8 133	7 504	15 637	24 221	22 633	46 854

2. 出生身长 如表 13-15 数据所示，2015—2020 年全国营养包干预地区 6~23 月龄婴幼儿平均出生身长为 49.9cm，其中男童平均出生身长为 50.0cm，女童平均出生身长为 49.8cm。

表 13-15　2015—2020 年全国营养包干预地区

6~23 月龄婴幼儿出生身长　　　　　　　　　　单位：cm

调查年份	6~11 月龄			12~17 月龄			18~23 月龄			6~23 月龄		
	男	女	合计	男	女	合计	男	女	合计	男	女	合计
2015	50.0 ± 2.1	49.8 ± 2.2	49.9 ± 2.2	50.1 ± 2.1	49.8 ± 2.5	49.9 ± 2.3	50.0 ± 2.3	49.7 ± 2.3	49.9 ± 2.3	50.0 ± 2.2	49.8 ± 2.3	49.9 ± 2.3
2017	50.1 ± 2.2	49.7 ± 2.4	49.9 ± 2.3	50.0 ± 2.6	49.7 ± 3.0	49.8 ± 2.8	49.9 ± 2.6	49.7 ± 2.6	49.8 ± 2.6	50.0 ± 2.5	49.7 ± 2.7	49.8 ± 2.6
2018	50.0 ± 2.1	49.8 ± 1.9	49.9 ± 2.0	50.0 ± 1.9	49.9 ± 1.8	49.9 ± 1.9	50.0 ± 1.8	49.9 ± 1.9	49.9 ± 1.8	50.0 ± 2.0	49.8 ± 1.9	49.9 ± 1.9
2019	50.0 ± 1.8	49.8 ± 1.8	49.9 ± 1.8	50.0 ± 1.9	49.8 ± 1.9	49.9 ± 1.9	50.0 ± 1.8	49.8 ± 1.8	49.9 ± 1.8	50.0 ± 1.8	49.8 ± 1.8	49.9 ± 1.8
2020	50.0 ± 2.3	49.7 ± 2.4	49.9 ± 2.4	50.0 ± 2.0	49.8 ± 1.9	49.9 ± 2.0	50.0 ± 1.9	49.8 ± 2.0	49.9 ± 2.0	50.0 ± 2.1	49.8 ± 2.1	49.9 ± 2.1

3. 出生体重 如表 13-16 数据所示，2015—2020 年全国营养包干预地区 6~23 月龄婴幼儿平均出生体重为 3 259g，其中男童平均出生体重为 3 307g，女童平均出生体重为 3 209g。

表 13-16　2015—2020 年全国营养包干预地区
6~23 月龄婴幼儿出生体重

单位：g

调查年份	6~11 月龄			12~17 月龄			18~23 月龄			6~23 月龄		
	男	女	合计	男	女	合计	男	女	合计	男	女	合计
2015	3 325 ± 468	3 228 ± 455	3 278 ± 464	3 311 ± 487	3 224 ± 467	3 269 ± 480	3 290 ± 478	3 202 ± 461	3 248 ± 472	3 308 ± 479	3 218 ± 461	3 265 ± 472
2017	3 310 ± 478	3 197 ± 461	3 256 ± 473	3 301 ± 482	3 207 ± 485	3 255 ± 485	3 288 ± 494	3 185 ± 471	3 238 ± 486	3 300 ± 484	3 197 ± 472	3 250 ± 481
2018	3 318 ± 511	3 215 ± 488	3 269 ± 503	3 294 ± 487	3 200 ± 458	3 248 ± 475	3 297 ± 487	3 208 ± 461	3 254 ± 477	3 302 ± 495	3 208 ± 469	3 257 ± 485
2019	3 316 ± 514	3 217 ± 487	3 268 ± 504	3 308 ± 515	3 207 ± 513	3 259 ± 516	3 305 ± 531	3 210 ± 512	3 259 ± 524	3 310 ± 520	3 211 ± 504	3 262 ± 515
2020	3 316 ± 494	3 212 ± 493	3 266 ± 496	3 300 ± 495	3 207 ± 486	3 255 ± 493	3 318 ± 509	3 210 ± 485	3 267 ± 501	3 312 ± 500	3 210 ± 488	3 263 ± 497

4. 身长　如表 13-17 数据所示，2015—2020 年全国营养包干预地区 6~23 月龄婴幼儿的平均身长在 77.2~77.7cm 之间。与 2012 年持续监测地区基线调查数据相比，2015—2020 年全国营养包干预地区各年度 6~23 月龄婴幼儿平均身长均呈现显著上升。

表 13-17　2015—2020 年全国营养包干预地区 6~23 月龄婴幼儿身长　单位：cm

调查年份	6~11 月龄			12~17 月龄			18~23 月龄			6~23 月龄		
	男	女	合计	男	女	合计	男	女	合计	男	女	合计
2015	72.2 ± 9.3	71.1 ± 13.9	71.7 ± 11.7	78.6 ± 14.7	77.1 ± 10.3	77.9 ± 12.8	83.5 ± 10.9	82.6 ± 16.8	83.1 ± 14.1	78.1 ± 12.8	77.0 ± 14.6	77.6 ± 13.7
2017	72.1 ± 8.3	70.9 ± 13.4	71.5 ± 11.0	78.1 ± 10.1	76.8 ± 9.3	77.5 ± 9.8	83.6 ± 16.4	82.6 ± 17.1	83.1 ± 16.7	77.8 ± 12.9	76.6 ± 14.3	77.2 ± 13.6
2018	71.9 ± 4.2	70.7 ± 4.3	71.3 ± 4.3	78.1 ± 9.1	76.9 ± 9.1	77.5 ± 9.1	83.5 ± 4.5	82.6 ± 4.5	83.1 ± 4.5	78.0 ± 7.9	77.0 ± 8.0	77.5 ± 8.0
2019	72.1 ± 9.4	70.7 ± 4.2	71.4 ± 7.4	78.1 ± 4.1	76.9 ± 4.1	77.5 ± 4.1	83.6 ± 4.1	82.7 ± 9.8	83.2 ± 7.4	78.0 ± 8.0	76.8 ± 8.3	77.4 ± 8.1
2020	72.3 ± 4.4	70.9 ± 4.3	71.6 ± 4.4	78.4 ± 7.9	77.2 ± 4.0	77.8 ± 6.3	84.1 ± 4.2	83.2 ± 13.6	83.7 ± 9.9	78.3 ± 7.5	77.1 ± 9.9	77.7 ± 8.7

5. 体重　如表 13-18 数据所示，2015—2020 年全国营养包干预地区 6~23 月龄婴幼儿的平均体重在 9.80~10.02kg 之间。与 2012 年持续监测地区基线调查数据相比，2015—2020 年全国营养包干预地区各年度 6~23 月龄婴幼儿平均体重均呈现显著上升。

表 13-18　2015—2020 年全国营养包干预地区 6~23 月龄婴幼儿体重　　单位：kg

调查年份	6~11 月龄			12~17 月龄			18~23 月龄			6~23 月龄		
	男	女	合计	男	女	合计	男	女	合计	男	女	合计
2015	9.07 ± 2.02	8.64 ± 3.61	8.86 ± 2.90	10.25 ± 1.96	9.67 ± 2.06	9.97 ± 2.03	11.30 ± 1.85	10.72 ± 2.06	11.02 ± 1.98	10.21 ± 2.15	9.68 ± 2.79	9.96 ± 2.49
2017	8.97 ± 1.82	8.47 ± 2.40	8.73 ± 2.13	10.14 ± 2.07	9.50 ± 1.88	9.83 ± 2.01	11.21 ± 2.14	10.65 ± 1.52	10.94 ± 1.89	10.08 ± 2.21	9.51 ± 2.17	9.80 ± 2.21
2018	9.05 ± 2.71	8.54 ± 2.94	8.81 ± 2.83	10.23 ± 2.91	9.66 ± 2.56	9.95 ± 2.76	11.33 ± 2.52	10.80 ± 1.98	11.07 ± 2.29	10.24 ± 2.87	9.71 ± 2.67	9.98 ± 2.79
2019	8.99 ± 2.48	8.48 ± 2.88	8.74 ± 2.70	10.11 ± 2.09	9.54 ± 1.47	9.83 ± 1.84	11.27 ± 1.73	10.73 ± 2.25	11.01 ± 2.02	10.12 ± 2.32	9.59 ± 2.47	9.87 ± 2.41
2020	9.07 ± 2.05	8.59 ± 2.98	8.84 ± 2.56	10.25 ± 2.25	9.81 ± 10.37	10.04 ± 7.40	11.44 ± 1.90	10.87 ± 1.81	11.17 ± 1.88	10.26 ± 2.29	9.75 ± 6.39	10.02 ± 4.75

6. Z 评分

（1）WAZ：如表 13-19 数据所示，随着营养包干预工作的开展，2015—2020 年全国营养包干预地区各年度 6~23 月龄婴幼儿的 WAZ 值较 2012 年持续监测地区基线调查相比均呈现显著上升。

表 13-19　2015—2020 年全国营养包干预地区 6~23 月龄婴幼儿 WAZ

调查年份	6~11 月龄			12~17 月龄			18~23 月龄			6~23 月龄		
	男	女	合计	男	女	合计	男	女	合计	男	女	合计
2015	0.01 ± 1.27	0.11 ± 1.17	0.06 ± 1.23	−0.15 ± 1.20	−0.06 ± 1.09	−0.11 ± 1.15	−0.27 ± 1.14	−0.20 ± 1.07	−0.24 ± 1.11	−0.14 ± 1.21	−0.05 ± 1.11	−0.10 ± 1.17
2017	−0.09 ± 1.23	0.04 ± 1.14	−0.03 ± 1.19	−0.24 ± 1.16	−0.16 ± 1.07	−0.20 ± 1.12	−0.35 ± 1.11	−0.25 ± 1.06	−0.30 ± 1.09	−0.22 ± 1.17	−0.12 ± 1.10	−0.17 ± 1.14
2018	−0.03 ± 1.19	0.08 ± 1.16	0.02 ± 1.16	−0.20 ± 1.12	−0.08 ± 1.04	−0.14 ± 1.09	−0.29 ± 1.07	−0.15 ± 1.00	−0.22 ± 1.04	−0.18 ± 1.13	−0.05 ± 1.06	−0.12 ± 1.10
2019	−0.06 ± 1.18	0.04 ± 1.07	−0.01 ± 1.13	−0.25 ± 1.11	−0.11 ± 1.02	−0.18 ± 1.07	−0.29 ± 1.06	−0.20 ± 0.98	−0.25 ± 1.02	−0.20 ± 1.12	−0.09 ± 1.03	−0.15 ± 1.08
2020	0.02 ± 1.16	0.13 ± 1.06	0.08 ± 1.11	−0.13 ± 1.07	0.01 ± 1.00	−0.06 ± 1.04	−0.16 ± 1.02	−0.07 ± 0.97	−0.12 ± 1.00	−0.09 ± 1.09	0.02 ± 1.02	−0.03 ± 1.05

（2）LAZ：如表 13-20 数据所示，随着营养包干预工作的开展，2015—2020 年全国营养包干预地区各年度 6~23 月龄婴幼儿的 LAZ 值较 2012 年持续监测地区基线调查相比均呈现显著上升。

表 13-20 2015—2020 年全国营养包干预地区 6~23 月龄婴幼儿 LAZ

调查年份	6~11 月龄			12~17 月龄			18~23 月龄			6~23 月龄		
	男	女	合计	男	女	合计	男	女	合计	男	女	合计
2015	-0.13 ± 1.38	0.08 ± 1.31	-0.03 ± 1.35	-0.28 ± 1.38	-0.14 ± 1.31	-0.21 ± 1.35	-0.52 ± 1.34	-0.39 ± 1.32	-0.46 ± 1.34	-0.31 ± 1.38	-0.15 ± 1.33	-0.23 ± 1.36
2017	-0.16 ± 1.34	0.01 ± 1.27	-0.08 ± 1.31	-0.36 ± 1.32	-0.20 ± 1.22	-0.28 ± 1.28	-0.55 ± 1.30	-0.41 ± 1.24	-0.48 ± 1.27	-0.35 ± 1.33	-0.19 ± 1.26	-0.27 ± 1.30
2018	-0.13 ± 1.36	0.07 ± 1.29	-0.04 ± 1.33	-0.38 ± 1.31	-0.17 ± 1.24	-0.28 ± 1.28	-0.54 ± 1.25	-0.35 ± 1.20	-0.44 ± 1.23	-0.35 ± 1.32	-0.16 ± 1.26	-0.26 ± 1.29
2019	-0.10 ± 1.30	0.07 ± 1.23	-0.02 ± 1.27	-0.34 ± 1.27	-0.16 ± 1.22	-0.25 ± 1.25	-0.48 ± 1.24	-0.34 ± 1.16	-0.41 ± 1.21	-0.31 ± 1.28	-0.14 ± 1.21	-0.23 ± 1.25
2020	-0.05 ± 1.26	0.11 ± 1.21	0.03 ± 1.24	-0.24 ± 1.26	-0.06 ± 1.18	-0.15 ± 1.23	-0.31 ± 1.21	-0.20 ± 1.16	-0.26 ± 1.19	-0.20 ± 1.25	-0.05 ± 1.19	-0.13 ± 1.22

（3）WHZ：如表 13-21 数据所示，随着营养包干预工作的开展，2015—2020 年全国营养包干预地区各年度 6~23 月龄婴幼儿的 WHZ 值较 2012 年持续监测地区基线调查相比未呈现明显规律性变化。

表 13-21 2015—2020 年全国营养包干预地区 6~23 月龄婴幼儿 WHZ

调查年份	6~11 月龄			12~17 月龄			18~23 月龄			6~23 月龄		
	男	女	合计	男	女	合计	男	女	合计	男	女	合计
2015	0.14 ± 1.32	0.09 ± 1.24	0.12 ± 1.28	-0.02 ± 1.23	0.00 ± 1.16	-0.01 ± 1.20	0.00 ± 1.17	-0.05 ± 1.12	-0.02 ± 1.15	0.03 ± 1.25	0.02 ± 1.18	0.03 ± 1.21
2017	0.02 ± 1.29	0.08 ± 1.21	0.05 ± 1.25	-0.10 ± 1.19	-0.12 ± 1.18	-0.11 ± 1.19	-0.09 ± 1.17	-0.09 ± 1.08	-0.09 ± 1.13	-0.05 ± 1.22	-0.04 ± 1.16	-0.05 ± 1.19
2018	0.08 ± 1.24	0.11 ± 1.15	0.10 ± 1.20	-0.03 ± 1.20	-0.02 ± 1.12	-0.02 ± 1.16	-0.03 ± 1.12	0.00 ± 1.04	-0.02 ± 1.08	0.01 ± 1.19	0.03 ± 1.10	0.02 ± 1.15
2019	0.04 ± 1.24	0.04 ± 1.15	0.04 ± 1.20	-0.11 ± 1.17	-0.06 ± 1.09	-0.09 ± 1.13	-0.07 ± 1.12	-0.07 ± 1.04	-0.07 ± 1.08	-0.05 ± 1.18	-0.03 ± 1.10	-0.04 ± 1.14
2020	0.08 ± 1.26	0.12 ± 1.16	0.10 ± 1.21	-0.01 ± 1.15	0.04 ± 1.11	0.01 ± 1.13	-0.01 ± 1.10	0.00 ± 1.03	0.00 ± 1.07	0.02 ± 1.17	0.05 ± 1.10	0.04 ± 1.14

7. 营养不良率

（1）生长迟缓率：如表 13-22 数据所示，2015—2020 年全国营养包干预地区 6~23 月龄婴幼儿的生长迟缓率与 2012 年持续监测地区基线调查相比分别下降 13.4%、18.6%、21.6%、30.9% 及 45.4%，均呈现显著性差异，表明营养包干预对全国项目覆盖地区 6~23 月龄婴幼儿的生长迟缓问题起到了改善作用。此外,随着营养包干预工作的开展,2015—2020 年全国营养包干预地区各年度 6~23 月龄婴幼儿的生长迟缓率呈现逐年下降的趋势,推测这与营养包的覆盖率及有效服用率逐年提高有关。

表 13-22 2015—2020 年全国营养包干预地区
6~23 月龄婴幼儿生长迟缓率

单位: %

调查年份	6~11 月龄			12~17 月龄			18~23 月龄			6~23 月龄		
	男	女	合计	男	女	合计	男	女	合计	男	女	合计
2015	7.7	4.1	6.0	9.6	6.5	8.1	12.2	10.0	11.1	9.8	6.9	8.4
2017	7.2	4.6	6.0	9.3	6.1	7.8	11.5	8.4	10.0	9.3	6.3	7.9
2018	7.5	4.2	5.9	9.5	5.5	7.5	11.1	7.3	9.2	9.4	5.7	7.6
2019	5.9	3.5	4.7	8.3	5.5	7.0	10.0	6.8	8.4	8.1	5.3	6.7
2020	5.2	3.0	4.1	7.4	4.0	5.8	7.0	5.1	6.1	6.5	4.1	5.3

《中国居民营养与慢性病状况报告(2020 年)》显示,2015—2017 年中国居民营养与健康状况监测统计数据中,全国范围内 6 岁以下儿童的生长迟缓率为 4.8%,其中 1 岁以下为 3.3%,1 岁至 2 岁以下为 6.7%;农村地区 6 岁以下儿童的生长迟缓率为 5.8%,其中 1 岁以下为 3.8%,1 岁至 2 岁以下为 7.6%。由于营养包干预及效果监测评估工作是在贫困农村地区开展的,因此与上述数据相比,2015 年与 2017 年全国营养包干预地区 6~23 月龄婴幼儿的生长迟缓率略高。

此外,《中国儿童发展纲要(2011—2020 年)》中将 2020 年 5 岁以下儿童生长迟缓率控制目标设定为 7% 以下。与该目标相比,全国营养包干预地区 6~23 月龄婴幼儿的生长迟缓率在 2019 年与 2020 年分别达到 6.7% 和 5.3%,达到了目标要求。

(2)低体重率:如表 13-23 数据所示,2020 年全国营养包干预地区 6~23 月龄婴幼儿的低体重率为 2.9%,较 2012 年持续监测地区基线调查数据下降了 27.5%,呈现显著性差异。

表 13-23 2015—2020 年全国营养包干预地区
6~23 月龄婴幼儿低体重率

单位: %

调查年份	6~11 月龄			12~17 月龄			18~23 月龄			6~23 月龄		
	男	女	合计	男	女	合计	男	女	合计	男	女	合计
2015	5.0	3.3	4.2	5.4	3.6	4.5	5.9	5.0	5.5	5.4	3.9	4.7
2017	5.6	3.4	4.5	6.0	4.4	5.2	6.3	4.6	5.5	6.0	4.1	5.1
2018	4.1	3.0	3.6	5.0	3.0	4.1	4.9	3.4	4.2	4.7	3.1	4.0
2019	4.7	3.2	3.9	5.7	3.4	4.6	4.8	3.8	4.3	5.0	3.4	4.3
2020	3.4	2.1	2.8	3.7	2.6	3.1	3.2	2.5	2.8	3.4	2.4	2.9

此外,《中国儿童发展纲要(2011—2020 年)》中将 2020 年 5 岁以下儿童低体重率控制目标设定为 5% 以下。与该目标相比,2015 年、2018 年、2019 年及 2020 年全国营养包干预地区 6~23 月龄婴幼儿的低体重率均提前达到了目标要求。

(3)消瘦率:如表 13-24 数据所示,2015—2020 年全国营养包干预地区 6~23 月龄婴幼儿的消瘦率在 3.6%~4.5% 之间。

表 13-24　2015—2020 年全国营养包干预地区
6~23 月龄婴幼儿消瘦率　　　　　　　　　　　　单位:%

调查年份	6~11 月龄			12~17 月龄			18~23 月龄			6~23 月龄		
	男	女	合计	男	女	合计	男	女	合计	男	女	合计
2015	5.0	4.5	4.8	5.1	3.9	4.5	3.9	3.5	3.7	4.7	4.0	4.3
2017	5.3	4.0	4.6	5.0	4.8	4.9	4.2	3.3	3.8	4.8	4.0	4.5
2018	4.2	3.3	3.8	4.4	3.5	4.0	3.5	2.5	3.0	4.0	3.1	3.6
2019	4.9	4.0	4.5	4.9	3.7	4.3	3.8	3.4	3.6	4.5	3.7	4.1
2020	4.8	3.6	4.2	4.1	3.5	3.8	3.5	2.8	3.1	4.1	3.3	3.7

(4)超重率:如表 13-25 数据所示,2015—2020 年全国营养包干预地区 6~23 月龄婴幼儿的超重率在 2.8%~3.7% 之间。

表 13-25　2015—2020 年全国营养包干预地区
6~23 月龄婴幼儿超重率　　　　　　　　　　　　单位:%

调查年份	6~11 月龄			12~17 月龄			18~23 月龄			6~23 月龄		
	男	女	合计	男	女	合计	男	女	合计	男	女	合计
2015	5.3	4.3	4.8	3.5	3.3	3.4	3.2	2.7	2.9	4.0	3.4	3.7
2017	4.5	4.4	4.5	2.8	2.9	2.8	2.6	2.5	2.6	3.3	3.3	3.3
2018	4.4	3.7	4.1	3.6	3.0	3.3	2.8	2.5	2.6	3.5	3.0	3.3
2019	3.9	3.3	3.6	2.7	2.5	2.6	2.8	1.9	2.3	3.1	2.6	2.8
2020	4.5	3.9	4.2	3.5	3.2	3.3	2.7	2.4	2.5	3.5	3.1	3.4

(5)肥胖率:如表 13-26 数据所示,2015—2020 年全国营养包干预地区 6~23 月龄婴幼儿的肥胖率在 0.6%~1.2% 之间。

表 13-26　2015—2020 年全国营养包干预地区
6~23 月龄婴幼儿肥胖率　　　　　　　　　　　　单位:%

调查年份	6~11 月龄			12~17 月龄			18~23 月龄			6~23 月龄		
	男	女	合计	男	女	合计	男	女	合计	男	女	合计
2015	1.9	1.3	1.6	1.0	0.9	1.0	1.1	0.7	0.9	1.3	1.0	1.2
2017	1.1	1.1	1.1	0.8	0.6	0.7	0.7	0.5	0.6	0.9	0.7	0.8
2018	1.3	0.9	1.1	0.8	0.7	0.8	0.8	0.5	0.7	1.0	0.7	0.8
2019	1.0	0.8	0.9	0.5	0.5	0.5	0.6	0.4	0.5	0.7	0.6	0.6
2020	1.1	0.7	0.9	0.6	0.7	0.7	0.7	0.5	0.6	0.8	0.6	0.7

三、结论

通过分析比较 2012—2020 年持续监测地区及 2015—2020 年全国营养包干预地区 6~23 月龄婴幼儿的生长发育数据可以发现,营养包干预对 6~23 月龄婴幼儿的体格发育有一定的促进作用,对于婴幼儿生长迟缓问题起到显著改善效果。

(本章由中国疾病预防控制中心营养与健康所王鸥副研究员编写)

第十四章

营养包项目对 6~23 月龄儿童
两周患病率的干预影响

儿童生长发育及患病情况是反映儿童健康状况的重要方面。两周患病率是指调查前两周内患病人数（或例数）/调查人数 ×100%，是反映居民医疗服务需要量和疾病负担的重要指标。呼吸系统疾病和腹泻是引起 6 岁以下儿童死亡和营养不良的两个主要原因。发热最常见的原因是急性上呼吸道感染。腹泻也是影响我国儿童健康的主要公共卫生问题。儿童疾病与营养不良相互影响，本章主要研究农村地区应用婴幼儿辅食营养包对于儿童的发热和腹泻患病情况的影响。

一、调查方法

采用问卷调查的形式询问看护人关于儿童过去两周的发热和腹泻状况。发热定义为肛温超过 37.8℃，舌下温度超过 37.5℃，或腋下温度超过 37.4℃。腹泻指每天排泄 3 次以上稀便或水样大便。

二、分析方法

发热两周患病率是指调查前两周内发热患病人数 / 调查人数 ×100%。
腹泻两周患病率是指调查前两周内腹泻患病人数 / 调查人数 ×100%。

三、分析结果

（一）持续监测地区三省六县干预结果

1. 发热两周患病率 2012—2020 年贫困农村地区儿童营养改善项目三省六县 6~23 月龄儿童发热两周患病率见表 14-1。2012 年 6~11 月龄、12~17 月龄、18~23 月龄、6~23 月龄儿童发热两周患病率分别为 14.0%、15.3%、11.4% 和 13.7%。2020 年降至 12.2%、10.9%、7.0% 和 10.0%。2012、2014、2015、2017、2018、2019、2020 年被调查儿童发热两周患病率差异存在统计学意义（$P<0.05$）。

2012—2020 年贫困农村地区儿童营养改善项目三省六县 6~23 月龄儿童发热两周患病率的变化趋势见图 14-1，从图中可见，2019 年、2020 年 6~23 月龄儿童发热两周患病率降幅最大。

.

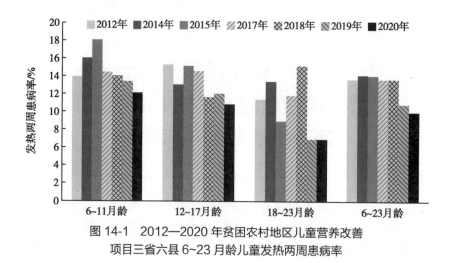

图 14-1　2012—2020 年贫困农村地区儿童营养改善
项目三省六县 6~23 月龄儿童发热两周患病率

表 14-1　2012—2020 年贫困农村地区儿童营养改善项目三省六县儿童发热两周患病率

单位：%

调查年份	6~11 月龄			12~17 月龄			18~23 月龄			6~23 月龄		
	男	女	合计	男	女	合计	男	女	合计	男	女	合计
2012	14.3	13.7	14.0	15.2	15.5	15.3	11.1	11.8	11.4	13.6	13.8	13.7
2014	15.6	16.7	16.1	10.8	15.6	13.1	12.9	14.1	13.5	13.0	15.4	14.2
2015	17.2	19.3	18.1	16.1	14.2	15.2	9.5	8.5	9.0	14.3	14.0	14.1
2017	14.7	14.3	14.5	13.4	16.0	14.6	12.8	11.1	11.9	13.6	13.7	13.7
2018	14.1	14.1	14.1	11.6	11.8	11.7	14.9	15.4	15.2	13.6	13.8	13.7
2019	11.7	15.5	13.5	13.2	11.0	12.1	7.5	6.4	7.0	10.8	10.9	10.9
2020	14.2	9.9	12.2	12.0	9.7	10.9	6.5	7.5	7.0	10.9	9.1	10.0

2. 腹泻两周患病率　2012—2020 年贫困农村地区儿童营养改善项目三省六县 6~23 月龄儿童腹泻两周患病率见表 14-2。2012 年 6~11 月龄、12~17 月龄、18~23 月龄、6~23 月龄儿童腹泻两周患病分别为 15.7%、15.6%、10.3% 和 14.1%。2020 年降至 8.1%、6.4%、4.5%、6.3%。2012 年、2014 年、2015 年、2017 年、2018 年、2019 年、2020 年被调查儿童腹泻两周患病率差异存在统计学意义（$P<0.05$）。

2012—2020 年贫困农村地区儿童营养改善项目三省六县 6~23 月龄儿童腹泻两周患病率的变化趋势见图 14-2，从图中可见，儿童腹泻患病率整体呈下降趋势，特别是 2019 年、2020 年 6~11 月龄、12~17 月龄、18~23 月龄、6~23 月龄儿童腹泻两周患病率下降最为明显。

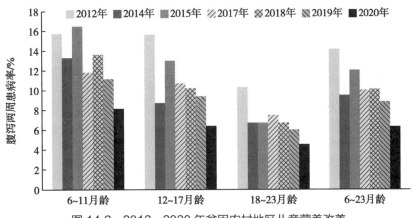

图 14-2 2012—2020 年贫困农村地区儿童营养改善
项目三省六县 6~23 月龄儿童腹泻两周患病率

表 14-2 2012—2020 年贫困农村地区儿童营养改善项目三省六县儿童腹泻两周患病率

单位：%

调查 年份	6~11 月龄			12~17 月龄			18~23 月龄			6~23 月龄		
	男	女	合计	男	女	合计	男	女	合计	男	女	合计
2012	16.1	15.2	15.7	14.9	16.4	15.6	9.0	11.8	10.3	13.5	14.7	14.1
2014	15.6	10.9	13.3	10.1	7.1	8.7	7.0	6.5	6.7	10.8	8.1	9.5
2015	17.2	15.4	16.4	14.9	10.8	13.0	7.8	5.3	6.7	13.3	10.5	12.0
2017	12.7	10.9	11.8	11.2	10.0	10.7	10.6	4.2	7.5	11.5	8.3	10.0
2018	16.0	11.1	13.6	9.1	11.4	10.2	8.2	5.0	6.7	11.0	9.1	10.1
2019	12.6	9.4	11.1	9.4	9.4	9.4	5.3	6.7	6.0	9.2	8.5	8.8
2020	10.0	6.0	8.1	6.0	6.9	6.4	5.1	3.8	4.5	7.0	5.6	6.3

（二）全国持续性干预结果

1. 发热两周患病率 2015—2020 年贫困农村地区儿童营养改善项目全国营养包干预地区 6~23 月龄儿童发热两周患病率见表 14-3。2012 年 6~11 月龄、12~17 月龄、18~23 月龄、6~23 月龄儿童发热两周患病率分别为 16.0%、13.7%、11.5% 和 13.7%。2020 年降至 8.1%、8.0%、6.7% 和 7.6%。2015 年、2017 年、2018 年、2019 年、2020 年被调查儿童发热两周患病率差异存在统计学意义（$P<0.05$）。

2015—2020 年贫困农村地区儿童营养改善项目全国营养包干预地区 6~23 月龄儿童发热两周患病率的变化趋势见图 14-3，从图中可见，2015—2020 年 6~11 月龄、12~17 月龄、18~23 月龄、6~23 月龄儿童发热两周患病率整体呈逐年下降趋势。

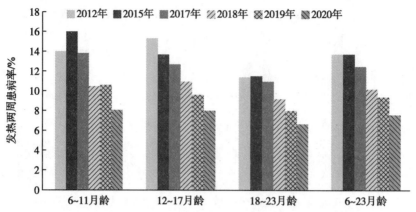

图 14-3　2015—2020 年贫困农村地区儿童营养改善项目
全国营养包干预地区 6~23 月龄儿童发热两周患病率

表 14-3　2015—2020 年贫困农村地区儿童营养改善项目全国
营养包干预地区儿童发热两周患病率

单位：%

调查年份	6~11 月龄			12~17 月龄			18~23 月龄			6~23 月龄		
	男	女	合计	男	女	合计	男	女	合计	男	女	合计
2015	16.8	15.1	16.0	14.5	12.9	13.7	11.8	11.1	11.5	14.4	13.0	13.7
2017	14.3	13.3	13.8	12.7	12.6	12.7	11.7	10.2	11.0	12.9	12.1	12.5
2018	10.6	10.3	10.5	11.2	10.9	11.0	9.8	8.6	9.2	10.5	9.9	10.2
2019	10.8	10.4	10.6	10.1	9.1	9.6	8.4	7.5	8.0	9.8	9.0	9.4
2020	8.6	7.5	8.1	8.0	7.9	8.0	6.8	6.5	6.7	7.8	7.3	7.6

2. 腹泻两周患病率　2015—2020 年贫困农村地区儿童营养改善项目全国营养包干预地区 6~23 月龄儿童腹泻两周患病见表 14-4。2012 年 6~11 月龄、12~17 月龄、18~23 月龄、6~23 月龄儿童腹泻两周患病率分别为 15.5%、12.3%、8.5% 和 12.1%。2020 年降至 6.3%、5.7%、3.9% 和 5.3%。2015 年、2017 年、2018 年、2019 年、2020 年被调查儿童腹泻两周患病率差异存在统计学意义（$P<0.05$）。

2015—2020 年贫困农村地区儿童营养改善项目全国营养包干预地区 6~23 月龄儿童腹泻两周患病率的变化趋势见图 14-4，从图中可见，2015—2020 年 6~11 月龄、12~17 月龄、18~23 月龄、6~23 月龄儿童腹泻两周患病率整体呈逐年下降趋势。

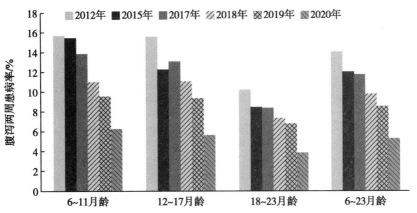

图 14-4　2015—2020 年贫困农村地区儿童营养改善项目全国营养包
干预地区 6~23 月龄儿童腹泻两周患病率

表 14-4　2015—2020 年贫困农村地区儿童营养改善项目全国营养包干预地区儿童腹泻两周患病率

单位：%

调查年份	6~11 月龄			12~17 月龄			18~23 月龄			6~23 月龄		
	男	女	合计	男	女	合计	男	女	合计	男	女	合计
2015	16.1	15.0	15.5	13.2	11.4	12.3	9.3	7.6	8.5	12.8	11.3	12.1
2017	14.5	13.2	13.9	13.8	12.4	13.1	9.2	7.5	8.4	12.6	11.1	11.8
2018	11.8	10.4	11.1	11.4	10.9	11.1	8.1	6.7	7.4	10.4	9.3	9.8
2019	10.1	9.1	9.6	9.8	9.0	9.4	7.3	6.2	6.8	9.0	8.1	8.6
2020	6.7	5.9	6.3	6.0	5.3	5.7	4.2	3.6	3.9	5.7	4.9	5.3

营养包 2012—2020 年调查结果显示：营养包干预后儿童两周患病率总体呈下降趋势。儿童疾病与营养不良是相互作用的，维生素 A 缺乏会降低儿童的抗感染能力，导致呼吸系统和消化道感染等疾病的发病率和死亡率的增高。补充微量营养素也可以提高儿童的免疫力，如补充锌可以将 5 岁以下儿童腹泻的发病率降低 18%，肺炎发病率降低 48%，能使儿童腹泻的时间和严重程度降低大约 1/3。甘肃开展的补充营养补充品和大剂量维生素 A，干预 12 个月后，结果显示发热患病率和腹泻患病率下降明显。此外，多项研究结果也显示，儿童发热、腹泻两周患病率均与儿童年龄有关，年龄越小，患病率越高，0~2 岁儿童为重点防治对象。本次研究结果也显示 6~11 月龄和 12~17 月龄儿童的发热和腹泻两周患病率更高，随着儿童月龄的增加表现为下降趋势。贫困地区儿童营养改善项目监测结果显示，补充富含蛋白质和微量营养素的营养包，可以降低贫困地区儿童发热和腹泻的患病率。

（本章由中国疾病预防控制中心营养与健康所王丽娟研究员编写）

第十五章
营养包项目中 6~23 月龄婴幼儿辅食喂养

婴儿出生 6 个月以后(即从 6 月龄开始),须添加母乳之外的食物,也就是辅食。辅食喂养(complementary feeding,CF)被 WHO 定义为当单独的母乳不再足以满足婴儿的营养需求时开始添加除了母乳之外其他食物和液体的过程。辅食喂养包括以下几个要点:喂/吃什么样的辅食;在养育护理框架下,什么时候喂/吃辅食;如何喂/吃辅食。辅食喂养质量的优劣直接关系到婴幼儿的各种营养素摄入状况。6~23 月龄是儿童低体重和生长迟缓患病率的高峰期,这一时期儿童营养状况的主要影响因素是辅食喂养质量。

我国儿童出生体重及 6 个月内体重的增长与发达国家儿童相比无明显差异,而 6 个月后差距逐渐增加,其主要原因是家长缺乏科学喂养知识,使许多婴儿在 6 个月后不能及时和合理地添加辅食,影响婴儿生长发育。特别在农村,添加辅食的时间、辅食的营养成分等方面都难以做到及时、合理、安全和符合营养要求。在贫困农村地区,这类问题尤为突出。既往应用实践证明,营养包可以在短期内发挥改善婴幼儿营养状况的作用,提高贫困地区和灾区儿童的健康水平。因此,于 2012 年起,卫生部实施了贫困地区儿童营养改善项目,应用中央财政专项补助经费,为 6~23 月龄婴幼儿免费提供营养包,同时开展营养与儿童喂养知识普及,改善贫困地区儿童营养状况。

一、调查方法

项目对婴幼儿过去 24h 喂养情况进行了问卷调查,调查前项目组对现场调查人员进行统一培训,调查结束后审核人员对调查问卷进行审核签字,发现问题及时复核和纠正。

二、调查内容

24h 食物调查问卷包括母乳、奶粉、水、汤、含糖饮料、固体、半固体食物和营养素补充剂等。计算时将食物分为谷薯类、豆类和坚果类、乳制品类、动物性食品(鱼、禽、肉及内脏)、蛋、富含维生素 A 的蔬菜和水果、其他蔬菜和水果。

三、计算方法

相关辅食添加指标的计算采用世界卫生组织(WHO)和联合国儿童基金会(UNICEF)推荐的婴幼儿喂养评估指标评价方法,具体指标见第十章。

四、监测结果

满足评价指标计算公式要求月龄(6~23 月龄)且膳食问卷合格的婴幼儿 2012 年共计 1 754 人,2014 年 1 664 人,2015—2016 年 29 484 人,2017 年 36 545 人,2018 年 40 910 人,

2019 年 40 707 人,2020 年 40 820 人。各月龄组婴幼儿调查样本量见表 15-1。

表 15-1　6~23 月龄婴幼儿辅食添加状况分析样本量不同年份和月龄组分布

单位:人

调查年份	6~11 月龄	12~17 月龄	18~23 月龄	合计
2012	627	619	508	1 754
2014	526	582	556	1 664
2015	9 644	10 351	9 489	29 484
2017	12 566	12 309	11 670	36 545
2018	12 840	13 706	14 364	40 910
2019	13 715	13 159	13 833	40 707
2020	13 690	13 554	13 576	40 820

（一）不同种类辅食添加率

项目监测地区 6~23 月龄婴幼儿谷薯类的添加率最高,2012—2020 年均在 88.9%~95.2%;豆类和坚果类的添加率最低,2012—2020 年均为 30.8%~37.1%;乳制品的添加率 2012—2020 年均为 57.6%~72.8%,且添加率呈明显上升趋势;动物性食品的添加率 2012—2020 年均为 49.8%~54.9%;蛋类的添加率 2012—2020 年均为 40.7%~59.1%;富含维生素 A 的蔬菜和水果的添加率 2012—2020 年均为 49.4%~62.0%;其他蔬菜和水果的添加率 2012—2020 年均为 58.4%~62.7%。豆类和坚果类、动物性食品、蛋类和深色蔬菜水果(富含维生素 A 的蔬菜和水果)的添加率均明显偏低。详见表 15-2。

表 15-2　2012—2020 年营养包干预地区 6~23 月龄婴幼儿辅食添加种类分布

单位:%

调查年份	谷薯类	豆类和坚果类	乳制品类	动物性食品	蛋	富含维生素 A 的蔬菜和水果	其他蔬菜和水果
2012	94.3	30.8	57.6	53.6	40.7	52.5	58.4
2014	95.2	33.8	64.1	54.1	52.9	49.4	60.3
2015	88.9	35.1	63.4	49.8	56.1	52.1	59.3
2017	91.6	36.0	68.3	54.4	54.6	56.5	60.0
2018	91.2	37.1	69.6	54.9	56.6	60.7	59.3
2019	91.3	36.0	72.8	50.0	57.9	61.0	62.7
2020	91.3	33.0	72.7	54.0	59.1	62.0	60.1

（二）辅食添加状况合格率

1. 2012 年辅食添加状况　2012 年监测数据显示,山西、湖北和云南三省监测地区婴幼儿6~8月龄辅食添加率为89.5%。各月龄组间辅食添加合格率差异较大,6~23月龄婴幼儿辅食添加种类合格率为60.9%,其中,6~11月龄组辅食添加种类合格率为41.0%,12~17月龄组辅食添加种类合格率为68.2%,18~23月龄组辅食添加种类合格率为76.8%;辅食添加频次合格率为69.9%,其中,6~11月龄组辅食添加频次合格率为70.7%,12~17月龄组辅食添加频次合格率为70.6%,18~23月龄组辅食添加频次合格率为68.1%;满足最低可接受膳食比例为28.4%,其中,6~11月龄组满足最低可接受膳食比例为26.5%,12~17月龄组满足最低可接受膳食比例为32.5%,18~23月龄组满足最低可接受膳食比例为26.0%。详见表15-3、表15-4、表15-5。

2. 2014年辅食添加状况 2014年监测数据显示,三省监测地区婴幼儿6~8月龄辅食添加率为91.3%。6~23月龄婴幼儿辅食添加种类合格率为67.2%,其中,6~11月龄组辅食添加种类合格率为44.7%,12~17月龄组辅食添加种类合格率为77.5%,18~23月龄组辅食添加种类合格率为77.9%;辅食添加频次合格率为77.0%,其中,6~11月龄组辅食添加频次合格率为74.5%,12~17月龄组辅食添加频次合格率为78.2%,18~23月龄组辅食添加频次合格率为78.2%;满足最低可接受膳食比例为33.8%,其中,6~11月龄组满足最低可接受膳食比例为27.6%,12~17月龄组满足最低可接受膳食比例为39.9%,18~23月龄组满足最低可接受膳食比例为33.8%。详见表15-3、15-4、15-5。辅食添加状况合格率显著高于2012年基线水平。

3. 2015年辅食添加状况 2015年监测地区扩展到19省,监测地区婴幼儿6~8月龄辅食添加率为84.3%。各月龄组间辅食添加合格率差异较大,6~23月龄婴幼儿辅食添加种类合格率为63.4%,其中,6~11月龄组辅食添加种类合格率为47.4%,12~17月龄组辅食添加种类合格率为67.8%,18~23月龄组辅食添加种类合格率为75.0%;辅食添加频次合格率为64.4%,其中,6~11月龄组辅食添加频次合格率为63.1%,12~17月龄组辅食添加频次合格率为66.7%,18~23月龄组辅食添加频次合格率为63.1%;满足最低可接受膳食比例为32.0%,其中,6~11月龄组满足最低可接受膳食比例为27.4%,12~17月龄组满足最低可接受膳食比例为35.4%,18~23月龄组满足最低可接受膳食比例为32.9%。详见表15-3、表15-4、表15-5。

4. 2017年辅食添加状况 2017年监测数据显示,监测地区婴幼儿6~8月龄辅食添加率为86.6%。各月龄组间辅食添加合格率差异较大,6~23月龄婴幼儿辅食添加种类合格率为66.9%,其中,6~11月龄组辅食添加种类合格率为48.2%,12~17月龄组辅食添加种类合格率为73.6%,18~23月龄组辅食添加种类合格率为80.0%;辅食添加频次合格率为70.2%,其中,6~11月龄组辅食添加频次合格率为67.2%,12~17月龄组辅食添加频次合格率为72.8%,18~23月龄组辅食添加频次合格率为70.6%;满足最低可接受膳食比例为37.1%,其中,6~11月龄组满足最低可接受膳食比例为29.8%,12~17月龄组满足最低可接受膳食比例为41.9%,18~23月龄组满足最低可接受膳食比例为39.7%。详见表15-3、表15-4、表15-5。

5. 2018年辅食添加状况 2018年监测数据显示,监测地区婴幼儿6~8月龄辅食添加率为83.8%。各月龄组间辅食添加合格率差异较大,6~23月龄婴幼儿辅食添加种类合格率为67.8%,其中,6~11月龄组辅食添加种类合格率为46.9%,12~17月龄组辅食添加种类合格率为74.0%,18~23月龄组辅食添加种类合格率为80.7%;辅食添加频次合格率为71.4%,其中,6~11 月龄组辅食添加频次合格率为 66.7%,12~17 月龄组辅食添加频次合格率为 74.1%,18~23 月龄组辅食添加频次合格率为 72.9%;满足最低可接受膳食比例为 39.7%,其中,6~11 月龄组满足最低可接受膳食比例为 29.4%,12~17 月龄组满足最低可接受膳食比例为 45.0%,18~23 月龄组满足最低可接受膳食比例为 43.8%。详见表 15-3、表 15-4、表 15-5。

6. 2019 年辅食添加状况 2019 年监测数据显示,监测地区婴幼儿 6~8 月龄辅食添加率为 81.6%。各月龄组间辅食添加合格率差异较大,6~23 月龄婴幼儿辅食添加种类合格率为 68.4%,其中,6~11 月龄组辅食添加种类合格率为 48.7%,12~17 月龄组辅食添加种类合格率为 75.5%,18~23 月龄组辅食添加种类合格率为 81.3%;辅食添加频次合格率为 73.2%,其中,6~11 月龄组辅食添加频次合格率为 67.5%,12~17 月龄组辅食添加频次合格率为 75.6%,18~23 月龄组辅食添加频次合格率为 76.5%;满足最低可接受膳食比例为 42.2%,其中,6~11 月龄组满足最低可接受膳食比例为 31.5%,12~17 月龄组满足最低可接受膳食比例为 47.5%,18~23 月龄组满足最低可接受膳食比例为 47.7%。详见表 15-3、表 15-4、表 15-5。

7. 2020 年辅食添加状况 2020 年监测数据显示,监测地区婴幼儿 6~8 月龄辅食添加率为 81.6%。各月龄组间辅食添加合格率差异较大,6~23 月龄婴幼儿辅食添加种类合格率为 69.2%,其中,6~11 月龄组辅食添加种类合格率为 48.2%,12~17 月龄组辅食添加种类合格率为 76.5%,18~23 月龄组辅食添加种类合格率为 82.9%;辅食添加频次合格率为 72.2%,其中,6~11 月龄组辅食添加频次合格率为 64.2%,12~17 月龄组辅食添加频次合格率为 75.7%,18~23 月龄组辅食添加频次合格率为 76.6%;满足最低可接受膳食比例为 42.2%,其中,6~11 月龄组满足最低可接受膳食比例为 30.0%,12~17 月龄组满足最低可接受膳食比例为 48.2%,18~23 月龄组满足最低可接受膳食比例为 48.6%。详见表 15-3、表 15-4、表 15-5。

表 15-3 2012—2020 年营养包干预地区 6~23 月龄婴幼儿辅食添加种类合格率

单位:%

调查年份	母乳喂养				非母乳喂养				合计			
	6~11 月龄	12~17 月龄	18~23 月龄	合计	6~11 月龄	12~17 月龄	18~23 月龄	合计	6~11 月龄	12~17 月龄	18~23 月龄	合计
2012	32.2	47.2	56.6	40.3	69.6	82.0	84.1	80.9	41.0	68.2	76.8	60.9
2014	33.1	54.6	58.0	42.4	65.4	85.6	81.3	80.2	44.7	77.5	77.9	67.2
2015	41.8	61.3	68.8	52.7	58.5	72.0	76.9	71.5	47.4	67.8	75.0	63.4
2017	41.6	65.6	71.9	52.9	61.0	77.9	81.7	76.2	48.2	73.6	80.0	66.9
2018	40.5	66.1	73.1	53.4	59.2	78.2	82.2	76.8	46.9	74.0	80.7	67.8
2019	41.8	67.2	74.0	54.0	61.7	80.1	82.9	77.8	48.7	75.5	81.3	68.4
2020	41.2	66.2	69.3	52.7	62.2	82.3	85.8	80.1	48.2	76.5	82.9	69.2

表 15-4 2012—2020 年营养包干预地区 6~23 月龄婴幼儿辅食添加频次合格率

单位：%

调查年份	母乳喂养				非母乳喂养				合计			
	6~11月龄	12~17月龄	18~23月龄	合计	6~11月龄	12~17月龄	18~23月龄	合计	6~11月龄	12~17月龄	18~23月龄	合计
2012	65.1	45.9	34.6	54.8	88.5	86.9	80.4	84.4	70.7	70.6	68.1	69.9
2014	67.8	63.2	50.6	64.1	86.7	83.5	82.9	83.8	74.5	78.2	78.2	77.0
2015	53.3	47.2	44.7	49.9	82.5	79.4	68.6	75.3	63.1	66.7	63.1	64.4
2017	55.7	53.7	55.5	55.1	89.3	83.1	73.8	80.2	67.2	72.8	70.6	70.2
2018	54.2	55.6	58.0	55.2	91.0	84.1	76.0	81.5	66.7	74.1	72.9	71.4
2019	53.9	54.5	60.1	55.0	93.1	87.3	80.0	85.1	67.5	75.6	76.5	73.2
2020	49.6	53.1	54.6	51.3	93.4	88.3	81.3	86.0	64.2	75.7	76.6	72.2

表 15-5 2012—2020 年营养包干预地区 6~23 月龄婴幼儿满足最低可接受膳食比例

单位：%

调查年份	母乳喂养				非母乳喂养				合计			
	6~11月龄	12~17月龄	18~23月龄	合计	6~11月龄	12~17月龄	18~23月龄	合计	6~11月龄	12~17月龄	18~23月龄	合计
2012	24.3	24.4	23.5	24.2	16.7	37.8	15.9	22.5	26.5	32.5	26.0	28.4
2014	26.6	36.8	34.6	30.5	29.3	40.7	33.1	35.4	27.6	39.9	33.3	33.8
2015	26.3	33.5	35.4	30.2	29.6	36.7	32.2	33.4	27.4	35.4	32.9	32.0
2017	27.5	38.4	43.6	33.0	34.2	43.8	38.9	39.8	29.8	41.9	39.7	37.1
2018	26.5	42.3	49.0	34.8	35.1	46.4	42.8	42.7	29.4	45.0	43.8	39.7
2019	28.0	41.5	48.6	35.1	38.1	50.8	47.4	46.8	31.5	47.5	47.7	42.2
2020	26.7	41.1	45.5	33.7	36.6	52.1	49.3	47.9	30.0	48.2	48.6	42.2

8. 2012—2020 年辅食添加状况变化趋势 监测地区 6~23 月龄婴幼儿 6~8 月龄辅食添加率没有提高，甚至近年来呈下降趋势；辅食添加种类合格率、辅食添加频次合格率和辅食添加满足可接受膳食比例自 2015 年整体呈上升趋势，但变化不明显，见图 15-1、图 15-2、图 15-3、图 15-4。持续监测结果显示，婴幼儿辅食添加种类、添加频次、辅食添加满足最低可接受膳食比例仍有待提高。中国 0~5 岁儿童营养与健康状况监测数据显示，2012 年，我国一般农村地区婴幼儿 6~8 月龄辅食添加率为 73.9%，城市婴幼儿这一比例为 90.4%；辅食添加种类合格率在一般农村为 39.8%，城市为 65.5%；辅食添加频次合格率在一般农村为 60.6%，城市为 79.1%；满足最低可接受膳食比例在一般农村为 15.7%，城市为 39.5%。至 2020 年，

营养包项目监测地区(低收入农村地区)的婴幼儿辅食添加合格率已接近 2012 年的城市水平,城乡差距缩小。由于婴幼儿辅食添加认知到行为改变的延后具有必然性,应加强开展促进喂养行为改变的健康教育工作,实现知识到行为的转变,同时加强婴幼儿辅食添加时间、辅食添加种类及频次相关知识的宣传。通过营养包添加和合理辅食喂养,保障婴幼儿的健康成长。

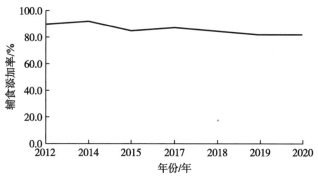

图 15-1　2012—2020 年 6~23 月龄婴幼儿 6~8 月龄
辅食添加率变化趋势

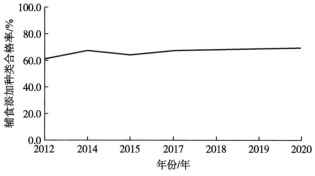

图 15-2　2012—2020 年 6~23 月龄婴幼儿
辅食添加种类合格率变化趋势

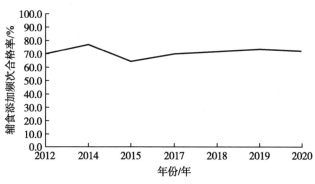

图 15-3　2012—2020 年 6~23 月龄婴幼儿
辅食添加频次合格率变化趋势

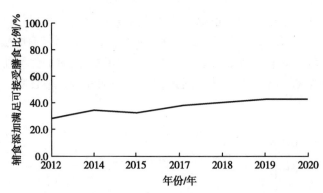

图 15-4　2012—2020 年 6~23 月龄婴幼儿辅食添加
满足可接受膳食比例变化趋势

（本章由中国疾病预防控制中心营养与健康所公维一博士编写）

第十六章
营养包项目中看护人情况及喂养知识

婴幼儿出生 6 个月后,从母乳中摄入的营养物质已不能满足其生长发育需要,故须及时、科学地添加半固体和固体食物,并逐渐转换成家常食物。因此看护人是否对婴幼儿进行适宜的科学喂养关系到婴幼儿近期的生长发育及远期的健康状况。

营养包项目推动过程中也伴随着喂养知识的宣传与教育,对看护人营养知识和喂养能力的干预效果观察是衡量宣教效果的一个重要指标。

一、调查方法

采用问卷形式对主要看护人情况、看护人喂养知识情况进行调查。

二、调查内容

(一) 主要看护人情况调查

主要看护人情况调查包括婴幼儿日常生活中起主要照顾作用的看护人的身份、年龄;婴幼儿母亲的文化程度及职业。

(二) 看护人喂养知识调查

看护人喂养知识调查包括婴幼儿辅食添加相关过程中的基本知识,具体内容见附录一。

三、持续监测地区三省六县调查结果

(一) 主要看护人情况

表 16-1 至表 16-3 为 2012—2020 年营养包持续监测地区三省六县 6~23 月龄婴幼儿主要看护人情况。调查结果显示三省六县近十年来主要看护人关系结构无显著变化,见表 16-1。2012—2020 年营养包三省六县婴幼儿的主要看护人均为母亲,占比为 70% 以上,其次为祖父母 / 外祖父母,父亲作为主要看护人占比仅为 1% 左右。2012—2020 年营养包三省六县婴幼儿母亲年龄整体呈上升趋势,2020 年调查结果显示母亲平均年龄较 2012 年调查结果增加了约 3 岁,从 2012 年的 26.3 岁上升至 2020 年的 29.4 岁。

2012—2020 年营养包三省六县母亲文化程度均以初中为主,占比 50.0% 以上,如表 16-2 所示;母亲学历水平呈逐年升高趋势。2012—2020 年母亲初中以下学历占比有所减少,从 2012 年的 18.7% 下降至 2020 年的 10.6%,初中学历占比自 2012 年的 62.0% 下降至 2020 年的 50.3%,初中以上学历占比逐年增加,由 2012 年的 19.2% 上升至 2020 年的 39.2%。

2012—2020 年营养包三省六县母亲作为婴幼儿的主要看护人,以在家专职照看婴幼儿为主,占比在 70% 以上,如表 16-3 所示。

表 16-1　2012—2020 年营养包三省六县 6~23 月龄婴幼儿主要看护人情况

调查年份	母亲			父亲			祖父母 / 外祖父母		其他	
	人数/人	占比/%	平均年龄($\bar{x}\pm s$)	人数/人	占比/%	平均年龄($\bar{x}\pm s$)	人数/人	占比/%	人数/人	占比/%
2012	1 412	76.7	26.3 ± 4.6	25	1.4	29.0 ± 6.1	351	19.1	53	2.9
2014	1 278	71.7	27.4 ± 4.7	17	1.0	30.8 ± 7.9	449	25.2	39	2.2
2015	1 512	79.5	27.5 ± 4.8	22	1.2	31.4 ± 6.4	365	19.2	3	0.2
2017	1 398	75.5	28.3 ± 4.8	13	0.7	33.3 ± 4.1	436	23.5	5	0.3
2018	1 450	75.4	28.8 ± 4.9	14	0.7	33.7 ± 8.0	454	23.6	5	0.3
2019	1 442	74.6	28.9 ± 5.0	23	1.2	34.5 ± 5.7	465	24.1	3	0.2
2020	1 459	76.2	29.4 ± 4.8	22	1.1	33.2 ± 5.3	428	22.3	6	0.3

表 16-2　2012—2020 年营养包三省六县 6~23 月龄婴幼儿母亲学历情况

调查年份	文盲		小学		初中		高中 / 中专		大专 / 职大		大学及以上	
	人数/人	占比/%	人数/人	占比/%	人数/人	占比/%	人数/人	占比/%	人数/人	占比/%	人数/人	占比/%
2012	68	4.8	199	13.9	886	62.0	212	14.8	55	3.8	9	0.6
2014	59	4.5	135	10.2	820	61.9	228	17.2	68	5.1	15	1.1
2015	51	3.4	164	10.9	879	58.2	293	19.4	89	5.9	34	2.3
2017	47	3.4	126	9.0	762	54.5	321	23.0	116	8.3	26	1.9
2018	36	2.5	136	9.4	784	54.1	305	21.1	128	8.8	59	4.1
2019	55	3.8	120	8.3	739	51.2	327	22.7	146	10.1	55	3.8
2020	30	2.1	124	8.5	734	50.3	358	24.5	129	8.8	84	5.8

表 16-3　2012—2020 年营养包三省六县 6~23 月龄婴幼儿母亲职业情况

调查年份	家务		机关、企事业单位负责人		专业技术人员		办事人员和有关人员		商业服务业人员		农林牧渔水利业生产人员		生产运输设备操作人员		军人		其他	
	人数/人	占比/%	人数/人	占比/%	人数/人	占比/%	人数/人	占比/%	人数/人	占比/%	人数/人	占比/%	人数/人	占比/%	人数/人	占比/%	人数/人	占比/%
2012	1 096	76.7	5	0.3	14	1.0	5	0.3	52	3.6	216	15.1	1	0.1	0	0	40	2.8
2014	1 060	76.2	21	1.5	28	2.0	6	0.4	41	2.9	215	15.5	0	0	0	0	20	1.4
2015	1 070	70.9	20	1.3	41	2.7	17	1.1	39	2.6	226	15.0	3	0.2	0	0	93	6.2
2017	1 159	82.9	31	2.2	27	1.9	15	1.1	57	4.1	61	4.4	2	0.1	0	0	46	3.3
2018	1 083	74.7	46	3.2	21	1.4	25	1.7	61	4.2	105	7.2	0	0.0	0	0	109	7.5
2019	1 049	72.7	42	2.9	32	2.2	25	1.7	76	5.3	151	10.5	0	0	0	0	62	4.3
2020	1 105	75.7	35	2.4	43	2.9	45	3.1	35	2.4	44	3.0	3	0.2	0	0	149	10.2

（二）喂养知识情况

表 16-4 为 2012—2020 年项目监测 6~23 月龄婴幼儿看护人喂养知识情况。从表中可知,在三省六县,看护人喂养知识水平调查结果显示 2012—2020 年看护人喂养知识合格率逐年升高,在项目初始的 2012 年,看护人喂养知识水平合格率仅为 6.5%,2020 年合格率升至 53.7%。

表 16-4　看护人喂养知识水平情况

调查年份	合计 / 人	<3	≥3	合格率 /%
2012	1 841	1 722	119	6.5
2014	1 783	1 369	414	23.2
2015	1 902	1 428	474	24.9
2017	1 852	1 225	627	33.9
2018	1 923	1 247	676	35.2
2019	1 933	1 057	876	45.3
2020	1 915	886	1 029	53.7

四、全国调查结果

（一）主要看护人情况

表 16-5 至表 16-7 为 2015—2020 年全国营养包监测地区 6~23 月龄婴幼儿主要看护人情况。调查结果显示全国营养包监测地区近十年来主要看护人关系结构无显著变化,见表 16-5,2015—2020 年全国营养包监测地区婴幼儿的主要看护人均为母亲,占比约为 75%,其次为祖父母 / 外祖父母,父亲作为主要看护人占比仅为 1% 左右。2015—2020 年全国营养包监测地区婴幼儿母亲年龄逐年上升,2020 年调查结果显示母亲平均年龄较 2015 年调查结果增加了约 1 岁,从 2015 年的 28.1 岁上升至 2020 年的 29.3 岁。

2015—2020 年全国营养包监测地区母亲文化程度均以初中为主,占比约为 55%,如表 16-6 所示;母亲学历水平呈逐年升高趋势。2015—2020 年母亲初中以下学历占比有所减少,从 2015 年的 20.2% 下降至 2020 年的 13.7%,初中学历占比自 2015 年的 59.5% 下降至 2020 年的 54.5%,初中以上学历占比逐年增加,由 2015 年的 19.7% 上升至 2020 年的 31.8%。2020 年调查结果与 2015 年比较初中及以上学历占比显著提高（$P < 0.001$）。

2015—2020 年全国营养包监测地区母亲作为婴幼儿的主要看护人,以在家专职照看婴幼儿为主,占比在 60% 以上,如表 16-7 所示。

表 16-5　2015—2020 年营养包干预地区 6~23 月龄婴幼儿主要看护人情况

调查年份	母亲			父亲			祖父母/外祖父母		其他	
	人数/人	占比/%	平均年龄($\bar{x} \pm s$)	人数/人	占比/%	平均年龄($\bar{x} \pm s$)	人数/人	占比/%	人数/人	占比/%
2015	27 769	74.2	28.1 ± 5.3	435	1.2	31.7 ± 6.6	9 135	24.4	107	0.3
2017	30 817	74.9	28.5 ± 5.3	399	1.0	32.9 ± 6.5	9 786	23.8	128	0.3
2018	33 752	75.3	28.9 ± 5.4	411	0.9	32.9 ± 6.6	10 515	23.5	147	0.3
2019	33 540	74.2	29.1 ± 5.3	431	1.0	32.8 ± 6.7	11 068	24.5	177	0.4
2020	35 930	76.7	29.3 ± 5.2	487	1.0	33.6 ± 6.7	10 287	22.0	144	0.3

表 16-6　2015—2020 年营养包干预地区 6~23 月龄婴幼儿母亲学历情况

调查年份	文盲		小学		初中		高中/中专		大专/职大		大学及以上	
	人数/人	占比/%	人数/人	占比/%	人数/人	占比/%	人数/人	占比/%	人数/人	占比/%	人数/人	占比/%
2015	1 327	4.8	4 279	15.4	16 535	59.5	3 894	14.0	1 208	4.4	366	1.3
2017	1 252	4.1	4 187	13.6	18 037	58.7	4 702	15.3	1 823	5.9	704	2.3
2018	1 224	3.6	4 459	13.2	19 016	56.4	5 730	17.0	2 269	6.7	1 028	3.0
2019	1 191	3.6	4 201	12.5	18 263	54.5	6 056	18.1	2 754	8.2	1 049	3.1
2020	1 051	2.9	3 872	10.8	19 560	54.5	6 868	19.1	3 117	8.7	1 437	4.0

表 16-7　2015—2020 年营养包干预地区 6~23 月龄婴幼儿母亲职业情况

调查年份	家务		机关、企事业单位负责人		专业技术人员		办事人员和有关人员		商业服务业人员		农林牧渔水利业生产人员		生产运输设备操作人员		军人		其他	
	人数/人	占比/%	人数/人	占比/%	人数/人	占比/%	人数/人	占比/%	人数/人	占比/%	人数/人	占比/%	人数/人	占比/%	人数/人	占比/%	人数/人	占比/%
2015	17 058	62.0	304	1.1	579	2.1	167	0.6	680	2.5	6 894	25.1	115	0.4	3	0.0	1 709	6.2
2017	19 742	64.4	451	1.5	877	2.9	321	1.0	959	3.1	5 790	18.9	133	0.4	9	0.0	2 364	7.7
2018	20 818	61.7	601	1.8	971	2.9	368	1.1	998	3.0	6 510	19.3	158	0.5	3	0.0	3 292	9.8
2019	21 108	63.0	634	1.9	1 078	3.2	410	1.2	1 216	3.6	5 619	16.8	176	0.5	7	0.0	3 248	9.7
2020	21 696	60.5	699	2.0	1 193	3.3	604	1.7	1 565	4.4	5 901	16.5	138	0.4	46	0.1	4 003	11.2

（二）喂养知识情况

表 16-8 至表 16-13 为 2015—2020 年营养包干预地区 6~23 月龄婴幼儿看护人喂养知识情况。调查结果显示 2015—2020 年间看护人认为满 6 个月添加辅食占多数,2020 年调查结果显示已有 71.2% 的看护人了解应在满 6 个月后添加辅食,与 2015 年相比增加了约 50%。在最适宜首先添加的辅食认知情况分析中多数认为应该首先添加谷类泥糊状食物,但是目前 WHO 等组织认为应该首先添加含铁量高的食物,如含铁米粉、动物性食物等。在最适宜补铁的食物中,各年龄段的看护人均约有 30% 认为菠菜是最好的食物。缺铁可以导致贫血认知的看护人呈逐年增加的趋势,2015 年约 33.6% 的看护人并不清楚导致贫血的微量元素是什么,2020 年清楚了解缺铁可导致贫血的看护人占 71.2%。一部分人认为母乳喂养应持续 12 个月时间,从 2015—2020 年,认为母乳喂养持续满 24 月龄的看护人逐年增加,截至 2020 年比例已提升至 28.0%。

表 16-8　开始添加辅食最适时间认知情况

调查年份	满 3 个月		满 4 个月		满 5 个月		满 6 个月		满 7 个月		其他	
	人数/人	占比/%	人数/人	占比/%	人数/人	占比/%	人数/人	占比/%	人数/人	占比/%	人数/人	占比/%
2015	2 275	6.0	4 779	12.8	5 615	15.0	17 805	47.5	6 351	17.0	632	1.7
2017	1 766	4.3	3 777	9.2	5 140	12.5	23 675	57.5	4 549	11.0	2 266	5.5
2018	1 686	3.8	3 709	8.3	4 807	10.7	27 166	60.7	6 381	14.3	1 000	2.2
2019	1 366	3.0	2 442	5.4	4 186	9.3	29 751	65.8	5 850	12.9	1 623	3.6
2020	1 006	2.1	2 508	5.4	3 664	7.8	33 341	71.2	4 805	10.3	1 506	3.2

表 16-9　最适宜首先添加的辅食认知情况

调查年份	蛋黄		谷类泥糊状食物		果泥或蔬菜泥		动物肝脏		肉类		其他	
	人数/人	占比/%	人数/人	占比/%	人数/人	占比/%	人数/人	占比/%	人数/人	占比/%	人数/人	占比/%
2015	9 435	25.2	19 244	51.4	2 896	7.7	428	1.2	605	1.6	4 849	12.9
2017	8 918	21.7	27 384	66.5	2 451	6.0	522	1.3	561	1.4	1 337	3.3
2018	8 978	20.1	29 767	66.5	3 197	7.1	649	1.5	589	1.3	1 569	3.5
2019	7 710	17.1	31 316	69.2	3 478	7.7	728	1.6	636	1.4	1 350	3.0
2020	8 166	17.4	32 076	68.5	4 413	9.4	541	1.2	428	0.9	1 206	2.6

表 16-10　最适合补铁食物认知情况

调查年份	菠菜		动物血或红肉		鸡蛋		虾皮		鸡、鱼等白肉		其他	
	人数/人	占比/%	人数/人	占比/%	人数/人	占比/%	人数/人	占比/%	人数/人	占比/%	人数/人	占比/%
2015	11 376	30.4	7 981	21.3	8 058	21.5	479	1.3	1 747	4.7	7 816	20.8
2017	11 543	28.0	14 143	34.4	8 651	21.0	532	1.3	1 540	3.7	4 764	11.6
2018	13 686	30.6	15 447	34.5	8 904	19.9	557	1.2	1 908	4.3	4 247	9.5
2019	13 582	30.0	16 800	37.2	9 088	20.1	723	1.6	1 638	3.6	3 387	7.5
2020	14 945	31.9	18 454	39.5	8 377	17.9	674	1.4	1 415	3.0	2 965	6.3

表 16-11　贫血缺乏元素认知情况

调查年份	铁		钙		维生素 D		其他		不清楚	
	人数/人	占比/%	人数/人	占比/%	人数/人	占比/%	人数/人	占比/%	人数/人	占比/%
2015	19 099	51.0	3 297	8.8	2 145	5.7	342	0.9	12 574	33.6
2017	24 218	58.8	3 282	8.0	2 081	5.1	328	0.8	11 264	27.3
2018	27 687	61.9	3 357	7.5	2 296	5.1	277	0.6	11 132	24.9
2019	29 763	65.8	3 568	7.9	2 491	5.5	189	0.4	9 207	20.4
2020	33 334	71.2	3 484	7.5	2 031	4.3	190	0.4	7 791	16.6

表 16-12　母乳喂养持续时间认知情况

调查年份	满 10 月龄		满 12 月龄		满 18 月龄		满 20 月龄		满 24 月龄		其他	
	人数/人	占比/%	人数/人	占比/%	人数/人	占比/%	人数/人	占比/%	人数/人	占比/%	人数/人	占比/%
2015	6 543	17.5	13 176	35.2	6 747	18.0	1 422	3.8	5 405	14.4	4 164	11.1
2017	6 222	15.1	13 052	31.7	6 630	16.1	1 492	3.6	9 959	24.2	3 818	9.3
2018	6 647	14.9	14 752	33.0	7 257	16.2	1 886	4.2	10 290	23.0	3 917	8.7
2019	5 991	13.2	13 620	30.1	7 266	16.1	2 173	4.8	12 690	28.1	3 478	7.7
2020	5 990	12.8	14 608	31.2	7 541	16.1	2 537	5.4	13 127	28.0	3 027	6.5

（三）看护人喂养知识水平情况

对看护人喂养知识进行评分，每题 1 分，满分 5 分，答对 3 题为合格。从 2015—2020 年，看护人喂养知识水平呈逐年增加趋势，从 2015 年合格率仅 25.8% 到 2020 年合格率达到 56.8%，与 2012 年比较合格率显著增加（$P<0.001$）。

表 16-13　看护人喂养知识水平得分情况

调查年份	合计 / 人	不合格 (<3 分)	合格 (≥ 3 分)	合格率 /%
2015	37 457	27 782	9 675	25.8
2017	41 173	22 961	18 212	44.2
2018	44 749	24 081	20 668	46.2
2019	45 218	21 354	23 864	52.8
2020	46 830	20 249	26 581	56.8

五、结论

项目干预地区近十年来 6~23 月龄婴幼儿主要看护人关系结构无显著变化,以母亲为主,其次为祖父母 / 外祖父母,父亲作为主要看护人占比较低。婴幼儿母亲文化程度呈逐年升高趋势,初中以下学历占比有所减少,初中及以上学历占比逐年增加,与 2012 年比较初中及以上学历占比显著提高。项目干预地区近十年来母亲作为婴幼儿的主要看护人,以在家专职照看婴幼儿为主。

项目干预工作对看护人喂养知识水平有显著提高,由 2012 年合格率仅为 6.5% 提升至 56.8%,但喂养知识水平仍有待提高。另发现,在项目干预后,2014 年看护人喂养知识有显著提高,随后逐年升高,但干预效果不足初次干预,表明营养宣教在项目干预中有效,特别是在干预初期,可考虑在项目干预期间进行营养宣教,采取多种形式与内容提升看护人喂养知识水平。

婴幼儿看护人普遍存在营养知识缺乏,家长对科学喂养知识的掌握比率仍须提高,看护人获得婴幼儿喂养知识的方式不同,父母以网络为主,其他看护人以家人、亲戚或朋友为主,通过医疗机构获取儿童保健知识的偏低。应逐步改变喂养知识的获取方式,扩展科学喂养知识的传授途径,尽可能地使得家长对婴幼儿进行科学喂养。看护人文化程度对婴幼儿喂养同样存在影响,应加强对文化程度较低者的宣教。

(本章由中国疾病预防控制中心营养与健康所魏艳丽副研究员编写)

第十七章
营养包项目对 6~23 月龄儿童微量营养状况的干预效果估测

已有的研究结果已经表明,营养包对 6~24 月龄儿童的营养状况具有改善作用。为了更好地对营养包项目的未来改善情况进行预判,须对营养包项目的干预效果进行估测,从而为此项目在今后的开展幅度、时间跨度等提供基础的数据支持。在本章内容中从 5 个角度分别对营养包的干预效果进行了估测。其中,营养包服用最少时长估测是利用所建立的回归方程,对要达到界值目标所需要的最少服用时长进行的估测;相对改善时长的估测是在已知基线检测结果的情况下,对服用时长进行的估测;干预 1 年后结果的估测是在固定时长前提下,利用人群绝对增长率对干预效果的估测,适合于人群样本的估测;干预绝对时长的估测是利用各指标每年绝对增长幅度对干预时长进行的估测;营养缺乏改善的估测是利用绝对改善率对 2021—2030 年我国 6~11 月龄贫血婴幼儿主要营养指标缺乏的改善效果的估测。

第一节 营养包服用时长与血液指标增长的量效关系

一、营养包服用时长与主要血液指标浓度值增长的回归方程的建立

根据第七章营养包干预项目的随机对照试验结果,结合 6~11 月龄婴幼儿在营养包 1 年干预期中的服用时长与末次监测时血液中各营养指标改善情况进行的相关分析,所得的营养包干预时长与各血液指标变化相关性的分析结果见表 17-1。其中 Hb、维生素 B_{12} 和 IgA 的改变与营养包的服用时长呈现出有统计学意义的高度正相关($0.800 < r < 0.972$,$P < 0.05$),sTfR 和 HCY 的改变与营养包的服用时长呈现出了有统计学意义的高度负相关($-0.844 < r < -0.945$,$P < 0.05$)。

表 17-1 营养包服用时长与血液指标的相关性分析

血液指标	r	P 值	相关性
Hb	**0.972**	**0.028**	高度正相关
维生素 A	0.356	0.488	无相关
维生素 D	0.343	0.506	无相关
维生素 D_2	−0.448	0.373	无相关
维生素 D_3	0.684	0.134	无相关
维生素 B_1	0.032	0.952	无相关
维生素 B_2	0.221	0.674	无相关

续表

血液指标	r	P 值	相关性
FA	−0.707	0.181	无相关
维生素 B$_{12}$	**0.944**	**0.005**	**高度正相关**
ALB	0.389	0.518	无相关
SF	0.327	0.527	无相关
sTfR	**−0.945**	**0.004**	**高度负相关**
hs-CRP	−0.080	0.881	无相关
RBP	0.495	0.318	无相关
HCY	**−0.844**	**0.034**	**高度负相关**
MT	−0.019	0.971	无相关
IgA	**0.800**	**0.056**	**高度正相关**
IgM	−0.353	0.493	无相关
IgG	0.621	0.188	无相关

在进一步对有统计学相关性的 Hb、维生素 B$_{12}$、HCY、sTfR 和 IgA 这 5 个指标的增长与营养包服用时长进行了线性回归方程拟合后,结果显示,这 5 个方程的线性均具有统计学意义(见表 17-2)。

表 17-2　营养包服用时长与 5 个主要血液指标的线性回归方程

血液指标	线性回归方程	P 值	r^2
Hb	$Y=56.05+0.866X$	0.028	0.945
维生素 B$_{12}$	$Y=458.27+5.415X$	0.005	0.892
sTfR	$Y=34.98-0.801X$	0.004	0.893
HCY	$Y=15.0+0.005X^2-0.339X$	0.016	0.937
IgA	$Y=0.245+0.031X$	0.086	0.804

在上述 5 个方程中,构建各方程的人群样本在基线时的维生素 B$_{12}$ 值已高于缺乏判断的界值,因此回归方程($Y=458.27+5.415X$)不具有实际估测应用的价值,其无法对维生素 B$_{12}$ 的缺乏改善情况进行后续估测。

二、婴幼儿主要营养指标改善效果的估测

(一) 营养包服用最少时长估测

根据表 17-2 中计算所得的 5 项指标的线性回归方程,以各指标的缺乏界值为改善后的目标结局,可以预测出将各指标缺乏的 6~11 月龄婴幼儿群体(或个体)的指标水平提升到不缺乏时所需的营养包服用最少时长。因维生素 B$_{12}$ 的回归方程无法以界值为目标计算改善时长,因此只对其他 4 个指标被改善至正常水平时的最少服用时长进行了举例

计算(见表17-3),具体计算过程如下。

1. 血红蛋白　Hb 缺乏的判断界值为 110g/L,根据表 17-3 中 Hb 线性回归方程,要使 6~11 月龄贫血婴幼儿体内 Hb 水平被提到判断界值的水平,则营养包须连续服用 62.3 周。

2. 转铁蛋白受体　sTfR 的判断界值为 24.4nmol/L,根据表 17-3 中此指标的线性回归方程,要使 6~11 月龄贫血婴幼儿体内 sTfR 水平被改善至正常水平,则营养包应至少连续服用 13.2 周。

3. 同型半胱氨酸　HCY 异常的判断界值为 15μmol/L,根据表 17-3 中此指标的线性回归方程,要使 6~11 月龄贫血婴幼儿体内 HCY 水平被改善至正常水平,则营养包应至少连续服用 67.8 周。

4. 免疫球蛋白 A　IgA 的判断界值为 0.7g/L,根据表 17-3 中此指标的线性回归方程,要使 6~11 月龄 IgA 缺乏的婴幼儿体内 IgA 水平被改善至 0.7g/L,则营养包应至少须连续服用 14.7 周。

表 17-3　4 个主要血液指标的营养包有效最少服用时长

血液指标	线性回归方程	判断界值	最少服用时长 / 周
Hb	$Y=56.05+0.866X$	110g/L	62.3
sTfR	$Y=34.98-0.801X$	24.4nmol/L	13.2
HCY	$Y=15.0+0.005X^2-0.339X$	15μmol/L	67.8
IgA	$Y=0.245+0.031X$	0.7g/L	14.7

此外,利用上述方程也可以对已知营养包服用时长的人群(或个体)预测出各指标的改善结果。

(二)主要营养指标相对改善时长的估测

营养包服用的单位时长内,各指标相对改善效果的计算公式见式 17-1。

$$\Delta S=\frac{|(L-B)|}{D} \qquad\qquad (式\ 17\text{-}1)$$

其中,ΔS 表示每单位服用时长获得的改善值;L 表示指标末次检测值;B 表示指标基线检测值;D 表示服用的单位时长(周)。

1. 血红蛋白　以营养包干预 1 年(52 周)为准,对于营养包干预前 Hb 水平为 102.00g/L 的 6~11 月龄婴幼儿(群体或个体),在营养包干预 1 年后,Hb 值可被提升至 116.00g/L,归益于营养包的增长值为 14.00g/L,即在 1 年的有效干预后,营养包对 6~11 月龄贫血婴幼儿的 Hb 值改变的每周改善值($\Delta S_{周}$)为 0.27g/L。以此类推,如某个 6~11 月龄贫血婴幼儿群体或个体在营养包干预前的 Hb 值为 107.00g/L,结合式 17-1 可以得出,在营养包有效干预 11.1 周后,其 Hb 值可以被提升至正常界值水平(110.00g/L)。

2. 维生素 B_{12}　以营养包干预 1 年(52 周)为准,对于营养包干预前维生素 B_{12} 水平为 373.80pg/ml 的 6~11 月龄婴幼儿(群体或个体),在营养包干预 1 年后,维生素 B_{12} 值可被提升至 709.60pg/ml,归益于营养包的增长值为 335.80pg/ml,即在 1 年的有效干预后,营养包对 6~11 月龄贫血婴幼儿的维生素 B_{12} 值改变的每周改善值($\Delta S_{周}$)为 6.46pg/ml。以此类推,如某个 6~11 月龄贫血婴幼儿群体或个体在营养包干预前的维生素 B_{12} 值为 100.00pg/ml,

结合式 17-1 可以得出，在营养包有效干预 14.9 周后，其维生素 B_{12} 值可以被提升至正常界值水平（196.53g/L）。

3. 转铁蛋白受体　以营养包干预 1 年（52 周）为准，6~11 月龄贫血婴幼儿 sTfR 水平经 1 年的改善后，从基线时的 38.39nmol/L 改善至末次的 0.00nmol/L。因此，此人群或个体在服用营养包后，sTfR 的每周改善值（$\Delta S_{周}$）为 0.76nmol/L。如某个 6~11 月龄贫血婴幼儿群体或个体在营养包干预前的 sTfR 值为 30.0nmol/L，则在营养包干预以每 1 周改善 0.76nmol/L 的条件下进行改善，此群体或个体在接受干预 7.4 周后，其 sTfR 值可以被改善至正常界值水平（24.4nmol/L）。

4. 同型半胱氨酸　以营养包干预 1 年（52 周）为准，6~11 月龄贫血婴幼儿 HCY 水平经 1 年的改善后，从基线时 13.50μmol/L 改善至末次的 9.40μmol/L，即营养包干预后，HCY 的每周改善值（$\Delta S_{周}$）为 0.08μmol/L。如某个 6~11 月龄贫血婴幼儿群体或个体在营养包干预前的 HCY 值为 18μmol/L，则此群体或个体在营养包有效干预 37.5 周后，其 HCY 值可以被改善至正常界值水平（15μmol/L）。

5. 免疫球蛋白 A　以营养包干预 1 年（52 周）为准，6~11 月龄贫血婴幼儿 IgA 水平经 1 年的改善后，从基线时的 0.20g/L 改善至末次的 0.58g/L。因此，此人群或个体在服用营养包后，IgA 的每周改善值（$\Delta S_{周}$）为 0.007g/L。如某个 6~11 月龄贫血婴幼儿群体或个体在营养包干预前的 IgA 值为 0.10g/L，则在营养包干预以每 1 周改善 0.007g/L 的效果进行改善，此群体或个体在接受干预 85.7 周后，其 IgA 值可以被改善至正常界值水平（0.70g/L）。

第二节　营养包服用对缺乏情况改善的估测

一、绝对增长率对营养缺乏改善的估测

（一）对干预 1 年后结果的估测

第十七章介绍的营养包干预随机对照研究的结果（见表 17-4）显示，干预组与对照组中各血液指标在干预前后均发生了改变，其中干预组的 Hb、维生素 A、维生素 D、维生素 D_3、维生素 B_1、维生素 B_{12}、HCY 这 7 项指标的改善结果有统计学意义的优于对照组；SF 虽然在两组间没有统计学差异，但干预组呈现出了优于对照组的改善趋势。因此，结合表 17-4 的这 8 项指标的结果，根据式 17-2 计算获得营养包干预 6~11 月龄贫血婴幼儿 1 年后关于 8 项指标的绝对增长率（表 17-4）。

$$\Delta G_r = |I_r - C_r| \qquad\qquad （式 17\text{-}2）$$

其中，ΔG_r 表示血液指标绝对增长率；I_r 表示干预组增长率；C_r 表示对照组增长率。

表 17-4　干预组与对照组各有效指标的绝对增长率　　　　　　　　　　单位：%

血液指标	干预组增长率（n=119）	对照组增长率（n=116）	绝对增长率
Hb	15.69	5.88	9.81
维生素 A	22.71	−8.18	30.89
维生素 D	11.33	−19.18	30.51

续表

血液指标	干预组增长率（$n=119$）	对照组增长率（$n=116$）	绝对增长率
维生素 D_3	12.82	−14.55	27.37
维生素 B_1	22.55	−3.01	25.56
维生素 B_{12}	72.97	47.58	25.39
HCY	−31.25	5.48	36.73
SF	26.97	11.54	15.43

根据式 17-3 计算营养包干预 1 年后上述各指标的估测结果。

$$E=D \times \Delta G_r + D \qquad \text{（式 17-3）}$$

其中，E 表示估测结果；D 表示基线检测值；ΔG_r 表示绝对增长率。

以 Hb 为例，如某一 6~11 月龄贫血婴幼儿人群（或个体）的 Hb 基线时检测值为 107g/L，则服用营养包干预 1 年后，根据式 17-3 估测其 Hb 结果预计将是 117.5g/L。

（二）对干预绝对时长的估测

第十七章介绍的营养包干预随机对照研究的结果（表 17-5）中对干预组与对照组中各血液指标在干预前后间的差值进行了比较，其中干预组 Hb、维生素 A、维生素 D、维生素 D_3、维生素 B_1、HCY 这 6 项指标的改善有统计学意义优于对照组的改善；维生素 B_{12}、SF、IgA、height 这 4 项指标呈现出了干预组优于对照组的改善趋势。因此，结合表 7-2 中这 10 项指标的结果，根据式 17-4 计算得出绝对增长幅度（表 17-5）；根据式 17-5 计算获得营养包干预 6~11 月龄贫血婴幼儿关于 10 项指标的有效干预绝对时长。

$$G=D_i - D_c \qquad \text{（式 17-4）}$$

其中，G 表示每年绝对增长幅度；D_i 表示干预组干预前后的增长差值；D_c 表示对照组干预前后的增长差值。

表 17-5　各指标绝对增长幅度 G 的比较

项目	估测指标	干预组 （$n=119$）	对照组 （$n=116$）	每年绝对增长幅度 I/ （单位·年$^{-1}$）	界值
血液指标					
	Hb/$(g \cdot L^{-1})$	16.00	6.00	10.00	110.00
	维生素 A/$(\mu g \cdot ml^{-1})$	0.06	−0.03	0.09	0.10
	维生素 D/$(ng \cdot ml^{-1})$	4.50	−8.38	12.88	12.00
	维生素 D_3/$(ng \cdot ml^{-1})$	4.05	−4.88	8.93	—
	维生素 B_1/$(ng \cdot ml^{-1})$	0.90	−0.11	1.01	1.41
	维生素 B_{12}/$(pg \cdot ml^{-1})$	287.94	187.93	100.01	196.53
	SF/$(ng \cdot ml^{-1})$	9.00	7.50	1.50	12.00
	HCY/$(\mu mol \cdot L^{-1})$	−4.20	−0.60	3.60	15.00
	IgA/$(g \cdot L^{-1})$	0.36	0.29	0.07	0.7
身体测量指标					
	身长 /cm	13.69	13.58	0.11	—

$$T(\text{year})=(C-D)/A \qquad (式\ 17\text{-}5)$$

其中，$T(\text{year})$表示需干预时长（年）；C表示界值；D表示基线检测值；A表示每年绝对涨幅（单位 / 年）

以 Hb 为例，如某个 6~11 月龄贫血婴幼儿人群（或个体）基线时的 Hb 检测值为 107.00g/L，因 Hb 界值为 110.00g/L 且绝对长幅为 10.00g/L/ 年，因此根据式 17-5 可估测出此人群或个体 Hb 结果要达到界值，须干预的时长为 0.3 年。

二、利用绝对改善率对营养缺乏改善的估测

（一）改善率计算

血液营养指标的改善率是指基线时缺乏而末次时被改善的人数占基线时总人数的比例，以式 17-6 进行计算；绝对改善率，是用干预组的改善率减去对照组的改善率所得的结果，以式 17-7 进行计算。结合第七章中的研究内容，在所有指标中，Hb、SF、sTfR、HCY 的改善率在两组间的比较中有统计学差异，因此对这 4 项指标进行绝对改善率的计算，结果见表 17-6。

$$I_r=In/Dn \qquad (式\ 17\text{-}6)$$

其中，I_r 表示改善率；I_n 表示每个组基线时缺乏而末次时被改善的人数；D_n 表示每个组基线时总人数。

$$AI_r=OI_r-CI_r \qquad (式\ 17\text{-}7)$$

其中，AI_r 表示绝对改善率；OI_r 表示干预组改善率；CI_r 表示对照组改善率。

表 17-6　6 项指标改善率的计算 　　　　　　　　　　　　单位：%

改善指标	干预组	对照组	绝对改善率
Hb	94.12	58.62	35.50
SF	24.37	12.93	11.44
sTfR	23.53	9.48	14.05
HCY	36.13	22.41	13.72

根据上述计算方式，以 Hb 为例，可以对营养包干预 1 年后改善 6~11 月龄贫血婴幼儿人群的效果进行估测。例如，某地未接受营养包干预的 6~11 月龄贫血婴幼儿人群为 10 万人，假定其不接受营养包干预 1 年后 Hb 的改善率为 58.62%，因营养包的绝对改善率为 35.50%，所以这一人群接受营养包干预 1 年后的改善率将为 94.12%，结合此人群 10 万人的总人数，可以估测出此人群如果接受营养包干预，将有 9.412 万人的贫血状况得到改善。

（二）绝对改善率对主要营养指标的改善效果估测

6~11 月龄婴幼儿贫血率采用 2013 年《中国居民营养与健康状况监测（2010—2013 年综合报告）》中此人群的监测结果（28.50%）同时参考国家统计局 2021 年全国新生人口数 1 062.3 万，得出 2021 年出生的婴幼儿在 6~11 月龄时的贫血人数为 302.75 万人。使用表 17-5 中的绝对改善率，根据式 17-8 进行估测，可以得出，这 302.75 万人在接受营养包干预 1 年后，将有 107.48 万人不再贫血。假定到 2030 年，我国新生儿出生率为持续增长的趋势，以我国 2013 年至 2021 年这 9 年的人口出生率均值（11.37‰）为参考，作为今后 9 年的假定

人口出生率,可以预测出我国至 2030 年期间,每年新出生婴儿的人数,结合前述参数,根据式 17-8,可以计算出未来 8 年每年因营养包项目而摆脱贫血的婴幼儿人数,结果见表 17-7。

$$G=N_n \times D_r \times AI_r \qquad (式 17-8)$$

其中,G 表示由营养不良转变为正常人数;N_n 表示年度新生儿人口数;D_r 表示指标缺乏率;AI_r 表示绝对增长率。

表 17-7 中其余 3 个改善指标,因没有全国的基础数据,因此使用第十七章中的缺乏率数据为参数,参考 Hb 的计算过程,可以初步获得至 2030 年,6~11 月龄婴幼儿在服用营养包 1 年后,使上述各指标不再缺乏的人数,见表 17-7。

表 17-7　2021 年至 2030 年期间每年营养包项目改善的营养缺乏人数估测　　单位:万人

血液指标	缺乏率 /%	绝对改善率 /%	2021	2022	2023	2024	2025	2026	2027	2028	2029	2030	合计
Hb	28.50	35.50	107.48	107.60	107.72	107.85	107.97	108.09	108.21	108.34	108.46	108.58	1 080.30
SF	25.21	11.44	30.64	30.67	30.71	30.74	30.78	30.81	30.85	30.88	30.92	30.95	307.94
sTfR	25.53	14.05	38.10	38.15	38.19	38.23	38.28	38.32	38.37	38.41	38.45	38.50	383.00
HCY	36.97	13.72	53.88	53.94	54.01	54.07	54.13	54.19	54.25	54.31	54.37	54.44	541.59

表 17-7 的结果显示,从 2021 年—2030 年,如果持续开展营养包干预项目,可使我国 1 080.30 万名 6~11 月龄贫血的婴幼儿由贫血水平改善为正常水平;使 307.94 万名 6~11 月龄贫血婴幼儿的 SF 由缺乏水平改善为正常水平;使 383.00 万名 6~11 月龄贫血婴幼儿的 sTfR 由异常水平改善为正常水平;使 541.59 万名 6~11 月龄贫血婴幼儿的 HCY 由异常水平改善为正常水平。在 10 年中,最终将累计有 2 312.83 万名贫血婴幼儿会因营养包干预,而由缺乏(或异常)水平改善为正常水平。

(本章由中国疾病预防控制中心营养与健康所殷继永研究员、刘婷婷副研究员编写)

第十八章
营养包项目成本效益评价

我国早期儿童仍存在生长迟缓、低体重和贫血等营养问题,农村地区尤其是贫困农村的不合理辅食喂养问题,往往是造成早期儿童营养问题的重要原因,而婴幼儿营养不良会给学习能力和成年后的劳动生产能力带来直接或间接的影响。生长迟缓、贫血等各类营养不良均会导致劳动能力的下降,并在得到改善后,劳动能力得到快速恢复。劳动能力的损失或恢复可以通过货币形式来表达,通常以平均劳动或工作的货币收入进行表达,即以工资的损失(或弥补)及失能调整生命年(disability-adjusted life year,DALY)损失(或弥补)两种方式来估算货币经济损失或受益。通常营养干预项目的成本效益评价,是将营养干预过程中的成本包括投入的人力、物力及财力计算为货币值,并与估计的干预后营养不良减少的人数的工资收入(或DALY)增加货币值进行比较。

贫困地区儿童营养改善项目对营养包干预覆盖地区的儿童进行了持续监测,通过监测数据及其他项目数据对贫血、生长迟缓及患病干预效果的数据进行成本效益评价,进而对项目的卫生经济效益做出分析,显然由于未纳入更多营养不良指标,因此存在对项目效益低估的问题,但由于目前其他营养包项目中其他的营养不良指标尚缺乏估算方法,无法纳入评价。对营养包类似的评价在汶川地震灾区的干预曾开展研究,但其项目规模及投入和产出与本项目差异较大,单独进行该项目的评价不仅必要,其结果也更具参考价值。对于儿童,其劳动能力将在长成后显现,因而估计的货币产生是预期的未来劳动收益。

一、指标与方法

(一)成本

项目成本包含营养包产品和项目工作成本。

营养包产品成本包含营养包生产设备、原料、管理、储运、质量控制、生产人员、参与宣教等全部成本。营养包价格与发放数量相乘即为营养包成本。营养包数量按照营养包监测人数每人每天一包,干预时间为每人18个月进行成本计算,营养包产品成本 = 监测人数 × 食用天数 × 营养包招标采购价。

项目工作成本包括参与营养包发放、记录、统计、监测、宣教和培训等方面工作的人员成本。由于营养包项目监测未对这些工作进行专项调查,本研究采用专家系统方法进行估算,通过与各省长期从事营养包项目工作的专家合作,对项目县、乡、村三级工作人员每年投入项目工作的天数进行评测。评测分为4部分:①营养包接收、发放、记录、宣教、培训及咨询指导等日常工作的工作人员数及工作天数;②营养包监测县投入监测工作人员人数及工作天数;③营养包工作中使用汽车、房屋和设施的成本;④营养包工作人员的工资收入。

(二)效果

1. 效果指标 生长迟缓率、贫血率是反映婴幼儿营养状况的重要指标。研究干预前后

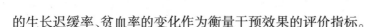

的生长迟缓率、贫血率的变化作为衡量干预效果的评价指标。

评价标准与方法：年龄别身长 Z 评分(LAZ)<−2 为生长迟缓。血红蛋白含量低于 110g/L 为贫血，海拔超过 1 000m，进行校正。

对生长迟缓率、贫血率及过去两周患病率在干预前后的变化进行统计推断，计算项目效益。

2. 效益指标 使用 PROFILES 模型，计算生长迟缓、贫血造成的对未来劳动生产力的影响(以货币表示)，以干预挽回的劳动生产力损失作为衡量干预效益的评价指标。

生长迟缓效益统计：生长迟缓效益统计采用挽回因生长迟缓带来的损失。有文献表明身高每增加 1%，农业工人的劳动生产力增加 1.38%(在成本效益分析中通常将该项转换为工资货币收入)，而 22 个月时患有的生长迟缓会持续到成年，两岁时轻度生长迟缓儿童比正常儿童矮 5cm，相当于成人时身高低 3.1%。

改善 1 例生长迟缓，挽回劳动工资收入 =3.1×1.38%≈4.3%。

挽回生长迟缓损失：生长迟缓改善人数 × 因生长迟缓改善挽回劳动工资收益(4.3%) × 人均可支配收入 × 就业率 × 未来劳动生产年龄的生存贴现值(2 岁)

人均年可支配收入按项目县当年《国民经济和社会发展统计公报》中人均年可支配收入的平均值，其中项目县个别年份报告名称不同，具体数据见表 18-2。

因缺乏项目县就业率数据，生长迟缓计算部分各年就业率取我国第一产业与第二产业就业人数占劳动力的百分比，具体数据见表 18-2。

贫血效益统计采用避免认知能力降低获得的效益。

避免认知能力降低获得的效益 = 贫血改善人数 × 效益损失率 × 人均年可支配收入 × 就业率 × 未来劳动生产年龄的生存现值(2 岁)。

Horton 和 Ross 估计，儿童时期的贫血带来的认知影响会导致成年后工资下降 2.5%。

人均年可支配收入取值方法同上，具体数据见表 18-3。

因缺乏各项目县就业率，贫血经济效益计算中就业率取全国就业率数据，各年就业率根据相应年份《中国统计年鉴》提供的数据，包括经济活动人口数和 15~64 岁人口数，二者之比计算我国各年就业率。

3. 未来收益的计算 在对项目未来收益的计算中，我们通常会考虑到一些因素，比如物价上涨因素、人均可支配收入的变化等不确定的变化，通过对未来若干年的效益进行预测并贴现，以计算项目的效益。

贴现(discounting)是将不同时间所发生的成本和收益，按照相同的利率换算成同一时间点上的成本和收益的过程。贴现使用的利率为贴现率(也称折现率，discount rate)。尽管在投入产出分析中经常使用贴现，但是对于贴现率的取值并没有统一规定。贴现率的选择，主要根据政府借款利率、社会机会成本、社会时间偏好率、私人投资报酬率等。

根据美国公共卫生研究小组的建议，本研究采用 3% 的贴现率进行卫生经济学评估，0%~5% 的贴现率进行敏感性分析。

在计算时考虑将现有货币贴现到未来、营养改善价值贴现到未来两种方式，本研究对两种方式分别进行分析。

(1)现有货币贴现到未来：假定改善生长迟缓和贫血按现在计算的货币收入数量在未来不发生变化，即改善效果的货币量随着时间推移按贴现率持续贬损。本研究按照营养包干

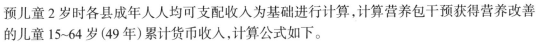

预儿童2岁时各县成年人人均可支配收入为基础进行计算,计算营养包干预获得营养改善的儿童15~64岁(49年)累计货币收入,计算公式如下。

总收益 = 生长迟缓改善人数 × 因生长迟缓改善挽回劳动工资收益(4.3%) × 人均可支配收入 × 就业率 ×$\sum Fn$ + 贫血改善人数 × 效益损失率 × 人均年可支配收入 × 就业率 ×$\sum Fn$

$$Fn=P/(1+r)^n$$

式中Fn表示将来n年时的价值;P表示现在的价值;r表示贴现率;n表示第n年到2岁的年数。

(2)营养改善价值贴现到未来:假定改善生长迟缓和贫血改善的价值不变,其货币收入应按每年贴现率增长。在贴现计算过程中把现在的货币价值贴现为将来货币价值,研究按照营养包干预儿童2岁时各县成年人人均可支配收入为基础进行计算,计算营养包干预获得营养改善的儿童15~64岁(49年)累计收益,按照相同的贴现率,将未来工资按照贴现率计算未来收益,即未来所有工资价值与营养包食用年龄(2岁)时相同来计算,公式同上,但Fn计算公式不同,如下。

$$Fn=P \times (1+r)^n$$

式中Fn表示将来n年时的价值;P表示现在的价值;r表示贴现率;n表示2岁到第n年的年数。

二、结果与分析

(一)持续监测地区三省六县监测数据分析

由于三省六县具有从项目启动到持续监测的所有监测数据,因而与前述各项评估相同,将其单独进行分析,可以获得较为完整的评价结果。

1. 干预效果 2012—2020年持续监测地区的三省六县对服用营养包婴幼儿效果监测人数累计为10 672人,各年监测人数不同。2012年干预前生长迟缓率和贫血率分别为10.3%和32.9%,2020年生长迟缓率和贫血率分别为2.1%和16.5%,去除重复人群720人,统计得到的营养包项目持续监测县有效改善婴幼儿生长迟缓与贫血人数累计为816人与1 552人,各年具体改善情况见表18-1。

表18-1 三省六县监测人数与项目改善人数

调查年份	项目监测人数 / 人	生长迟缓改善人数 / 人	贫血改善人数 / 人
2014	1 548	127	241
2015	1 633	130	247
2017	1 743	143	272
2018	1 860	137	261
2019	1 948	141	269
2020	1 940	138	263
合计	10 672	816	1 553

2. 营养包干预成本　统计项目 2012—2020 年三省六县营养包总成本。2012—2020 年间持续监测的三省六县累计干预婴幼儿 10 672 名，成本依据营养包采购费用均值计算，成本累计为 194.76 万元。考虑到影响项目招投标，在此不列出每年各地项目招标价格。

3. 工作成本　三省六县工作人员成本按如下方式计算。基础公卫工作人员每月收入按 2012 年启动时 1 000 元 / 月，2021 年 3 000 元 / 年收入，平均 2 000 元 / 月计，每月 22 个工作日，计每个工作日 90.91 元。日常工作人员为县、乡、村各 1 人，每月用于营养包项目工作时间计 1 天。每个监测县抽取每县 5 乡、每乡 5 村，共计维持监测县日常工作为 31 人 / 县，尽管项目监测 7 次，但从项目初始 2012 年至 2020 年监测 8 年期间，营养包发放未间断，因此人员成本 =90.91 元 × 31 × 6 × 12 × 8=1 623 288.96 元。

2012 年、2014 年开展两次培训，培训费用均为 4 万元。参加培训人员为每项目县 5 人，每省 2 人，共 36 人 / 次，即 2012—2014 年培训成本为 8 万元。2015 年、2017 年、2018 年、2019 年、2020 年国家培训成本年均 20 万元，每年培训 145 县，每县 1 人，6 县合计为 200 000 元 / 年 ÷145×6=8 275.86 元 / 年。培训成本为 80 000 元 +8 275.86 元 / 年 × 5 年 = 121 379.30 元。

每县每年监测费用按 10 人 3 天计，工作日收入同上，合计 10 人 ×3 天 ×90.91 元 / (人·天) ×6=16 363.80 元。项目自 2012 年开始，分别于 2012 年、2014 年、2015 年、2017 年、2018 年、2019 年、2020 年共进行 7 次培训，7 次监测。

监测成本为 16 363.80 元 / 年 ×7 年 =114 546.60 元。

总工作人员成本为 1 623 288.96+121 379.30+114 546.60=1 859 214.86 元，约 185.92 万。

营养包的成本中包含运输、储运费用，工作中使用汽车、房屋和设施的成本较低，在本研究中忽略不计。

营养包工作以在职工作人员为主，未因项目增加人员，也未因项目提高人员收入，因此无其他额外人员及收入统计。

4. 营养包项目工作效益 - 现有货币数量贴现到未来

（1）改善生长迟缓带来的效益：统计得出三省六县儿童生长迟缓均为轻度，因此在计算生长迟缓带来的损失时，按照文献计算轻度生长迟缓情况，且仅计算因生长迟缓影响的从事农业劳动人口的损失，暂不统计生长迟缓带来的其他损失，如智力缺陷带来的损失等。人均年可支配收入取当年城镇与农村人均年可支配收入的均值。

由于缺乏项目县的就业率数据，使用我国第一产业（农业）和第二产业（工业）就业人数占劳动力总数的百分比来代替。

通过 PROFILES 模型计算生长迟缓效益，根据表 18-1 中项目各县 2014—2020 年生长迟缓改善人数，2014—2020 年统计年鉴计算就业率、人均年可支配收入，各数据见表 18-2，在统计手工业者就业率时可看出，各年手工业者就业率逐年降低，各年人均年可支配收入不同，2014 年为 14 413.8 元，2020 年为 18 861.4 元，生存贴现年计算得 18.05 年，依据以上数据计算项目干预期间各年因挽回生长迟缓带来的收益。可知项目因挽回生长迟缓带来的收益累计为 576.98 万元，见表 18-2。

表 18-2　2014—2020 年三省六县生长迟缓改善带来的效益

调查年份	项目避免的生长迟缓人数 / 人	就业率 /%	可支配收入 / 元	生存贴现值 */ 年	效益 / 万元
2014	127	57.58	14 413.8	18.05	81.35
2015	130	55.70	15 718.5	18.05	87.81
2017	143	53.01	17 179.1	18.05	100.50
2018	137	51.72	18 510.7	18.05	101.30
2019	141	50.24	18 864.3	18.05	103.16
2020	138	50.08	18 861.4	18.05	100.90
均值 / 合计	816	53.06	17 258.0	18.05	576.98

注：* 假定收入不变，有工作收入的年数。生存贴现值 $=\sum 1/(1+r)^n$。

（2）改善贫血带来的效益：通过 PROFILES 模型计算贫血效益，根据表 18-1 中项目各年各县中贫血改善人数，并根据各年统计年鉴计算就业率，人均年可支配收入数据收集方法与计算生长迟缓收益相同，生存贴现年计算得 18.05 年。计算项目干预期间累计挽回因贫血造成的损失为 958.54 万元，各年各县贫血带来的收益，见表 18-3。

表 18-3　2014—2020 年三省四县贫血改善带来的效益

调查年份	项目避免的贫血人数 / 人	就业率 /%	可支配收入 / 元	生存贴现值 / 年	效益 / 万元
2014	241	78.88	14 413.8	18.05	123.89
2015	247	79.32	15 718.5	18.05	139.02
2017	272	78.63	17 179.1	18.05	165.73
2018	261	78.60	18 510.7	18.05	171.15
2019	269	79.34	18 864.3	18.05	181.11
2020	263	80.92	18 861.4	18.05	181.26
均值 / 合计	1 553	79.28	17 258.0	18.05	958.54

5. 成本效益分析 - 现有货币数量贴现到未来　通过上述分析，得到了各项目县营养包的成本、工作人员成本、生长迟缓与贫血改善的总效益值。营养包的成本以各年计，工作人员成本取 7 次监测平均值计算各年的成本，总成本除以总效益，即可得到各年的成本效益。结果显示项目 2012 至 2020 年间项目成本效益约为 1∶4.3，项目实施存在一定经济效益，即持续监测县婴幼儿营养包项目每投入 1 元钱，通过改善婴幼儿营养状况可以得到 4.3 元的效益回报，详见表 18-4。

表 18-4　2014—2020 年持续监测县成本效益

调查年份	投入成本/万元	生长迟缓改善效益/万元	贫血改善效益/万元	合计效益/万元	成本效益
2014	54.81	81.35	123.89	205.24	1∶3.7
2015	56.36	87.81	139.02	226.83	1∶4.0
2017	58.37	100.50	165.73	266.23	1∶4.6
2018	60.51	101.30	171.15	272.45	1∶4.5
2019	62.11	103.16	181.11	284.27	1∶4.6
2020	61.97	100.90	181.26	282.16	1∶4.6
合计	354.13	575.02	962.16	1 537.18	1∶4.3

6. 敏感性分析 - 现有货币数量贴现到未来　上述结果表明,我国贫困地区儿童营养改善项目每挽救 1 例婴幼儿生长迟缓和贫血的发生所需投入的成本明显低于改善收益。但这是在既定的人均年可支配收入、贴现率等情况下得出的结论。当上述指标值在一定范围内变化时,项目的成本效益也将随之变化,须详细分析其变化规律。

通过调整人均年可支配收入及贴现率,可知在人均年可支配收入在 0.5 万元 / 年,且贴现率达 3.5% 时,通过服用营养包改善生长迟缓即有经济学意义,若人均可支配收入达到 3.0 万元 / 年,在贴现率为 2.5% 时,成本效益为 1∶8.8,详见表 18-5。表 18-5 数据显示,人均可支配收入从 1.0 万元变化到 3.0 万元,成本效益逐渐增加,相同贴现率条件下,成本效益增加率超过 4.9 倍,而贴现率从 0.5% 增加到 4.5%,在可支配收入大于 1 万的情况下,成本效益有意义。敏感性分析表明,营养包改善生长迟缓和贫血的成本效益对相关参数设置较为敏感。

表 18-5　持续监测县不同人均可支配收入与贴现率下的成本效益

人均可支配收入/(万元·年 ⁻¹)	不同贴现率下的成本效益				
	4.5%	3.5%	2.5%	1.5%	0.5%
0.5	1∶0.8	1∶1.1	1∶1.5	1∶2.0	1∶2.9
1.0	1∶1.6	1∶2.2	1∶2.9	1∶4.1	1∶5.8
1.5	1∶2.4	1∶3.2	1∶4.4	1∶6.1	1∶8.7
2.0	1∶3.2	1∶4.3	1∶5.9	1∶8.1	1∶11.6
2.5	1∶4.1	1∶5.4	1∶7.3	1∶10.2	1∶14.5
3.0	1∶4.9	1∶6.5	1∶8.8	1∶12.2	1∶17.4

7. 成本效益分析 - 营养改善价值贴现到未来　在上面对营养包持续性监测县计算成本效益分析时我们采用将所有收益贴现至营养包食用年龄 2 岁,即未来所有工资收入不变,按照与营养包食用年龄(2 岁)时相同来计算,进行了详细分析,并进行了成本效益与敏感性分析,此时获得的成本效益比较保守,但结果显示项目能够获得较好的经济效益比。

由于人们通常认为人生短暂,未来更是不确定的;对未来的美好期许下,未来应该更富有。因此与未来更富有时相比,今天的 1 元钱比未来的一元钱更有价值。因此我们按照相同贴现率,将未来工资按照贴现率计算未来收益,公式如下,采用贴现率为 3% 计算收益,项目成本效益为 1 : 39.8,见表 18-6。

表 18-6 2014—2020 年持续监测县成本效益

调查年份	投入成本 / 万元	生长迟缓改善效益 / 万元	贫血改善效益 / 万元	合计效益 / 万元	成本效益
2014	54.81	746.56	1 136.97	1 883.53	1 : 34.4
2015	56.36	805.87	1 275.79	2 081.66	1 : 36.9
2017	58.37	922.36	1 520.98	2 443.34	1 : 41.9
2018	60.51	929.62	1 570.68	2 500.30	1 : 41.3
2019	62.11	946.70	1 662.14	2 608.84	1 : 42.0
2020	61.97	925.98	1 663.50	2 589.48	1 : 41.8
合计	354.13	5 277.09	8 830.06	14 107.15	1 : 39.8

(二)全国监测地区监测数据分析

1. 干预效果 2015—2020 年全国监测地区对服用营养包婴幼儿效果监测人数累计为 215 637 人,各年监测人数不同。项目持续监测地区 2012 年干预前生长迟缓率和贫血率分别为 10.3% 和 32.1%,2020 年生长迟缓率和贫血率分别为 2.1% 和 16.5%。全国监测地区采用持续监测地区结果进行评估,去除 2015—2020 年重复人群 8 484 人,统计得营养包项目 2015—2020 年有效改善婴幼儿生长迟缓与贫血人数累计为 16 987 人与 33 973 人,各年具体改善情况见表 18-7。

表 18-7 2015—2020 年监测人数与项目改善人数　　　单位:人

调查年份	项目监测人数	生长迟缓改善人数	贫血改善人数
2015	37 488	3 074	6 148
2017	40 992	3 361	6 723
2018	42 956	3 522	7 045
2019	41 815	3 429	6 858
2020	43 902	3 600	7 200
合计	207 153	16 987	33 973

2. 营养包干预成本 2015—2020 年间全国监测地区累计干预婴幼儿 207 153 名,成本依据营养包采购费用均值计算,成本累计为 5 194.70 万元。

3. 工作成本 145 个监测县工作人员成本按如下方式计算。基础公卫工作人员每月收入按 2012 年启动时 1 000 元 / 月,2021 年收入为 3 000 元 / 年,成本按照平均 2 000 元 / 月计,每月 22 个工作日,计每个工作日 90.91 元。日常工作人员为县、乡、村各 1 人,每月用于营养包项目工作时间 1 天。每个监测省抽取 5 县、每县 5 乡、每县 5 村,总计维持监测县日常工作为 31 人 / 县。尽管项目监测 5 次,但从项目全国监测的 2015 年至 2020 年监测 6 年期间,营养包发放未间断,因此人员成本 =31×90.91 元 ×145×12×6=29 422 112 元,即 2 942.21 万元。

国家培训成本年均 20 万元,每年培训 145 县,成本为 20 万 / 年。每县每年监测人员费用按 10 人 3 天计,工作收入与上同,合计为 10 人 ×3 天 ×90.91 元 / 天 ×145=395 458.5 元。项目自 2015 年开始,分别于 2015 年、2017 年、2018 年、2019 年、2020 年共进行 5 次培训,5 次监测。培训与监测成本为(20 万元 / 年 +395 458.5 元 / 年)×5 年 =2 977 292.5 元,约为 297.73 万元。

总工作人员成本为 29 422 112+2 977 292.5=32 399 404.5 元,约 3 239.94 万元。

营养包的成本中包含运输、储运费用,工作中使用汽车、房屋和设施的成本可忽略不计。

营养包工作以在职工作人员为主,无额外因项目增加人员,因此项目工作人员的工资收入不额外统计。

4. 营养包项目效益 - 现有货币数量贴现到未来

(1)改善生长迟缓带来的效益:通过 PROFILES 模型计算生长迟缓效益,根据 2015—2020 年生长迟缓改善人数,2015—2020 年统计年鉴计算就业率、农村居民人均可支配收入。在统计手工业者就业率时可看出,各年手工业者就业率逐年降低,各年人均年可支配收入不同,2015 年为 11 422 元,2020 年为 17 131 元,生存贴现年计算得 18.05 年,依据以上数据计算项目干预期间各年因挽回生长迟缓带来的收益。可知项目因挽回生长迟缓带来收益累计为 9 939.11 万元,见表 18-8。

表 18-8　2015—2020 年改善生长迟缓带来的效益

调查年份	项目避免的生长迟缓人数 / 人	就业率 /%	可支配收入 / 元	生存贴现值 / 年	效益 / 万元
2015	3 074	55.01	11 422	18.05	1 491.57
2017	3 361	53.21	13 432	18.05	1 854.84
2018	3 522	51.96	14 617	18.05	2 065.69
2019	3 429	50.50	16 021	18.05	2 142.16
2020	3 600	50.08	17 131	18.05	2 384.84
均值 / 合计	16 987	52.15	14 525	18.05	9 939.11

(2)改善贫血带来的效益:通过 PROFILES 模型计算贫血效益,根据表 18-6 中项目各年中贫血改善人数,以及各年统计年鉴计算就业率、人均年可支配收入数据收集方法与计算生长迟缓收益相同,生存贴现年计算得 18.05 年。计算项目干预期间累计挽回因贫血造成的损失为 17 807.63 万元,各年贫血带来的收益,见表 18-9。

表 18-9 2015—2020 年改善贫血带来的效益

调查年份	项目避免的贫血人数 / 人	就业率 /%	可支配收入 / 元	生存贴现值 / 年	效益 / 万元
2015	6 148	79.32	11 422	18.05	2 513.33
2017	6 723	78.63	13 432	18.05	3 204.00
2018	7 045	78.60	14 617	18.05	3 652.49
2019	6 858	79.34	16 021	18.05	3 933.68
2020	7 200	80.92	17 131	18.05	4 504.12
均值 / 合计	33 973	79.36	14 525	18.05	17 807.63

5. 成本效益分析 - 现有货币数量贴现到未来　通过上述分析,得到了各项目县营养包的成本、工作人员成本、生长迟缓与贫血改善的总效益值。营养包的成本以各年计,工作人员成本取 5 次监测平均值计算各年的成本,总成本除以总效益,即可得到各年的成本效益。结果显示项目 2015—2020 年间项目成本效益约为 1∶3.9,项目实施存在一定经济效益,即监测地区婴幼儿营养包项目每投入 1 元钱,通过改善婴幼儿营养状况可以得到 3.9 元的效益回报,详见表 18-10。

表 18-10 2015—2020 年项目成本效益

调查年份	投入成本 / 万元	生长迟缓改善效益 / 万元	贫血改善效益 / 万元	合计效益 / 万元	成本效益
2015	1 332.15	1 491.57	2 513.33	4 004.90	1∶3.0
2017	1 399.63	1 854.84	3 204.00	5 058.84	1∶3.6
2018	1 467.14	2 065.69	3 652.49	5 718.18	1∶3.9
2019	1 473.33	2 142.16	3 933.68	6 075.84	1∶4.1
2020	1 503.08	2 384.84	4 504.12	6 888.96	1∶4.6
合计	7 175.33	9 939.10	17 807.62	27 746.74	1∶3.9

6. 敏感性分析 - 现有货币数量贴现到未来　上述结果表明,我国监测地区儿童营养改善项目每避免 1 例婴幼儿生长迟缓和贫血的发生所需投入的成本小于避免生长迟缓和贫血事件发生带来的经济收益。但这是在既定的人均年可支配收入、贴现率等情况下得出的结论。当上述指标值在一定范围内变化时,项目的成本效益也将随之变化,须详细分析其变化规律。

通过调整人均年可支配收入及贴现率,可知在人均年可支配收入在 0.5 万元 / 年,且贴现率达 1.5% 或人均年可支配收入在 1.0 万元 / 年,且贴现率达 3.5% 时,通过服用营养包改善生长迟缓即有经济学意义,若人均可支配收入达到 3.0 万元 / 年,在贴现率为 2.5% 时,成本效益为 1∶4.9,详见表 18-11。

表 18-11 2015—2020 年项目不同人均可支配收入与贴现率下的成本效益

人均可支配收入 /(万元·年 ⁻¹)	不同贴现率下成本效益				
	4.5%	3.5%	2.5%	1.5%	0.5%
0.5	1∶0.4	1∶0.6	1∶0.8	1∶1.1	1∶1.6
1.0	1∶0.9	1∶1.2	1∶1.6	1∶2.2	1∶3.2
1.5	1∶1.3	1∶1.8	1∶2.4	1∶3.4	1∶4.8
2.0	1∶1.8	1∶2.4	1∶3.2	1∶4.5	1∶6.4
2.5	1∶2.2	1∶3.0	1∶4.0	1∶5.6	1∶8.0
3.0	1∶2.7	1∶3.6	1∶4.9	1∶6.7	1∶9.6

7. 成本效益分析 - 营养改善价值贴现到未来 上面对营养包全国监测地区计算成本效益分析时我们采用将所有收益贴现至营养包食用年龄(2 岁),即未来所有工资收入不变,按照与营养包食用年龄(2 岁)时相同来计算,进行了详细分析,并进行了成本效益与敏感性分析,此时获得的成本效益比较保守,但结果显示项目能够获得较好的经济效益比。

由于人们通常认为人生短暂,未来更是不确定的;对未来的美好期许下,未来应该更富有。因此与未来更富有时相比,今天的 1 元钱比未来的一元钱更有价值。因此我们按照相同贴现率,将未来工资按照贴现率计算未来收益,公式如下,采用贴现率为 3% 计算收益,项目成本效益为 1∶35.5,见表 18-12。

表 18-12 2015—2020 年项目成本效益

调查年份	投入成本 / 万元	生长迟缓改善效益 / 万元	贫血改善效益 / 万元	合计效益 / 万元	成本效益
2015	1 332.15	13 688.59	23 065.58	36 754.17	1∶27.6
2017	1 399.63	17 022.44	29 403.98	46 426.42	1∶33.2
2018	1 467.14	18 957.44	33 519.98	52 477.42	1∶35.8
2019	1 473.33	19 659.17	36 100.50	55 759.67	1∶37.8
2020	1 503.08	21 886.38	41 335.64	63 222.02	1∶42.1
合计	7 175.33	91 214.02	163 425.68	254 639.70	1∶35.5

(三) 全国营养包覆盖地区经济效益分析评估

2012 年贫困地区儿童营养改善试点项目启动,中央财政出资 1 亿,10 个中西部省份的 100 个集中连片贫困县,约 27 万婴幼儿开始食用营养包产品。2014 年项目覆盖 21 个省 341 个县,营养包采购经费增加到 5 亿,年度受益婴幼儿数达到 116 万,2019 年贫困地区儿童营养改善项目纳入基本公共卫生服务项目,营养包实现 832 个贫困县全覆盖,累计受益婴幼儿达 947 万人,至 2020 年受益儿童累计 1 120 万人。若依据保守计算方法统计的贫困地区儿童营养改善项目全国监测地区成本效益 1∶3.9,在将未来价值进行贴现后结果显示成本效益可达到 1∶35.5,这说明若对贫困地区儿童营养改善项目全部发放地区,人员进行经济效益评估,无疑项目带来的收益将是巨大的。

三、讨论

成本效益分析是卫生经济学中重要的部分,特别是在一些与人群健康相关项目上,选择成本效益最高的干预措施是被广泛认可的,如 MASON 等研究认为碘强化的成本效益为 1:26.5。我国多项研究显示,铁酱油改善人群贫血的成本效益为 1:(6.62~79.7),营养干预的成本效益为 1:8。

儿童营养改善项目自 2012 年实施至 2020 年 9 月,营养包覆盖儿童已超过千万,生长迟缓下降率与贫血下降率显示营养包项目在改善婴幼儿营养状况中取得了良好的干预效果,但对营养包项目实施以来的成本效益评估相对缺乏。霍军生通过成本效益的 PROFILING 模型和 DALY 模型分别对 2010 年地震灾区的营养包贫血干预效果进行了分析,结果认为,营养包在地震灾区三省八县干预项目成本效益至少是 1:10。

在对贫困地区儿童营养改善项目中的持续监测地区,全国监测地区营养包改善贫血状况效果显示,调整统计方式,分别按照未来收益贴现至营养包食用年龄,以及采用食用营养包年龄收益贴现至未来计算,可知营养包改善贫血的效益比为 1:3.9 至 1:35.5 即通过食用营养包改善生长迟缓和贫血,项目投入 1 块钱能够获得 4 元至 35 元的效益产出。这仅是对项目监测地区进行评估,众所周知,项目覆盖人群越广,人均成本越低的情况下,收益越高,因此预计项目全国覆盖情况下,成本效益将超出目前评估,显然项目收益是巨大的。

在对人均年可支配收入与劳动力损失率进行调整后发现,营养包项目在改善贫血中始终有着良好的经济效益。营养不良对社会劳动生产力的损害是长期的也是巨大的,儿童 2 岁以前发生的生长迟缓,对儿童时期认知能力和成年后的未来生产力等影响巨大。陈春明、傅罡等认为婴幼儿时期的生长迟缓若不能纠正,未来十年将给经济带来巨大的损失。营养包中除微量营养素外,蛋白质含量为 3.0g/ 袋,可以为婴幼儿提供优质蛋白,降低生长迟缓发病率。对营养包改善生长迟缓进行经济效益评估,结果显示,仅计算生长迟缓的经济效益也是显著的。

通过对生长迟缓、贫血改善进行成本效益的研究,显示营养包项目更多地在微量营养素缺乏的改善中具有较高的收益,这与哥本哈根共识一致,共识指出提供微量营养素的营养改善策略可以获得最高的回报。计算营养包改善贫血的成本效益时须知营养包中除铁外,还含有多种微量营养素,如维生素 A、维生素 D、维生素 B_1、维生素 B_2、叶酸、烟酸、钙和锌等,因此仅计算贫血的改善远低估了营养包的整体效益。同时评价中采用的生长迟缓与贫血造成的劳动损失率数据相对陈旧,除须对营养包总体的成本效益研究继续开展外,还应增加认知、贫血等健康指标对未来经济损失的评估。

（本章由中国疾病预防控制中心营养与健康所魏艳丽副研究员编写）

第十九章
营养包人群干预预测模型

贫困地区儿童营养改善的监测评估，不仅能科学了解我国儿童生长发育的现状和改善水平，而且也为未来指导我国婴幼儿生长发育改善措施提供了可靠依据。目前对于我国婴幼儿生长发育水平变化趋势的预测研究还相对较少，现有研究主要分为两个类型：一种类型是基于个体信息预测儿童生长发育的情况，收集儿童个体特征和营养状况等信息，采用logistic 回归模型、混合线性回归模型等方法进行建模，预测儿童是否发生生长迟缓、贫血等，也有通过机器学习等方法对疾病发生率进行预测。另外一种类型是基于群体发生率来预测未来一段时间内儿童营养不良率的趋势，主要采用趋势外推、平均增长率外推、ARIMA 模型等方法，如龚雪蕾等采用趋势外推法预测云南省 5 岁以下儿童 2030 年的生长迟缓率，谭琪等通过计算平均增长率预测中国儿童青少年的肥胖发展趋势，也通过构建 ARIMA 模型来预测疾病发生率的变化。

对儿童生长发育水平的未来趋势研判有助于评估和制订合理的营养干预措施，本研究基于贫困地区儿童营养改善项目 2015—2020 年全国监测数据，通过对群体营养不良发生率的趋势分析，进一步对未来 5~10 年的全国监测地区婴幼儿的贫血率、生长迟缓率、消瘦率、超重率、肥胖率、Z 评分、辅食添加合格率等信息进行评估和预测分析。

一、研究方法

收集了营养改善项目在全国监测地区 2015—2020 年的监测数据（2016 年未收集），根据 2015 年和 2017 年的年平均增长率计算了 2016 年各项营养不良指标的发生率。本研究基于群体的营养不良发生率来预测营养改善项目持续开展下，全国监测地区婴幼儿未来十年的营养不良发生率。由于是基于不同年份的发生率进行预测，所以不适合使用基于个体数据进行回归建模的分析。本研究先通过比较 ARIMA 模型和趋势外推模型的优劣来选择合适的模型。由于历史数据目前只收集了 2015—2020 年的信息，在 6 年的时间序列维度上，ARIMA 模型对各个指标的预测效果较差，所以本研究采用了趋势外推法。在国家保持对妇幼卫生健康领域的持续投入环境下，假设随着营养改善项目的持续开展，营养包覆盖人群和营养包服用依从性稳定提升，采用滑动平均模型进行趋势外推，以贫血率、营养不良发生率、Z 评分、辅食添加合格率的 5 年增长率滑动平均值，预测下一年的增长率。采用 5 年增长率的滑动平均值，可以有效减少因某年的异常取值波动而造成预测结果的波动。5 年增长率的滑动平均值计算公式如下。

$$P=\frac{P_i+P_{i+1}+\cdots+P_n}{n}=\sum_{i=1}^{n}P_i \qquad (式 19-1)$$

在本模型中，P 表示对下一期发生率指标的预测增长率；n 表示前 n 年，在本模型中设置为 5 年；i 表示之前第 i 年，$i \leqslant n$。通过对下一年增长率的预测值，计算出下一年的预测指标值。

二、研究结果

（一）样本量描述

2015—2020 年累计监测 6~23 月龄婴幼儿 222 865 人次，各年度婴幼儿监测数量见表 19-1。

表 19-1　2012—2020 年营养包持续监测地区 6~23 月龄婴幼儿主要看护人情况

调查年份	监测省 / 个	监测县 / 个	营养包覆盖县 / 个	监测儿童数 / 人
2015	20	124	111	39 760
2017	19	142	128	43 095
2018	19	148	147	46 013
2019	20	152	149	46 069
2020	21	160	158	47 928

（二）营养改善项目地区婴幼儿营养不良现状及变化

1. 贫血率变化趋势预测　营养包项目地区 6~23 月龄婴幼儿 2021—2030 年的贫血率将持续下降（表 19-2），预测 2025 年 6~23 月龄婴幼儿贫血率降至 10.5%，2030 年降至 5.9%，其变化趋势预测见图 19-1。

表 19-2　营养包项目地区 6~23 月龄婴幼儿贫血率 2021—2030 年变化趋势预测

项目	年份	贫血率	
		贫血率 /%	增长率 /%
观测值	2015	29.6	—
	2016	28.3	−4.32
	2017	27.1	−4.32
	2018	24.1	−11.07
	2019	21.3	−11.62
	2020	18.3	−14.08
预测值	2021	16.6	−9.08
	2022	15.0	−10.03
	2023	13.3	−11.18
	2024	11.8	−11.20
	2025	10.5	−11.12
	2026	9.4	−10.52
	2027	8.4	−10.81
	2028	7.5	−10.96
	2029	6.6	−10.92
	2030	5.9	−10.87

注：2016 年贫血率根据 2015 年和 2017 年的贫血率年增长率进行调整计算。

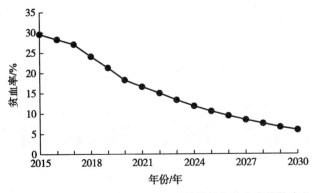

图 19-1　营养包项目地区 6~23 月龄婴幼儿贫血率趋势变化

2. 评分变化趋势预测　营养包项目地区 6~23 月龄婴幼儿 2021—2030 年的 LAZ 评分、WAZ 评分将逐渐趋向 0,WHZ 评分维持在 0 值附近(表 19-3),预测到 2030 年 WAZ 评分、LAZ 评分、WHZ 评分分别为 0.00、−0.020.00,其变化趋势预测如图 19-2。

表 19-3　营养包项目地区 6~23 月龄婴幼儿 WAZ、LAZ、WHZ 评分 2021—2030 年变化趋势预测

项目	年份	WAZ		LAZ		WHZ	
		WAZ	增长率 /%	LAZ	增长率 /%	WHZ	增长率 /%
观测值	2015	−0.10	—	−0.23	—	0.03	—
	2016	−0.13	30.38	−0.25	8.35	−0.01	−133.33
	2017	−0.17	30.38	−0.27	8.35	−0.05	400.00
	2018	−0.12	−29.41	−0.26	−3.70	0.02	−140.00
	2019	−0.15	25.00	−0.23	−11.54	−0.04	−300.00
	2020	−0.03	−80.00	−0.13	−43.48	0.04	−200.00
预测值	2021	−0.03	−4.73	−0.12	−8.41	0.02	−60.00
	2022	−0.03	−11.75	−0.11	−11.76	−0.01	−175.00
	2023	−0.02	−20.18	−0.09	−15.78	0.01	−183.75
	2024	−0.02	−18.33	−0.07	−18.19	−0.01	−154.69
	2025	−0.01	−27.00	−0.06	−19.52	0.00	−143.36
	2026	−0.01	−16.40	−0.05	−14.73	0.00	−164.20
	2027	−0.01	−18.73	−0.04	−15.99	0.00	−161.50
	2028	−0.01	−20.13	−0.03	−16.84	0.00	−155.94
	2029	−0.01	−20.12	−0.03	−17.06	0.00	−156.25
	2030	0.00	−20.47	−0.02	−16.83	0.00	−159.47

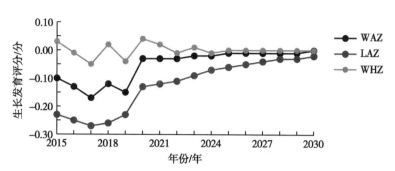

图 19-2　营养包项目地区 6~23 月龄婴幼儿 WAZ、LAZ、WHZ 评分趋势变化

3. 营养不良率变化趋势预测　营养包项目地区 6~23 月龄婴幼儿 2021—2030 年的生长迟缓率、低体重率将持续下降,消瘦率、超重率、肥胖率没有明显的变化(表 19-4),预测 2025 年 6~23 月龄婴幼儿的生长迟缓率为 3.0%,2030 年为 1.6%;预测 2025 年低体重率为 1.6%,2030 年为 0.9%,其变化趋势预测如图 19-3。

表 19-4　营养包项目地区 6~23 月龄婴幼儿营养不良率 2021—2030 年变化趋势预测

单位:%

| 项目 | 年份 | 生长迟缓率 | | 低体重率 | | 消瘦率 | | 超重率 | | 肥胖率 | |
		生长迟缓率	增长率	低体重率	增长率	消瘦率	增长率	超重率	增长率	肥胖率	增长率
观测值	2015	8.4	—	4.7	—	4.3	—	3.7	—	1.2	—
	2016	8.1	−3.02	4.9	4.17	4.4	2.30	3.5	−5.56	1.0	−18.35
	2017	7.9	−3.02	5.1	4.17	4.5	2.30	3.3	−5.56	0.8	−18.35
	2018	7.6	−3.80	3.9	−23.53	3.6	−20.00	3.3	0.00	0.8	0.00
	2019	6.7	−11.84	4.3	10.26	4.1	13.89	2.8	−15.15	0.6	−25.00
	2020	5.3	−20.90	2.9	−32.56	3.7	−9.76	3.4	21.43	0.7	16.67
预测值	2021	4.8	−8.52	2.7	−7.50	3.6	−2.25	3.4	−0.97	0.6	−9.01
	2022	4.4	−9.61	2.4	−9.83	3.5	−3.16	3.4	−0.05	0.6	−7.14
	2023	3.9	−10.93	2.1	−12.63	3.4	−4.26	3.4	1.05	0.6	−4.90
	2024	3.4	−12.36	1.9	−10.45	3.3	−1.11	3.4	1.26	0.5	−5.87
	2025	3.0	−12.46	1.6	−14.59	3.2	−4.11	3.6	4.54	0.5	−2.05
	2026	2.7	−10.78	1.4	−11.00	3.1	−2.98	3.6	1.17	0.5	−5.79
	2027	2.4	−11.23	1.3	−11.70	3.0	−3.12	3.7	1.60	0.5	−5.15
	2028	2.1	−11.55	1.1	−12.08	2.9	−3.12	3.8	1.92	0.4	−4.75
	2029	1.9	−11.68	1.0	−11.97	2.8	−2.89	3.9	2.10	0.4	−4.72
	2030	1.6	−11.54	0.9	−12.27	2.7	−3.24	3.9	2.27	0.4	−4.49

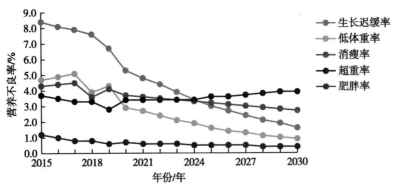

图 19-3　营养包项目地区 6~23 月龄婴幼儿营养不良率趋势变化

4. 辅食喂养效果变化趋势预测　营养包项目地区 6~23 月龄婴幼儿 2021—2030 年的辅食添加种类合格率、辅食添加频次合格率、满足最低可接受膳食比例总体呈持续上升趋势（表 19-5），预测到 2025 年辅食添加种类合格率、辅食添加频次合格率、满足最低可接受膳食比例分别达到 74.5%、78.3%、53.6%，到 2030 年分别达到 80.1%、84.2%、67.3%，其变化趋势预测如图 19-4。

表 19-5　营养包项目地区 6~23 月龄婴幼儿辅食添加合格率 2021—2030 年变化趋势预测

单位：%

项目	年份	辅食添加种类		辅食添加频次		满足最低可接受膳食	
		合格率	增长率	合格率	增长率	满足比例	增长率
观测值	2015	63.4	-5.65	64.4	-16.36	32.0	-5.33
	2016	65.1	2.72	67.2	4.41	34.5	7.67
	2017	66.9	2.72	70.2	4.41	37.1	7.67
	2018	67.8	1.35	71.4	1.71	39.7	7.01
	2019	68.4	0.88	73.2	2.52	42.2	6.30
	2020	69.2	1.17	72.2	-1.37	42.2	0.00
预测值	2021	70.4	1.77	73.9	2.34	44.6	5.73
	2022	71.5	1.58	75.3	1.92	47.0	5.34
	2023	72.5	1.35	76.4	1.42	49.3	4.88
	2024	73.5	1.35	77.4	1.37	51.5	4.45
	2025	74.5	1.44	78.3	1.14	53.6	4.08
	2026	75.7	1.50	79.6	1.64	56.2	4.90
	2027	76.8	1.44	80.8	1.50	58.9	4.73
	2028	77.8	1.42	81.9	1.41	61.6	4.61
	2029	79.0	1.43	83.1	1.41	64.4	4.55
	2030	80.1	1.45	84.2	1.42	67.3	4.57

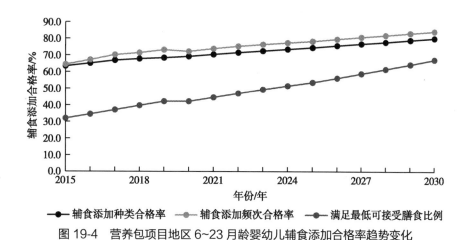

图 19-4 营养包项目地区 6~23 月龄婴幼儿辅食添加合格率趋势变化

三、讨论

本研究基于 2015—2020 年全国营养改善项目监测地区的婴幼儿营养不良指标历史数据,假设未来一段时间内各指标将保持稳定的增长率变化,从而预测未来十年的营养不良等指标水平的变化趋势。随着营养改善项目的持续开展,监测地区的婴幼儿营养不良水平将进一步得到改善,本研究预测的基础假设来自以下三个方面。

第一,未来,随着营养改善项目在覆盖地区持续扩大,婴幼儿营养不良的改善趋势将保持稳定的增长率。我们可以看到,2015 年营养包项目覆盖了 111 个县,而到了 2020 年,营养包项目已经覆盖了 158 个县,每年随着覆盖地区范围的不断扩大,覆盖地区婴幼儿的营养水平将得到持续改善,从而进一步降低了贫血率、生长迟缓率等各种营养不良指标的发生率。

第二,随着营养包干预项目的开展,母婴保健知识的宣教不断扩大,监测地区婴幼儿服用营养包的依从性也将进一步提升,从而稳定提高各种营养不良指标的改善率。通过对以往的数据分析发现,早期营养包发放地区存在领取却没有服用或服用不规律的现象,这种行为会减弱营养包的干预效果。随着项目的稳定开展,可以更加科学地开展干预指导,而且经过持续的母婴健康知识宣教,监测地区的婴幼儿看护人对营养健康的认知也会逐步提升,这都将促进提升营养包服用的依从性。随着营养包干预项目的开展,2015—2020 年婴幼儿辅食添加种类合格率、辅食添加频次合格率、满足最低可接受膳食比例总体在提升,从侧面也体现了婴幼儿营养摄入依从性的提升。

第三,我国对妇幼保健的持续投入将全面提升基层的妇幼健康水平,促进婴幼儿营养健康水平的稳步改善。随着我国公共卫生投入的持续增加,基层医疗服务水平将持续提升,对于重点人群如妇女儿童领域的卫生投入,将会改善医疗服务水平,进一步提升儿童保健水平。而且随着我国经济社会的发展,人均可支配收入的提高也会进一步改善贫困地区的生活水平,从宏观层面上看,婴幼儿的营养不良水平改善情况也将会稳定提升。

由于在营养包干预项目开展的监测期间内(2015—2020 年),未发现营养包干预对超重率、肥胖率、WHZ 评分的显著影响,所以后期预测结果表明未来几年间超重率、肥胖率、WHZ 评分的变化较为平缓。由于消瘦率在 2018—2020 年间的波动较大,无明显趋势变化,须通过之后更为长期的数据监测来进一步分析。

在我国经济发展水平不断提升,持续加强对妇幼保健领域卫生投入的现状下,随着营养改善项目的持续开展,营养包干预覆盖范围稳步扩大,婴幼儿看护人员营养认知水平不断提高,婴幼儿营养包服用依从性增加。基于以上的基础,预期未来 5~10 年间,婴幼儿的贫血率、生长迟缓率的增长率将稳定平滑降低,预测 2025 年 6~23 月龄婴幼儿贫血率、生长迟缓率将分别降至 10.5%、3.0%,2030 年分别降至 5.9%、1.6%;低体重率总体也呈现下降趋势;LAZ 评分、WAZ 评分逐渐趋于稳定在 0 值附近,婴幼儿的营养状况将趋于均衡。由于营养包干预监测期间未发现超重率、肥胖率、消瘦率有显著变化,通过对增长率的预测分析,未来 5~10 年婴幼儿超重率、肥胖率、消瘦率也未发现显著的趋势变化。婴幼儿营养状况将更加均衡,辅食添加种类合格率、辅食添加频次合格率、满足最低可接受膳食比例也将不断稳步提升。

（本章由深圳职业技术大学李瑾博士编写）

第三部分

河南省贫困地区儿童营养
改善项目案例

第二十章
项目管理实践

河南是人口大省，也是农业大省，下辖17个地级市，1个省直辖县级市，21个县级市，83个县，53个市辖区，1791个乡（镇），662个街道办事处。2014年全省总人口10662万人，常住人口9436万人；全省4岁以下儿童约746万人，5岁以下儿童死亡率6.6‰（农村7.6‰），婴儿死亡率4.9‰（农村5.5‰）。与全国其他地区一样，河南省儿童营养状况存在明显的城乡差异和地区差异，特别是贫困地区的农村儿童营养问题较为突出。

精准脱贫攻坚战打响之初，河南有贫困县53个，其中，国家级贫困县38个（包括26个国家连片特困地区县、12个国家扶贫开发工作重点县），15个省级贫困县，贫困县占全省县级行政区划的一半，是扶贫开发任务最为艰巨的省份之一。贫困地区儿童营养改善项目逐步扩大到14个国家集中连片特殊困难地区、21个省的300个县，河南省10个国家集中连片特殊困难县被纳入项目地区，包括洛阳市嵩县、洛宁县，平顶山市鲁山县，三门峡市卢氏县，南阳市南召县、淅川县，信阳市新县、商城县，商丘市柘城县和驻马店市新蔡县实施贫困地区儿童营养改善项目。

2014年4月国家卫生和计划生育委员会组织召开项目培训会，河南省经过前期制订实施方案、技术方案、摸底调查和营养包招标采购等积极筹备，于5月在郑州市召开河南省贫困地区儿童营养改善项目启动暨培训会议，6月1日各项目县开始实施。10个项目县在76乡（镇）1421村开展试点，每县任务数为4000人，总任务数为40000名儿童，2014年底实际受益儿童44656人。

2015年，项目覆盖面进一步扩大，任务数由原来的40000人增加到90000人，项目地区扩展至10个项目县的181个乡（镇）、3540个村，实现10个项目县适龄儿童全覆盖，2015年底项目地区受益人数增加至141121人。

2017年，根据河南省实际和健康扶贫有关要求，省卫生和计划生育委员会利用营养包招标结余资金，扩增了汝阳县、睢县、镇平县和固始县4个国家集中连片贫困县，项目地区增加至14个县、200个乡（镇）、3866个村，其中10个老项目县适龄儿童全覆盖，新增4个县每县5000人任务数。2017年底项目受益人数增加至188543人。2019年，随着国家脱贫攻坚战的深入，项目县从最初14个扩大到53个，实现国家级和省级贫困县全覆盖。

第一节　工作模式

一、科学设计方案

河南省贫困地区儿童营养改善项目由省卫生健康行政部门主管，每年由原省卫生和计划生育委员会正式下发河南省贫困地区儿童营养改善项目方案，按照原国家和计划生育委

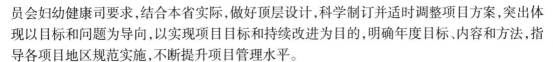

员会妇幼健康司要求,结合本省实际,做好顶层设计,科学制订并适时调整项目方案,突出体现以目标和问题为导向,以实现项目目标和持续改进为目的,明确年度目标、内容和方法,指导各项目地区规范实施,不断提升项目管理水平。

(一) 明确项目目标

根据国家卫生健康部门对项目的要求和河南省实际,明确项目总目标为项目地区 6~24 月龄婴幼儿发放营养包,普及婴幼儿科学喂养知识与技能,改善贫困地区儿童营养和健康状况。明确项目地区人员培训覆盖率、儿童看护人对营养包的知晓率、营养包发放率和有效服用率、儿童看护人婴幼儿科学喂养知识水平、看护人健康教育覆盖率等具体指标,同时对项目地区 6~24 月龄婴幼儿贫血患病率和生长迟缓率下降提出具体指标建议。

(二) 明确项目范围和对象

2013 年项目实施之初,项目范围为 10 个国家集中连片特殊困难县,涉及 7 个省辖市,分别是洛阳市嵩县、洛宁县,平顶山市鲁山县,三门峡市卢氏县,南阳市南召县、淅川县,信阳市新县、商城县,驻马店市新蔡县和商丘市柘城县。随着中央财政支持力度的增大和国家扶贫政策的调整,项目的覆盖地区和受益人群逐渐扩大。举例来说,自从 2014 年项目启动之初,在 10 个项目县中进行了对营养包发放对象数量的摸底调查。在此基础上,选择了工作基础良好、积极性高、基层妇幼保健网络完善的乡(镇)开展工作,并优先选择了营养不良和贫血高危儿童作为营养包服用对象。2015 年随着中央经费的增加,10 个项目县全县适龄儿童全覆盖,2019 年全省项目地区扩展到 53 个,其中 38 个为国家级贫困县,15 个为省级贫困县,实现 53 个项目县适龄儿童全覆盖。

(三) 明确项目内容

1. 按照国家要求完成项目内容 包括广泛开展社会动员及宣传活动,动员社会各界对贫困地区婴幼儿营养状况给予关注和支持。开展项目管理和技术培训,提高其项目管理水平和咨询指导能力。规范招标采购。为 6~18 月龄婴幼儿每天免费发放 1 包营养包,至 24 月龄。开展多种形式的健康教育活动,提高看护人营养包的知晓率和科学喂养知识水平。开展干预效果监测与评估。

2. 结合本省实际,创新开展工作 随着项目工作的逐步深入,结合所在省份的实际情况,及时根据项目实施的不同阶段重点和存在的问题,进行调整和扩展项目内容。具体措施如下。

一是开发村级课件,提高培训质量。村级人员负责营养包发放、随访和对儿童抚养人进行宣传、咨询、指导,是项目最主要的具体实施者,其工作质量直接影响到项目实施效果。2017 年,针对村医在营养包发放和随访中存在的问题,省卫生和计划生育委员会负责组织专家开发儿童营养改善项目村级培训统一标准课件,用于全省项目地区乡(镇)、村级项目人员进行婴幼儿营养和喂养知识、健康教育方法及营养包发放管理、信息收集报送等培训,提高其项目管理水平和咨询指导能力,确保同质化,保证项目实施效果。

二是开展辅食作品征集和大赛活动。为鼓励儿童抚养人和基层工作人员重视婴幼儿喂养和营养,提高基层人员和儿童抚养人科学喂养水平,并针对项目实施过程中发现的村医和儿童家长科学喂养知识水平不足的问题,2017 年将婴幼儿辅食制作作品征集活动纳入项目内容,征集的辅食作品要求符合婴幼儿年龄、营养特点,能够结合当地食材和饮食习惯。

三是以老带新开展帮扶活动。随着项目地区的增加,面临新增项目县如何开展工作的难点,提出对口帮扶活动,根据新项目县需求,让老项目县负责帮扶指导新增项目县开展基线调查、培训、监测评估、营养包发放等项目工作,原则上同一省辖市项目县结成帮扶对象,要充分发挥市级专家作用,根据新项目县需求提供帮扶指导,实现共同进步。

四是加强营养包中标人履约验收和营养包质量监管。针对个别营养包中标人出现的问题,在项目方案中将营养包中标人履约验收和营养包质量监管具体要求纳入项目内容,河南省儿童营养改善项目管理办公室(以下简称省项目办)组织专家对营养包质量进行定期抽检,委托有资质的食品检验机构作为第三方对营养包进行检测,并通报抽检结果。同时要求各地强化监督检查,要求各项目县严格营养包质量监管,项目管理和实施单位要在营养包中标人履约验收、存储和发放等环节严格把关,定期对营养包配送、储存、发放、食用等环节进行重点督导检查。

五是严格监测评估质量管理。为评估服用营养包儿童营养状况的改善情况和项目实施效果,每年下发儿童营养改善项目监测评估方案,探索出了"监测评估五个统一"的工作模式,即统一由县级妇幼保健院组成固定的监测评估团队负责全县监测评估工作;监测评估人员统一培训、考核;统一监测评估工具;统一方法和流程;统一质量控制标准。保证了监测评估数据上报的及时性准确性和稳定性,为准确评估项目效果和成效提供了科学依据。

六是开展讲好河南"营养包的故事"活动。随着项目实施的进展,为总结宣传全省儿童营养改善项目经验做法和成效,2021年将讲好"营养包的故事"优秀作品征集活动纳入项目方案。收集和评选各项目地区上报的文字、影像等形式优秀作品,反映全省儿童营养改善项目经验做法和成效,展示项目工作者的风采、生动画面和感人事迹,分享受益儿童典型案例,宣传婴幼儿辅食添加和科学喂养科普知识。

(四)明确职责分工

明确各级卫生健康行政部门和妇幼保健院职责。各级卫生健康行政部门负责辖区项目工作的组织、协调、监督、管理,成立本地区项目领导小组和专家技术指导组;协调各级相关部门制订实施方案;协调落实项目有关配套工作经费;监督项目县营养包履约验收、营养包质量监管等。省妇幼保健院负责组织省、市、县级项目省级师资管理和技术培训;县级妇幼保健院负责组织县、乡(镇)村级项目相关人员管理和技术培训。组织辖区内营养包接收、储存、发放、监测评估、质量控制、技术指导等项目管理工作。

明确省项目办公室职责。明确省项目办设立在省妇幼保健院,负责在省卫生健康委员会领导下,具体承担营养包招标、项目组织实施和日常管理工作,并定期向省卫生健康委员会汇报项目进展情况。

二、建立管理体系

建立了以各级卫生健康行政部门负责组织,省级专家团队和三级妇幼保健机构提供技术支撑,县乡(镇)村三级妇幼保健网为营养包发放网络的项目管理体系,形成了分工明确、协调配合的项目管理工作机制。

(一)项目监管体系

建立了省市县三级卫生健康行政部门负责监管、项目办协助项目业务和日常管理的项目管理体系。省级卫生健康行政部门负责组织与制订省级项目方案,组织、协调、监督、管理营养包招标采购和项目实施等。省辖市(省直管县)卫生健康行政部门负责辖区项目工作的组织、协调、监督、管理,成立本地区项目领导小组和专家技术指导组;协调各级相关部门制订实施方案;协调落实项目有关配套经费;监督项目县营养包履约验收、营养包质量监管等。项目县卫生健康委员会负责辖区内项目管理和营养包质量监管等工作,明确县级妇幼保健院、乡(镇)卫生院、村卫生室工作职责和任务,协调落实县、乡(镇)、村人员工作经费,确保完成项目任务。

在项目实施的过程中,各项目地区不断探索,将项目工作与妇幼健康日常工作、基本公共卫生服务和儿童健康管理相结合,把行政管理和项目管理、常规工作与项目工作有机结合起来,提高了项目管理效率。

(二) 技术指导和质量控制体系

1. 组建省级专家团队　成立包含营养、儿童保健、儿科临床、健康教育、食品安全、卫生管理和社会政策等领域的省级专家技术指导组,同时根据项目实施情况,适时调整专家组成员,将项目地区有实践经验的专家纳入省级专家团队。通过不定期召开专家会、研讨会和下基层指导调研等形式,为项目方案制订和调整、技术指导和质量控制等方面出谋划策,研究解决项目实施过程中取得的经验和存在的问题,为卫生行政部门决策提供建议。

2. 发挥妇幼保健三级网作用　明确省市县妇幼保健院的责任和任务,省妇幼保健院发挥技术龙头作用,协助省卫生健康委员会制订省级项目实施方案、监测评估方案、质量控制方案和标准,组织省、市、县级项目以及省级师资管理和技术培训、考核,定期对项目实施和监测评估进行质量控制等;市级妇幼保健院参与县级培训,指导辖区项目县规范开展项目工作并进行质量控制等;县级妇幼保健院为项目实施主体,负责组织县、乡(镇)、村级项目相关人员管理、技术培训,组织专业技术人员组成监测评估团队并开展监测评估,定期对辖区营养包接收、储存、发放、随访以及监测评估等工作进行质量控制和技术指导。

(三) 营养包发放管理体系

贫困地区儿童营养改善项目核心内容是营养包的发放,其中涉及营养包配送、接收、储存和发放等诸多环节,如何让营养包从生产企业发放到儿童家中,让适龄儿童及时、安全、规范服用到营养包,事关项目实施的成功。妇幼保健三级网络多年来在为妇女儿童提供保健服务方面积累了丰富的经验,县乡(镇)村三级基层人员是新生儿保健以及0~6岁儿童健康管理等妇女儿童基本公共卫生服务的提供者、服务者,结合河南项目地区实际,充分利用妇幼保健三级网,建立了以县级妇幼保健院管理、乡(镇)卫生院接收(储存)、村卫生室发放随访的营养包三级发放管理体系。

1. 县级妇幼保健院负责营养包发放管理　县妇幼保健院在每年营养包招标采购前,开展全县各乡(镇)、村摸底调查。对营养包服用目标人群数,项目乡(镇)、村数,营养包接收单位,负责人等信息进行调查、统计,上报至省项目办,作为营养包及配套资料采购和配送预算依据。负责制定项目营养包接收、领取、发放、储存等营养包管理制度,组织监督指导;根据营养包企业配送、营养包质量和服务情况出具营养包质量和服务评价函提交省项目办;同时,及时了解各项目单位营养包发放、存储情况,协调解决项目营养包配送、储存和发放存在的问题。

2. 乡(镇)卫生院负责营养包接收、储存　营养包接收单位由项目县根据当地实际自行确定,目前除个别项目县外,营养包接收单位基本在乡(镇)卫生院。乡(镇)卫生院专人负责营养包接收、储存,每月向村卫生室发放营养包;严格执行《河南省儿童营养改善项目管理手册》和项目县有关营养包接收、领取、发放、储存等管理制度;做好每批次营养包履约验收和留样工作,向县妇幼保健院反馈企业营养包质量和服务情况。

3. 村卫生室负责营养包发放和随访　每月根据本村服用营养包儿童数从乡(镇)卫生院领取并向家长发放营养包,同时对儿童营养包服用依从性、健康情况等进行随访,向家长讲解宣传营养包好处、服用方法以及婴幼儿科学喂养知识。

第二节　保　障　措　施

一、政策保障

(一)纳入省健康扶贫工程

2019 年随着脱贫攻坚工作的深入,河南省将贫困地区儿童营养改善项目纳入健康扶贫工程,作为"深入实施健康扶贫工程"的重要举措,提出贫困地区儿童营养改善项目扩面提质计划,将项目扩大到所有 53 个国家级和省级贫困县,省卫生健康委员会和省项目办定期将项目成效、进展情况和数据报送省扶贫办等相关部门。项目地区也将贫困地区儿童营养改善项目作为本市(县)健康扶贫重点工作,纳入当地脱贫攻坚主要工作来抓,促进了项目工作的深入开展。2020 年全面脱贫之后,作为巩固拓展脱贫攻坚成果、全面推进乡村振兴重要举措,继续在 53 个项目县开展儿童营养改善项目。

(二)建立协调机制

2013 年项目启动之初,省卫生和计划生育委员会与省妇女联合会密切配合,联合召开启动会和培训会,明确各部门职责,通力配合做好项目工作。2019 年,邀请省妇女儿童工作委员会、省扶贫办、省财政厅等相关部门领导参加启动会,争取相关政府部门了解、支持、宣传项目工作,营造良好的社会氛围。同时,积极做好部门沟通、协调,争取政府部门在经费保障、社会宣传动员等方面的支持,各项目地区结合当地实际,积极与妇女联合会、财政、扶贫办、电视台等部门沟通协调,争取各部门在项目经费、政策及宣传发动方面给予支持、配合,保证项目顺利实施。

(三)省卫生健康委领导亲自抓

省卫生健康委员会主任担任河南省贫困地区儿童营养改善项目领导小组组长,分管委领导具体抓落实,委主任或分管主任亲自参加每年项目推进会,就项目实施成效给予充分肯定,对全省项目的工作思路、工作重点做出指示。委主管领导具体抓,定期参加项目工作会,听取项目进展工作汇报,及时掌握项目实施进展情况。各项目县也成立了以县长或分管县长为组长,卫生健康、财政、妇女联合会、宣传等部门共同参与的项目领导小组,共同参与项目管理和实施。

(四)每年召开全省项目推进会

为扎实做好项目工作,省卫生健康委员会高度重视,每年组织召开由项目地区各级卫生健康委和妇幼保健院项目负责人参加的项目推进会,总结通报年度项目工作进展情况、取得成效和存在问题,部署下一年度项目工作重点和要求,不断总结经验,解决项目实施各环节存在的问题,持续提升项目管理水平。

二、经费保障

(一) 充分做好前期调研论证

省卫生健康委员会根据委工作重点,确定下年度项目工作目标和项目地区,省项目办对项目覆盖地区目标人群以及营养包生产企业市场价格等情况进行反复摸底、调查、论证,做出经费初步预算。

(二) 多方争取项目经费

省卫生健康委员会妇幼健康处积极与省发展和改革委员会、财政厅及省卫生健康委员会财务处等部门协调沟通,按照国家卫生健康委员会的要求,多方协调、争取中央转移经费、基本公共卫生服务和省级资金,统筹解决全省项目地区营养包采购资金。自 2013 年项目实施以来,省级累计争取资金 3.5 亿元,为全省贫困地区目标儿童免费服用营养包提供了重要保障。

同时,为保证项目工作顺利实施,省卫生健康委员会每年协调省级工作经费,用于省级项目师资培训、技术指导、宣传发动、质量控制等工作。同时在项目实施方案中明确,各项目地区要结合当地项目覆盖面和受益人群等工作实际,积极协调同级财政部门落实项目配套经费,保证人员培训、技术指导、质量控制、监测评估、营养包发放、随访、储存和宣传教育等工作的落实。

(三) 严格资金监管

省卫生健康委员会将项目资金管理纳入项目实施方案,明确要求各地要加强项目资金监督管理,完善各项财务规章制度,严格规范经费结算流程,确保专款专用,发挥财政资金使用效益。同时,要求项目单位要严格项目经费开支范围、开支标准和审批程序,加强财务和汇集核算,做好项目监督检查,接受上级部门组织的资金检查。

三、技术保障

(一) 建立专家团队

建立一支由项目管理和技术专家组成的专家队伍是项目实施的重要条件。贫困地区儿童营养项目涉及贫困地区,综合性强,内容专业,需要一支强有力的专家队伍来支持项目的顺利实施。为此,省、市、县卫生健康行政部门组建了三级专家团队。省级专家团队由项目管理、儿童保健、儿童营养、食品卫生、儿科等专业人员组成,要求不仅懂业务、善管理,而且要责任心强,善于协调,务实、奉献,具有开拓和创新精神,特别是要把具有丰富经验的项目县专家充实到省级专家队伍中来,使省级专家更"接地气",更能了解基层、理解基层、指导基层。在专家管理上,实行动态管理,倡导"专业敬业,务实奉献"的"营养包人"精神,根据专家参与项目活动和完成工作情况给予及时调整。几年来,省级专家团队每年下基层开展人员培训、技术指导、质量控制,走村入户进行指导,对村医和家长进行宣传、咨询、指导,为贫困地区儿童营养改善项目的顺利实施提供了强有力的技术支撑。

(二) 扎实做好项目培训

项目管理和技术培训是贫困地区儿童营养改善项目顺利实施的重要环节。通过系统培训,使项目管理和相关项目执行人员了解项目的重要性、工作职责、目标人群、项目内容、流程和方法、目标人群,对提升项目人员知识技能、业务和管理水平、项目执行能力,提高工作

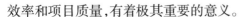

效率和项目质量,有着极其重要的意义。

1. 根据需求制订培训计划 根据项目实施不同时期特点和工作重点,本着"实际、实用、实效"的原则,以解决问题促进项目工作为目的,通过深入项目县,了解现场质量控制、调研和日常报表等工作情况,分析项目实施过程中发现的问题,调查了解项目管理人员和业务人员项目执行能力、业务素质和知识技能,以及在项目管理和业务方面的实际需求,结合上一年度培训效果调整和制订年度培训计划,确保培训工作紧扣工作重点,并且具有针对性和实效性。

2. 强化重点人员培训 贫困地区儿童营养改善项目实施重点人员为县级乡(镇)和村级人员,其中,县级项目管理和业务人员在项目实施过程中起着管理、培训、指导作用,是项目实施的主要组织者、管理者、信息传递者和指导者,其培训质量直接影响到项目的实施。自项目实施以来,项目组高度重视县级人员培训,坚持每年由省级组织,对县级师资进行一站式培训,培训内容主要根据省级师资培训计划,涉及项目管理方法和要求、营养包知识和质量监管、婴幼儿喂养知识和技巧等方面。

乡村级人员特别是乡村医生是项目的具体实施者,承担着营养包接收、储存、发放、随访、咨询指导和信息上报等具体工作,培训质量直接影响到婴幼儿服用营养包效果和项目实施效果。因此,自2017年起,河南省针对乡(镇)、村级人员特点和工作职责、内容及要求,组织专家统一开发了《河南省儿童营养改善项目村级课件》,课件突出特点。在内容上紧扣乡村人员岗位职责,明确要做什么以及怎么做;形式上适合基层人员,尽量以图、表为主,图文并茂;语言上尽可能简练、通俗易懂,让学员一看就懂,一学就会,学了就能用。

3. 创新项目培训模式 项目培训对象为成人,他们成熟、自信、自主,具有一定的工作经验,目的性强,具有不容易改变固有观念、自我意识较强等特点。因此,培训计划和课程设计上尽可能满足成人培训的特点,内容上紧贴培训对象的工作岗位和实际工作需求,理论与实践操作相结合,如在项目监测评估培训中,采用了先集中授课、后分组实践操作练习的方法,将承担儿童体格测量、血红蛋白检验、问卷调查和信息录入学员进行分组,由省级师资手把手带教,学员反复练习并考核过关。在培训形式上改变传统单一的集中授课、填鸭式教学等模式,采取参与式成人培训方法,如使用小组案例讨论、角色扮演等灵活多样的形式,利用成人具有一定工作经验和分析能力的特点,让学员参与到实际案例的学习、讨论中,加深对培训内容的理解和掌握。培训期间,穿插一些小组抢答竞赛、交流发言等形式,促进各项目地区的交流与学习,同时激励学员勤于思考,不断学习的精神和集体荣誉感。

在培训师资选择上,一方面根据工作重点,每年邀请国家级专家授课,让一线项目人员直接聆听国家级专家传授项目进展和最前沿知识,另一方面注重培养和选拔省级师资,由接受国家级培训的省级师资承担培训任务,培训前集体备课、反复试讲,在讲课技巧上,要求培训师资了解学员学习的特点,以学员为中心进行双向交流,并采用图文并茂、视频等形式提升培训效果。

为解决项目实施过程中存在的问题,省项目办适时组织现场观摩交流会,如在项目实施初期,项目县对项目流程和规范管理经验不足,为此,组织全省项目负责人和业务人员到工作效果突出的洛宁县,对营养包接收、储存、发放、随访等项目实施全过程进行现场参观、交流。针对监测评估不熟悉、不规范的问题,组织全省负责监测评估的人员到柘城县监测评估现场进行观摩、学习,使项目地区形成对标先进、找差距、学先进、赶先进、比先进的氛围,持续提升项目管理和业务水平,推进项目实施效果。

4. 注重培训效果评估 为保证培训效果,每次培训前后进行班前班后问卷调查,内容包括对培训设计、培训内容以及培训效果进行评价,并对评估数据进行分析形成评估报告,如培训前后学员知识水平提升情况、核心知识点与难点掌握情况、对课程和授课老师满意度等等,以便发现培训过程中需要改进的地方,积累培训经验,持续改进,提升培训效果。对操作技能要求高的内容进行实操考核,如在项目监测评估培训中,对承担监测评估体格测量、血红蛋白检测、问卷调查和数据录入的人员技术要求高,为了确保学员能够掌握操作方法和技能,保证监测评估质量,在每期培训结束时,由省级师资对每个学员进行严格实际操作考核,考核不通过者,现场再培训,直至考核通过。

(三) 依托三级保健网络

贫困地区儿童营养改善项目是一项民生工程,群众接受程度高,广受社会欢迎和认可。但是,如何将营养包从生产企业发放到儿童家中,让目标人群吃上营养包,是项目实施的核心,也是工作量大、难度高、复杂的一项工作。在项目实施过程中,多年来建立的基层妇幼健康三级网络发挥了极其重要的作用。河南省根据基层实际,依托以县级妇幼保健院为主体、乡(镇)卫生院为枢纽、村卫生室为网底的三级妇幼健康网络作为技术支撑,保证了营养包发放和项目的顺利实施。县级妇幼保健院设专人负责项目工作,利用管理和技术优势,抽调人员定期组织乡(镇)和村级技术培训、业务指导和质量控制,组织统一团队开展全县监测评估。乡(镇)卫生院发挥项目上传下达的枢纽作用,负责营养包接收、储存和发放管理,定期对村级项目工作进行质量控制和技术指导。村卫生室是三级网的网底,乡村医生熟悉当地儿童情况,了解家长需求,群众威望高,是项目实施的实施者,在营养包发放、随访、宣传、咨询指导、信息上报工作方面有着无可替代的作用。

四、质量保障

(一) 加强质量控制

为发现项目实施过程中存在的问题,及时给予指导和技术支持,持续提升项目实施质量,促进项目工作可持续、高质量发展。省项目办制定《河南省儿童营养改善项目现场质量控制方案》,由省卫生健康委员会下发各地,要求省级每年对项目县开展至少1次现场质量控制,覆盖全部项目县的20%;市级每年对辖区内项目县进行2次现场质量控制,覆盖辖区所有项目县;县级每年对辖区内项目乡(镇)进行4次现场质量控制,覆盖辖区内所有项目乡(镇);项目乡(镇)每年对辖区内项目村进行至少4次现场质量控制,覆盖辖区内所有项目村。质量控制采取查看资料、工作人员访谈、问卷调查等方式,重点深入乡(镇)卫生院、村卫生室,到受益儿童家中进行入户现场调查,了解各级项目人员执行情况、儿童服用营养包情况和家长科学喂养知识情况。质量控制内容涉及项目管理和项目实施全过程,如项目运行与管理机制和促进项目工作落实的相关政策和措施,项目执行中存在的问题和建议,工作经费配套落实情况,项目质量控制情况和项目工具使用情况等,项目实施方面包括项目培训情况、监测评估、目标完成情况、社会宣传等,重点是营养包接收、储存、发放、随访以及婴幼儿科学喂养宣传、咨询指导等内容的质量控制。

质量控制结束后,形成质量控制报告反馈到被质量控制单位,及时总结和宣传各地好的经验做法,督促各地及时整改质量控制中发现的问题,持续改进工作,确保项目工作规范实

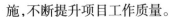

施,不断提升项目工作质量。

(二) 标准化流程化管理

贫困地区儿童营养改善项目涉及面广、人员多,项目地区人员素质、业务水平、基础条件参差不齐,为帮助各级项目人员掌握规范管理方法,提高项目执行效率和质量,根据前期项目工作经验,省项目办组织专家梳理分析项目各个阶段关键环节,制订了一系列项目管理操作流程,包括营养包履约验收、营养包接收、营养包储存、营养包发放、营养包随访、项目培训、监测评估、信息上报、档案管理和质量控制等十一个标准化流程,内容涉及项目实施全过程,明确每个项目环节责任人、工作内容、具体流程和方法,形式上采用图文并茂的流程图形式,力求简单、易懂、清晰、明了,适合基层人员使用。标准化流程自使用以来深受基层项目人员欢迎,对有序推进项目规范化、标准化、流程化管理,提高项目管理质量发挥了重要作用。

(三) 创新开发管理工具包

随着项目实施的不断深入,项目管理面临着新的问题和挑战,如农村地区儿童家长和抚养人科学喂养知识水平欠缺等问题,特别是新型冠状病毒感染疫情发生以来,项目工作受到不同程度影响,现场培训和现场质量控制工作受到限制,面对面的营养包发放、随访和咨询指导受到影响。为此,省项目办迅速组织专家在短期内开发了"三个一"项目管理工具包,包括《河南省儿童营养改善项目管理手册》《河南省儿童营养改善项目村级培训课件》和《营养包发放管理流程视频》,将咨询指导和健康宣教制度、婴幼儿科学喂养核心知识以及常态化疫情防控营养包发放注意事项纳入工具包,满足了疫情防控形势下项目规范管理的需求,为规范项目管理,持续提升项目质量提供了有效的方法和工具。

第三节　营养包接收与发放

自项目开展以来,河南省结合工作实际,不断创新工作思路,形成了有效的工作机制和管理模式,并构建了以省级统一招标采购,基层医疗卫生机构为实施主体,县级妇幼保健机构提供技术支撑,县级卫生健康行政部门负责项目监管的县、乡(镇)、村三级营养包发放和管理网络。

一、营养包供应

按照《国家卫生计生委妇幼司关于做好贫困地区儿童营养改善项目采购工作的通知》(国卫妇幼儿卫便函〔2016〕26号)和国家项目办《贫困地区儿童营养改善项目采购要求(2018年版)》及省卫生健康委员会项目管理要求,由省妇幼保健院统一组织招标采购营养包,营养包采购数量以各项目县摸底的服用营养包适龄儿童数、乡(镇)数和村数为参考依据,并由中标人将营养包统一配送至各项目县指定的营养包接收单位。

二、营养包接收

中标人通过物流将营养包送至接收单位后,由专人负责接收,营养包接收人按照营养包的履约验收流程,完成营养包的接收工作。同时,办理该批次营养包收货和登记入库手续,在入库登记表中记录生产厂家、生产批号、生产日期、数量、收货人等信息。营养包接收单位

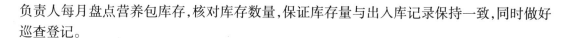

负责人每月盘点营养包库存,核对库存数量,保证库存量与出入库记录保持一致,同时做好巡查登记。

三、营养包发放

(一) 摸清底数

项目启动前开展摸底调查,每个乡(镇)、村相关负责人根据儿童健康管理档案及预防接种登记册,入户核对辖区内 6~18 月龄儿童实际情况,并建立花名册,将登记人数作为第一次应发放营养包儿童数,随后对 0~6 月龄儿童登记造册,为后续营养包发放做准备。

(二) 乡(镇)卫生院或村卫生室领取营养包

乡(镇)卫生院或村卫生室根据辖区适龄儿童数和营养包需要量,每月到营养包接收单位领取营养包,同时在领取营养包时,营养包接收单位做好出库登记,出库时按照"先短效期、后长效期""先进先出、后进后出"的原则出库,即先入库的营养包优先发放,优先发放有效期短的营养包存货。

(三) 村卫生室发放营养包

村医每月领取营养包后及时向婴幼儿发放,发放前集中或一对一向看护人讲解营养包作用和食用方法,同时进行科学喂养知识宣教。

营养包发放分为首次发放和后续发放。首次发放时,村医填写婴幼儿营养包发放登记册和个案记录卡,签署知情同意书,同时发放营养包和营养包使用手册,并告知下次的发放时间,看护人签字领取营养包及上述材料。后续发放时,村医询问看护人营养包食用情况,做好食用情况的随访及个案卡记录,发放营养包并告知下次发放时间,看护人签字确认。同时,村医建立了食用营养包儿童看护人微信群,及时通知个别未按规定时间领取的看护人,并在微信群普及儿童营养包的作用、食用方法和辅食添加知识,及时解答家长咨询的问题。

四、营养包随访

村医对所有食用营养包的儿童进行随访,首次发放营养包的儿童半个月随访一次,后续发放营养包的儿童一个月随访一次。一般儿童可采用入户、电话、微信等方式或在发放营养包、体检、预防接种时随访。依从性差或特殊儿童(低体重、贫血生长发育迟缓等)采取入户随访,主要了解儿童营养包食用情况(包括食用方法、用量、效果、不适反应等)和儿童辅食添加情况,并给予科学喂养咨询指导。同时,对于特殊儿童,由乡(镇)卫生院纳入高危儿专案管理,并定期体检,及时掌握儿童的营养及健康状况。

第四节　营养包质量监管

营养包作为特殊膳食产品,发放对象为 6~23 月龄的婴幼儿,因此,营养包的质量安全是项目实施过程中的重点。河南省始终把营养包质量安全问题摆在首要位置,按照省级财政政策支持、专家团队专业支撑、招标现场双盲评审的营养包招标模式进行省级统一招标采购,以保障营养包质量和安全为核心,确保项目地区婴幼儿能食用到高质量的营养包。同时,省项目办将履约验收要求和注意事项等内容纳入全省统一标准化培训课件和《全省儿童营养改善项目管理手册》中,每年在省级培训中反复强调,营养包接收单位安排专人负责营养包验收和留样,要求每季度由项目县根据营养包质量和服务对营养包中标人进行评价。此外,河南省每年还对营养包质量进行抽检,确保营养包在配送、储存、发放、使用等环节的质量安全。

一、营养包履约验收

(一) 营养包接收单位

营养包接收单位设专人或验收小组负责验收厂家运送的每批次营养包。具体验收内容包括营养包生产厂家、货物名称、规格、批号、生产日期、数量、批次、检验报告、包装有无破损等。如有批号印刷不清、规格不符、日期错误、数量不符、无检验报告、包装有破损等情况,立即上报县级项目管理单位,与生产厂家协调退货并做好记录。现场查验是否有产品检验报告,检验报告是否与配送营养包批次相同。同时做好现场抽检,现场打开 1~2 包营养包查看内包装有无破损、有无哈喇味、有无霉变、腐败等,如存在以上情况,做好记录并上报县级管理单位,及时与厂家沟通调换,现场验收合格后,办理入库登记。此外,验收人要填写物流是否送货到指定单位、物流满意度、验收日期、到货日期、送货单位、送货人、联系电话等信息,填写完毕后,验收人签字确认。

验收完毕后出具验收单,送货人、验收人双方签字并加盖营养包接收单位公章,验收单一式三份,营养包接收单位一份,生产厂家两份。同时,接收单位要对验收资料(每批次检测报告、验收单等)存档备案。

(二) 县级项目管理单位

县级项目管理单位设置专人或验收小组负责验收营养包生产厂家首次配送时的配套材料,根据省项目办提供给生产厂家的清单核对配送资料种类和数量,验收合格后签字入库,如果不合格,在配送清单上注明详情,双方签字,报省项目办,由省项目办与中标人沟通协调解决。县级项目管理单位负责每季度按照营养包服务评价函内容,根据辖区各接收单位评价结果,出具项目县总体服务评价函,服务评价函要双方签字,加盖单位公章。

(三) 省项目办

省项目办负责确立营养包验收标准和工作流程,审核各项目县提交的验收单和评价函,并根据各项目县提交的服务评价函出具省级服务评价函,省项目办收到各地提交的验收单后按照合同约定向中标人支付营养包货款,通过严格的履约验收来保证中标人的营养包质量。

二、营养包储存

为了保证营养包质量安全,营养包的储存应达到食品储存的基本要求。营养包接收单位均设置独立、专用储藏室,且由专人负责,上锁管理。储藏室要求干燥、通风、避光、阴凉、防鼠、防虫害、防潮,不得与有毒有害物质、药品以及其他物品混储。

储藏室内营养包的摆放要求离地 15cm,隔墙 30cm,外箱上批号朝向走道,不同批号分区码放,码放高度不超过 6 层,生产日期靠前的营养包优先发放。同时配备温湿度计,放置在储藏室中间位置,每天进行温湿度监测并记录,温度保持在 25℃ 以下,相对湿度在 70% 以下,室内越干燥越好。

对于村卫生室未及时发放的营养包,放置在统一配备的周转箱内,注意与药品等分开存放。家庭储存营养包时,应放置在常温、避光、阴凉、通风干燥的地方,要做好防鼠、防虫,避免与生肉、药品、空袋等共同存放。不放在灶台、窗台等地方,可选择在带门的柜子、抽屉、用过的奶粉桶、不锈钢及塑料盒内等地方存放。

三、营养包留样

营养包接收单位对接收的每批次营养包要有留样,每批次留样 3 盒,连续留存 3 批次,同时要做好留样信息登记,包括生产厂家、批号、生产日期、留样数量、留样人、留样日期等信息,以备营养包出现质量问题时进行抽检。

四、营养包质量抽检

为了保证营养包质量,加强对中标人的监管,省项目办每年对中标人配送的营养包进行质量抽检。由省项目办组织,项目县及营养包接收单位参与,对中标人营养包进行现场随机抽样,随机抽取每个中标人生产的同批次 10 盒营养包装箱密封,分别由省项目办或省级专家、县级项目办负责人、乡(镇)卫生院负责人在封条处签字,并加盖营养包接收单位和县项目管理单位公章,统一送至国家有资质的第三方检测机构(中国检验检疫科学研究院综合检测中心)检测,检测内容包括营养包感官、营养成分及含量、污染物限量、真菌毒素限量、微生物限量、脲酶活性和残氧量等指标,检测结束后将检测结果上报至省卫生健康委员会妇幼健康处,同时反馈至县级项目管理单位、营养包接收单位和生产厂家。

五、制定营养包质量问题处理预案

为规范营养包质量安全应急处置工作,及时高效、合理有序地处理营养包质量问题,省项目办制定了《营养包质量问题处理预案》。当发现营养包存在质量问题时,第一时间要求儿童立即停服并将问题营养包封存,由村医或乡(镇)卫生院工作人员做好儿童家长的解释工作,村医或乡(镇)卫生院工作人员将问题情况形成文字材料立即逐级上报至县级、市级、省级项目管理部门。省项目办接到项目县报告后进行核实,并组织项目管理人员、营养包生产厂家技术人员赴现场进行调查处理,同时抽取同批次营养包送至国家有资质的第三方检测机构,调查结束后形成调查报告上报至省卫生健康委员会妇幼健康处,并反馈至县级项目管理单位、营养包接收单位和生产厂家。

六、建立不适反应台账

对出现退服、呕吐、腹泻或口感不适等情况的儿童建立不适反应台账,每月梳理总结,及时将出现不适反应的原因反馈至生产厂家,确保营养包质量。

第五节 信 息 管 理

为规范信息上报工作,提高信息报送质量,及时准确地反映项目实施情况,省项目办制定了各级信息上报制度并开发了基于儿童个案信息的儿童营养改善项目信息管理系统。

一、建立信息报送制度

为了保证上报信息的准确性和及时性,各级项目实施单位安排专人负责信息统计、收集、汇总、上报工作。乡(镇)、村每月上报的信息包括月发放统计表、新增儿童花名册、退出儿童花名册、特殊儿童花名册、停服及不适反应台账儿童花名册等。具体各级上报内容和时限见表 20-1。

表 20-1　河南省贫困地区儿童营养改善项目各级上报内容和时限

上报单位	接收单位	时限	内容
村级	乡(镇)卫生院	每月 1 日前	营养包发放情况月报表,新增儿童、退出儿童、特殊儿童、停服或不适反应儿童花名册
乡(镇)卫生院	县项目办	每月 2 日前	汇总村级营养包发放情况月报表,新增儿童、退出儿童、特殊儿童、停服或不适反应儿童花名册
		次年 1 月 10 日前	项目年度总结报告
县项目	市项目办	每月 3 日前	月报表
		次年 1 月 20 日前	项目年度总结报告、监测评估分析报告、项目执行情况统计表
市项目办	省项目办	每月 5 日前	收集汇总辖区内项目县月报表
		次年 1 月 25 日前	收集汇总辖区内各项目县项目年度总结报告、监测评估分析报告、项目执行情况统计表
省项目办	国家项目办	次年 1 月 25 日前	年度项目总结报告、监测评估报告
		每季度	全省月报表
	省卫生健康委员会	每月 10 日	全省月报表

二、开发信息系统

2020 年,河南省项目县大幅度增加,由 14 个增加到 53 个,目标覆盖人群由 12 万增加到约 60 万。为及时动态了解项目进展情况,减轻基层工作人员工作负担,提高数据上报及时性、准确性,省项目办开发了儿童营养改善项目信息管理系统。该系统可与儿童健康档案管理实现互联互通,服用营养包适龄儿童的信息可通过儿童唯一的保健号进行提取,实现营养包验收、出入库管理、发放、随访管理、留样、停服及不适个案台账登记等功能。该系统摒弃了传统直报系统的数据采集方式,采取基于个案数据实时抓取的方式实时生成报表,避免了因统计失误造成的错报、漏报,保证了数据上报的及时性、准确性和可靠性。

(本章由河南省妇幼保健院陈卫主任医师、王帅兵医师编写)

第二十一章
营养包招标采购

营养包招标采购是保证儿童营养改善项目顺利实施的基础。河南省严格按照《中华人民共和国政府采购法》和《贫困地区儿童营养改善项目方案》的有关要求,遵循公开、公平、公正原则,以保障营养包质量和安全为核心,规范开展招标采购工作。

第一节　招标前期筹备

河南省儿童营养改善项目营养包招标采购工作由省卫生健康委员会委托省妇幼保健院承担,省妇幼保健院严格按照政府采购有关法律法规要求,从关键环节入手,认真组织,精心筹划,保证了河南省儿童营养改善项目的顺利实施。

一、资金来源

河南省儿童营养改善项目县覆盖面广,资金需求量大,营养包采购资金来源主要为中央转移支付资金和省级财政资金,其中 2013 年至 2020 年中央转移支付资金总额约 1.58 亿元,争取省级财政资金约 2 亿元。为保证营养包招标质量,提高资金使用效率,根据《国家卫生健康委员会办公厅关于进一步做好贫困地区儿童营养改善项目工作的通知》(国卫办妇幼〔2018〕30 号,以下简称国卫办妇幼 30 号)和《中华人民共和国政府采购法》规定及国家卫生健康委员会《贫困地区儿童营养改善项目营养包招标采购要求》,河南省项目资金由省级统一进行管理、统一进行营养包招标采购,保证了招标采购质量,对统筹规划全省项目地区中标人分片配送服务,加快资金支付进度,降低营养包生产企业的资金压力发挥了重要作用。

二、招标采购方法

货物招标分为公开招标和邀请招标。公开招标,是指采购人依法以招标公告的方式邀请非特定的供应商参加投标的采购方式。邀请招标,是指采购人依法从符合相应资格条件的供应商中随机抽取 3 家以上供应商,并以投标邀请书的方式邀请其参加投标的采购方式。

根据国家项目办工作要求,河南省营养包招标采取政府公开招标方式,由省级统一组织,通过省级公共资源交易平台实施省级集中采购。由省妇幼保健院提交申请,经省卫生健康委和省财政厅审核后,在河南省公共资源交易中心平台进行公开招标,根据项目每年招标采购预算规模一次性评选 1~4 个生产企业作为本年度供应商,按照综合评分法得分分值排名依次确定第 1~4 中标的包段投标企业。将所有的项目县根据包段数量进行片区划分,由相应包段中标人负责提供货物和配套服务。

通过几年来营养包招标采购工作实践,在省级统一集中采购营养包方面积累了一定的经验和体会。

一是集中采购具有统筹规划、统一管理的优势。根据全省每年项目方案的变化制订招标文件,对特定的需求要点进行把控。如对营养包原料、售后服务的承诺,货物验收的流程,投诉意见的处理等。同时根据省妇幼保健院每年通过摸底调查掌握的受益儿童数的变化,合理调配不同地区营养包分配的数量,避免出现"旱涝不均"的情况。

二是集中采购可有效控制项目质量。招标时对企业有严格的准入、评分、履约验收等评价标准。招标文件对营养包生产、物流、产品质量及配套服务的各个流程确立有严格统一的执行标准,保证了项目在各个项目县实施的统一性,最大限度确保了项目质量。

三是集中采购可大幅降低产品成本。河南省贫困地区相对较多、人口基数大,项目资金相对紧张。统一招标采购量大,可以有效控制价格成本,确保资金发挥最大效益,使用有限资金购买到尽可能多的营养包,满足项目目标人群需求。

四是集中采购可有效减轻基层工作负担。招标工作流程繁杂、时间跨度大、涉及管理部门多,往往需要各个领域专业人员相互配合工作,历时数月才能完成,省级统一招标可减轻基层工作负担。此外,招标过程中经常会遇到投标人的问询、建议或质疑等,须组织项目经验丰富的专家进行讨论和回复。省级项目管理人员相对固定,具有较丰富的经验和解决问题的能力,同时也拥有较多专家资源,更利于解决招标时出现的问题。

三、预算的编制

在招标工作开始之前,首先要摸清项目地区目标人群数量,以确定项目预算。按照项目地区适龄婴幼儿每人每天 1 包营养包的标准,确定营养包招标预算需求量。年初对全省项目县进行摸底调查,摸清项目县所有乡(镇)0~24 月龄、6~18 月龄儿童数及活产数,结合项目月报表中的新增儿童数量预估项目县营养包需求总量。同时,还要统计项目县乡(镇)、村卫生室及村医数量,用于配套资料需求量的估算。

省项目办通过市场调查、询问、专家咨询等方式,对营养包企业及市场情况进行充分调研,按照摸底需求量和年度资金总额,确定采购预算价格,制订当年度采购需求计划。

第二节　招标实施过程

由于政府公开招标采购的手续复杂、程序严格、招标周期长,为避免由于招标失败等不可控制的原因影响营养包的采购,省项目办在营养包招标采购经费落实到位后,尽快启动招标程序。同时严格把控招标实施的每一个环节,确保招标采购顺利进行。

一、遴选招标代理公司

招标组织形式分为自行组织、社会代理机构、部门集中采购等。河南省自项目实施以来,选择委托社会代理机构来组织招标采购工作。选择专业性强、有丰富项目经验和良好沟通能力的代理机构,可大幅提高招标工作效率,快速解决招标中遇到的问题,从而缩短整个招标过程的时间跨度。因此,省项目办非常重视招标代理公司的遴选,每年召开由主管院

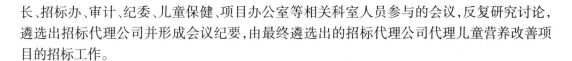

长、招标办、审计、纪委、儿童保健、项目办公室等相关科室人员参与的会议,反复研究讨论,遴选出招标代理公司并形成会议纪要,由最终遴选出的招标代理公司代理儿童营养改善项目的招标工作。

二、招标采购申报及审批流程

政府公开招标采购申报和审批是由采购单位(如省妇幼保健院)向采购行政主管部门(省卫生健康委员会)填报采购项目,审核通过后报省财政厅审核相关信息,审核通过后即可立项招标。随着信息化的推进,招标审批逐渐采用了网络申报、电子评审等互联网手段。招标计划的申报须在"河南省电子化政府采购系统平台"进行申报,经审核通过后方可启动流程。

首先在前期招标需求调研基础上,确定营养包招标单价、采购数量,登录"河南省电子化政府采购系统平台"进行省直采购计划备案。政府采购平台申报流程大同小异,以河南省为例,申报流程如下。选择省直采购计划备案,商品形式填写为货物;商品分类为食品-营养保健食品;规格为国家项目办统一要求的规格(12g/袋 ×30袋/盒);数量即本年度营养包计划采购的数量,以盒为单位。资金来源:如项目资金目前在财政部门,由财政部门进行支付,选择集中支付;如项目资金已拨付至招标机构,选择自行支付。资金管理口:选择负责本项目管理的财政处室,如河南省财政厅社会保障处。

三、发布采购意向

按照《河南省财政厅关于开展政府采购意向公开工作的通知》(豫财购〔2020〕8号)规定,对于公开招标采购的要求,须在启动招标流程之前30日在政府采购网上公示采购意向,以给予潜在的投标人充分的准备时间。意向书内容须包含简要的项目说明、采购内容、采购要求、采购数量、采购预算及采购时间。采购意向书加盖单位公章后,将在政府采购网上公示30天。

四、编制招标文件

招标文件是招标过程所遵循的法律性文件,也是专家评审的主要依据。采购方的需求、招标方式、范围和服务要求都在招标文件中体现,其编制质量关系着整个招标工作的质量,是招标成败的关键。

(一)参数制定

招标文件中技术参数是招标文件的重要内容,直接关系中标结果,决定着招标质量以及能否满足项目单位的需要。省项目办依据《中华人民共和国政府采购法》《国家卫生健康委员会办公厅关于进一步做好贫困地区儿童营养改善项目工作的通知》及《贫困地区儿童营养改善项目评标参考文本(2018版)》(以下简称评标参考2018版)要求,结合河南省实际及每年项目工作方案的变动,逐条对照,协调儿童保健、儿童营养、食品卫生以及招标、法律等方面专家进行多轮讨论、反复论证,力求招标参数科学严谨,既保证营养包质量,又有效保护项目单位的权益,同时也要避免出现唯一性、排他性和歧视性条款。在评分标准方面,力求清楚地表述招标产品的需求、性质、商务和技术要求等内容,对容易发生重大偏差和废标的条款在招标文件中集中表达并详细加注,并坚持每年将技术参数在网上公示征求意见。

（二）评标方式确定和评分标准制定

根据《国家卫生健康委员会办公厅关于进一步做好贫困地区儿童营养改善项目工作的通知》要求,河南省营养包招标评标采用综合评标法。其中价格占30%,商务占15%~20%,技术占50%~55%。评分标准是筛选高质量供应商的关键,在制定标准时要充分体现产品质量、安全性、生产能力以及配套服务的重要性,尽可能具体、详细,尽量使用客观分,避免主观分,使评标过程更具可操作性。招标文件每年根据本省项目所关注的重点、往年项目执行经验和工业生产技术的发展,结合国家卫生健康委员会最新要求进行适当调整。如技术部分评分细则中对先进生产工艺的要求,几乎所有厂商均已实现,则适当降低分值,而在营养包质量和售后服务方面适当增加分值。近年,针对个别企业存在生产质量缺陷,包装不严等情况,则适当提高商务部分分值,以筛选产品质量过关、售后服务相对较好的供应商。

（三）对重点环节设定约束条件

根据《国家卫生健康委员会办公厅关于进一步做好贫困地区儿童营养改善项目工作的通知》和本省实际情况,在招标文件制订时,对影响营养包质量和售后服务的重点环节进行约定。一是增加了售后服务承诺。营养包中标人在项目实施过程中涉及项目培训、营养包配送和售后服务等环节。为避免供应商中标后出现营养包质量和服务出现问题,保证营养包和售后服务的质量,河南省在招标文件中特别规定,并由中标人在签订合同中提供营养包质量和售后服务承诺书。每次付款时中标人须提供项目县对配送营养包质量和售后服务的评价函,以保证中标人按合同约定,提供符合质量要求的营养包和售后服务,同时也作为省项目办对中标人年度服务评价函的主要依据。二是对营养包充氮措施以及残氧量检测结果做出承诺。营养包内富含油脂,易发生氧化变质、易产生哈喇味,影响婴幼儿服用依从性,充入氮气可降低营养包内含氧量,在较长时间内稳定营养包品质。供应商投标时承诺应用充氮措施者,中标后残氧量指标列入相应的采购合同,产品抽检时该指标一旦不符合,按不合格产品处置。三是对应用于中标项目营养包的Ⅰ类速溶豆粉质量及来源做出承诺。豆粉是营养包的基材,豆粉的好坏直接影响营养包的质量,为保证婴幼儿营养和安全,项目规定营养包所用豆粉原料为非转基因、Ⅰ类速溶豆粉。要求投标企业承诺提供应用于项目营养包的Ⅰ类速溶豆粉质量规格书及合格供应商名称、既往Ⅰ类速溶豆粉采购合同和1份上年度Ⅰ类速溶豆粉采购方发票复印件、3个批次Ⅰ类速溶豆粉质检报告复印件、在项目营养包中应用的测试报告。同时企业提供承诺书,承诺须征得采购人同意后方能更换豆粉生产商。

（四）约定营养包配送及配套服务

省项目办根据各项目县的摸底调查项目目标人群数和乡(镇)、村卫生室数量,测算每个包段对应片区营养包及配套资料数量。将营养包产品配套服务内容在招标文件和合同中进行约定。

（五）包段数量及片区的划分

河南省项目地区广,目标人群数多,河南省根据各地市人口数量及地理分布,将项目地区划分为4个片区,分别对应四个包段。规划包段数量时,应根据计划采购总量,充分考虑厂家的生产、物流及售后服务能力。尽量将邻近区域规划至同一包段,以便中标单位营养包

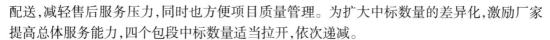

配送,减轻售后服务压力,同时也方便项目质量管理。为扩大中标数量的差异化,激励厂家提高总体服务能力,四个包段中标数量适当拉开,依次递减。

(六) 结款方式的约定

招标文件中,付款方式及条件是一项重要的约定。需要项目管理单位与财务部门多次商讨共同决定,一旦确定就要在招标文件中要求投标人不得偏离。河南省在项目实施之初,按照四次送货、三次付款的方式进行项目验收结算付款。每送完两个批次,结算95%货款,扣留5%作为质保金。最后批次验收合格一年后,无质量问题一次性支付质保金。近年来,为落实省财政厅有关加快项目资金支付进度,提高资金使用效率的要求,河南省在营养包招标文件中修改合同款结算方式,将付款方式调整为5次付款,每季度付款一次,同时扣留5%作为质保金,最后批次验收合格一年后,无质量问题一次性支付质保金。同时,对尚未执行完的合同,由项目办提出追加补充协议,组织儿童保健、纪委、审计、财务和项目办等相关科室集体研究讨论,形成决议后与各中标人追加补充协议。有效加快了项目资金支付进度,加快了中标人资金回流,受到企业的好评。

(七) 招标文件公示

招标文件编制完成后,在河南省政府采购网发布公告征求意见。公示期间如果有潜在供应商提出意见和建议,招标代理公司即组织相关专家反复论证,对合理性建议采纳修改,及时对提出建议的潜在供应商进行回复。最大可能保证招标文件科学、有效、规范、严谨,同时也在一定程度上避免了对招标结果的质疑和投诉。

五、评审专家的构成

(一) 专家类型

评标由评标委员会负责,评标委员会由采购人代表和有关技术、经济等方面的专家组成,成员人数为五人(含)以上单数,项目预算金额1 000万以上七人(含)以上单数。其中,技术、经济等方面的专家不少于成员总数的三分之二。由于营养包为特殊辅助食品,服用对象是贫困地区6~24月婴幼儿,具有特殊性和重要性,对营养包评审专业性要求高。根据国家卫生健康委员会有关营养包招标采购要求,评审专家中至少应当包括1名儿童保健专家和1名营养专家或儿童食品专家。为此,省卫生健康委员会积极与省财政厅沟通协调,向省财政厅政府采购监督管理处推荐省内有一定影响力的儿童保健、儿童营养、食品卫生与监督等方面的专家,这些专家来自高校、疾病预防控制中心、妇幼保健机构、儿童医院等不同单位,经过省财政厅组织培训,考核通过后纳入省财政厅政府采购专家库,保证了项目对评审专家的要求。

(二) 选择方式

根据《河南省省级政府采购评标专家抽取办法》(豫财购〔2002〕27号)规定,评标专家在河南省政府采购专家库中随机抽取。采购人就招标文件征询过意见的专家,不得再作为评标专家参加评标。

(三) 特殊情况的处理

根据《政府采购货物和服务招标投标管理办法》(财政部令第87号,以下简称《管理办法》)第四十八条规定,"对技术复杂,专业性强的采购项目,通过随机方式难以确定合适评审专家的,经主管预算单位同意,采购人可以自行选定相应专业领域的评审专家"。当出现所有抽取所得的专家未包含必须类型专家时,由省卫生健康委员会与省财政厅协调,省项目办提出,申请在省财政厅招标采购处的监督下,采用抽签的方式重新抽取,确保专家所属领域符合项目招标要求。

六、现场评审

(一) 依法组建评标委员会

评标过程中涉及营养、儿童保健、生产、经济、法律等问题。由于每位评委专业背景不同,对评标问题的判断存在不同程度的局限性,因此,要严格依照法律规定在评标委员会中技术、经济等方面的专家不得少于成员总数的三分之二的原则,开标前在省政府采购专家库中随机抽取专家组成评标委员会负责评标活动。评标前由营养包采购方负责人向评标委员会专家简单介绍国家实施儿童营养改善项目的背景、营养包食用对象和项目的实施意义,使专家们了解营养包招标工作的重要性和责任。

(二) 严格执行评标纪律

评标前宣布评标纪律,评委手机一律上缴,评标过程中不允许擅离职守。为体现评标过程的公开、公正、公平原则,主动邀请省卫生健康委员会监察室人员进行监督,省妇幼保健院纪委参与监督开标、评标全过程。整个开标、评标过程全程录像监控。

(三) 对营养包进行双盲评审

为体现评标的公正、客观,在评标时对营养包样品采取双盲评审。由监督人员将营养包样品去除包装后,分装在标上数字的容器中,专家对样品的外观、颜色、气味、颗粒细腻程度、溶解度、口感等进行分别打分,最后由监督人员揭晓营养包样品得分结果,最大限度地体现评审的客观公正。

(四) 招标后续资料的收集

评标工作结束后,招标代理机构将评审结果及相关资料交采购人审核。同时政府采购网上发布中标情况公告(1 个工作日),接受质疑(质疑期为 7 个工作日),内容包含中标人、中标金额、规格和数量、评委组成和其他补充事宜等。公告发布后,各中标人在招标代理公司领取中标通知书,省妇幼保健院收取 1 份原件,同时做好交接记录工作。公告质疑期结束后,招标代理公司将各投标人参与投标的各类文件、评审文件整理汇总后打印封装,形成招标文件汇编,存入档案,保存期限 15 年。

七、质疑、投诉的回复

投标人对营养包招标的质疑和投诉主要集中在对招标文件评标标准和招标结果两方面。质疑是法律法规赋予投标人的合法权利,政府采购质疑答复和投诉处理应以法律为依据,坚持依法依规、公平公正、简便高效的原则。

当投标人提起质疑或投诉时,招标代理机构应与采购人沟通,组织相关专家反复论证。在做出正式书面回复前要做充分的准备:一是就质疑事项调阅项目的全过程文书资料,包括但不限于招标文件、投标文件、评标报告、往来通信资料等;二是就质疑事项所涉及的法律法规条文做好收集和引用;三是就质疑内容向该项目评标委员会的评委进行咨询,如有必要可进一步咨询法律顾问、国家项目专家等相关人员。

对于少数恶意质疑投诉的投标人,除以上原则外,还应在交流对话过程中,辅以第三方人员见证或录音、录像等自我保护方式,以免在处理质疑投诉的过程中产生麻烦。书面回复文件务必做到就事论事,紧紧围绕质疑投诉内容进行回复,尽量采用原引方式,减少主观描述内容。最重要的是要注意在法律法规规定的时间内进行回复,并视情况报有关监督管理单位。

第三节 合同履约及验收

政府采购项目的验收是指在政府采购合同执行过程中或执行完毕后,采购人对政府采购合同执行的阶段性结果或最终结果进行检验和评估。履约验收是对供应商合同履行情况的检查和审核,是检验采购质量的关键环节,同时也是对供应商的履约能力和信誉的检验。如果发现质量问题,可以根据合同相关条款的规定,及时处理,从而保护采购人的合法权益。

营养包产品质量关乎儿童健康,履约验收是对中标人营养包质量、售后服务保障进行检验和监管的重要环节,也是中标后期项目管理的重点。

一、合同编制及签订

招标完成后,中标人须当面将中标通知书原件递交至采购方,采购方在收到中标通知书的 30 日内完成合同的签订。按照《政府采购货物和服务招标投标管理办法》第七十二条要求,政府采购合同应当包括采购人与中标人的名称和住所、标的、数量、质量、价款或者报酬、履行期限及地点和方式、验收要求、违约责任、解决争议的方法等内容。同时,对于招标文件中重要内容的相关约定,在合同中须再次阐明,如主管部门要求中标人做出的关于营养包质量和售后服务承诺等。合同内容确定后,省项目办积极与中标人保持沟通、协调,在收到中标通知书的 30 日内完成合同的签订。

二、完善营养包履约验收制度

由于营养包招标采购单位为省妇幼保健院,营养包接收、使用在县妇幼保健院、乡(镇)卫生院和村卫生室等单位,为避免项目单位不熟悉或不按照合同验收,以及少数单位仅清点数量不查质量、未经验收就出具验收手续等情况,省项目办确立并完善了履约验收制度和流程,以加强和规范对营养包中标人的履约验收管理。

(一)明确专人负责

每个项目县结合当地实际,确定营养包接收单位,由接收单位明确专人或小组负责营养包接收和验收,并将负责人及联系方式报送省项目办备案。

(二)确立验收标准和流程

省项目办根据营养包招标文件和合同约定内容,制订全省统一验收单。验收流程包括核对营养包及厂家名称→物流发送→接收营养包→核对营养包规格批号、生产日期→核对营养包数量→查验产品检验合格证→查看包装有无破损→现场打开外包装抽检→符合验收条件者登记入库,最后由送货人、验收人双方签字,营养包接收单位盖公章。

(三)阶段性验收

省项目办成立了招标管理办公室、审计管理办公室、儿童保健科以及项目办公室等部门

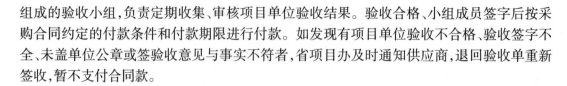

组成的验收小组,负责定期收集、审核项目单位验收结果。验收合格、小组成员签字后按采购合同约定的付款条件和付款期限进行付款。如发现有项目单位验收不合格、验收签字不全、未盖单位公章或签验收意见与事实不符者,省项目办及时通知供应商,退回验收单重新签收,暂不支付合同款。

三、委托第三方抽样检测

营养包是特殊辅助食品,服用对象为婴幼儿,对其质量和安全要求较高。招标文件中对营养素含量、产品配料来源及质量、微生物指标、生产过程安全防御措施和技术等都有一系列要求,但评标委员会评定时,只能依靠投标人提供的证明材料。在营养包验收时,对投标人实际提供的产品是否符合投标承诺和合同约定,验收单位并没有能力加以鉴别。为此,省项目办对中标人营养包进行随机抽样,送国家有资质的第三方权威检测机构进行检验,并将检测结果反馈给项目单位。截至目前,河南省所检测的所有营养包均符合国家要求的相关技术标准。

四、履约验收注意事项

(一)营养包履约验收

营养包履约验收详细见第三部分第二十章第四节。

(二)配套资料的配送及签收

在招标前,省项目办对项目县进行摸底调查,根据摸底调查结果测算每个片区配套材料总数量,制订配送清单。配套材料在营养包第一次配送时全部配送至县级项目管理单位,由县级项目管理单位根据各乡(镇)、村卫生室需求将配套材料分配给乡(镇)、村级项目单位。实际实施时,受限于项目的延续性,有可能在合同签订完成时,上年度中标的营养包不能完成配送,配套材料一般先于营养包配送。

(三)新老中标人的衔接

河南省项目启动初期仅覆盖10个贫困县,2019年增加至53个,营养包中标人也从1个增加到4个。由于中标人存在不确定性,因此项目县每年面临着更换不同中标人配送营养包的情况。特别是在新、老中标人营养包配送交接重叠时期,要避免在营养包配送和服务方面发生脱节或冲突。在签订合同时与企业充分沟通,协调做好"两个对接",即新、老中标负责人对接,营养包配送企业与项目县负责人对接。

五、售后服务评价

服务评价函是采购方对已完成发放的项目投标单位的营养包产品质量、安全性、服务水平、履约情况、售后服务等指标的客观评价,目的是保证贫困地区儿童吃到质量好、安全的营养包,同时也是对供应商的履约能力和信誉的评价。省项目办制订了统一的营养包服务评价函,由项目县按照评价函内容和要求,对营养包中标人每季度配送营养包质量和服务情况进行逐项评价,评价内容包括产品质量、物流及配套服务等全流程。省项目办定期收集汇总各项目县服务评价函,根据结果,对每年已完成项目的供应商产品质量、安全性、服务水平、履约情况、售后服务等指标等进行综合评价,并由省妇幼保健院出具正式服务评价函。

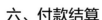

六、付款结算

(一) 付款申请

根据合同约定的付款周期及方式,由中标人提供对应材料后向省妇幼保健院项目办公室提出付款申请。提交材料包括报账发货详单、发票、项目县验收单原件、评价函等。

(二) 付款流程

材料收齐后,省项目办验收小组成员逐一进行审核、签字,确保无误后,提交省妇幼保健院招标管理办公室及审计办公室审核,审核通过后按照医院付款流程付款。

(三) 质保金

为提高对营养包质量的约束,合同约定在每次支付合同款时,扣除本次付款金额的 5% 作为质保金,在合同最后批次验收合格一年后,营养包未出现质量问题,则可向省妇幼保健院提交质保金提取申请。由中标人出具付款说明和收款人账户(中标人出具的红头文件)、合同全周期发货详单及货款结算情况,按照省妇幼保健院财务要求流程审批后一次性支付质保金。

(本章由河南省妇幼保健院谢忱医师、陈卫主任医师编写)

第二十二章
实 施 效 果

第一节　项目实施效果

自 2013 年项目启动实施以来,在省卫生健康委员会(原为卫生和计划生育委员会)领导下,河南省儿童营养改善项目结合本省实际,认真组织实施,从局部试点探索,到不断总结项目经验、扩大项目覆盖范围,受到项目地区儿童家长和社会的高度认可,同时也获得各级卫生健康行政部门与财政部门的大力支持,逐步将试点从 10 个扩展到 14 个。2019 年,脱贫攻坚进入决胜关键时期,根据《中共中央　国务院关于打赢脱贫攻坚战三年行动的指导意见》的目标和国家卫生健康委员会对公共卫生服务项目政策的调整,作为"深入实施健康扶贫工程"的重要举措,河南省将项目县推广到全省 53 个贫困县(其中 38 个国家级和 15 个省级贫困县),覆盖面从 2014 年的 76 个乡(镇)和 1 421 个村扩展到 1 056 个乡(镇)、24 913 个村,实现全省贫困县适龄儿童全覆盖。

河南省项目工作不断创新工作模式,经项目地区各级妇幼保健机构的认真组织实施,乡(镇)村两级医疗卫生机构的通力配合,项目工作扎实推进,在项目组织管理、营养包招标采购、监测评估等方面取得了显著成效,多次在国家组织的工作会、培训会上做经验交流,受到国家卫生健康委员会妇幼健康司和项目办公室的肯定,并在全国推广。

截至 2021 年 12 月底,全省为项目地区累计发放营养包 1 357.77 万盒,受益儿童 1 058.27 万人,为脱贫攻坚和乡村振兴做出了积极贡献。

一、儿童营养状况显著改善

(一) 服用营养包可显著改善婴幼儿贫血和营养不良

2019 年河南省在全省 14 个老项目县以及 39 个新项目县进行监测评估,以性别、月龄为匹配因素,按照 1 : 1 匹配的方法,横向比较 2019 年河南省项目地区服用营养包的婴幼儿与未服用营养包婴幼儿的营养状况。结果表明,服用营养包的 6~23 月龄婴幼儿身长、体重、血红蛋白平均水平高于未服用人群,其中,服用营养包婴幼儿身长、体重和血红蛋白值分别比未服用人群高 1.1cm、0.67kg 和 3.8g/L(表 22-1)。

2019 年河南省项目地区服用营养包和未服用营养包婴幼儿贫血率分别为 13.1% 和 27.8%,其中服用营养包婴幼儿轻、中度贫血率分别为 12.4% 和 0.7%,均低于未服用人群。与未服用营养包的婴幼儿相比,服用营养包婴幼儿贫血率低了 14.7%,其中轻、中度贫血率均分别低了 6.6%、8.1%(表 22-2)。

2019 年河南省项目地区服用营养包的婴幼儿低体重率、生长迟缓率和消瘦率分别为 1.7%、2.1% 和 1.9%,均低于未服用者。与未服用营养包的婴幼儿相比,分别低了 0.6%、0.8%、0.7%,见表 22-2。

表 22-1　服用营养包和未服用营养包婴幼儿身长、体重及血红蛋白比较($\bar{x} \pm s$)

变量	服用组	未服用组	t	P 值
身长 /cm	78.2 ± 5.9	77.1 ± 5.6	12.353	<0.001
体重 /kg	10.46 ± 1.51	9.79 ± 1.22	11.289	<0.001
血红蛋白 /(g·L⁻¹)	119.4 ± 9.8	115.6 ± 11.7	14.017	<0.001

表 22-2　服用营养包和未服用营养包婴幼儿贫血及营养不良比较分析[n(n/%)]

变量	服用组	未服用组	χ^2	P 值
贫血			440.997	<0.001
轻度	480(12.4)	934(19.0)		
中度	27(0.7)	88(8.8)		
低体重	64(1.7)	98(2.3)	5.129	0.024
生长迟缓	81(2.1)	114(2.9)	5.729	0.017
消瘦	73(1.9)	102(2.6)	4.917	0.027

(二) 项目地区婴幼儿贫血、低体重及生长迟缓率持续降低

纵向分析 2015—2020 年河南省老项目县婴幼儿营养状况的变化趋势表明 6~23 月龄婴幼儿贫血率、低体重率和生长迟缓率呈逐年下降趋势,其中贫血率降幅达 55.37%,低体重率降幅 85.41%,生长迟缓率降幅 64.18%,儿童健康状况得到大幅改善,见表 22-3。

表 22-3　河南省 2015—2020 年贫血率、低体重率及生长迟缓率变化趋势[n(n/%)]

调查年份	贫血	低体重	生长迟缓
2015	835(27.65)	298(9.87)	162(5.35)
2016	690(22.96)	220(7.32)	156(5.19)
2017	559(18.71)	113(3.78)	127(4.25)
2018	669(15.09)	79(1.78)	176(3.97)
2019	513(13.14)	64(1.64)	81(2.07)
2020	470(12.34)	55(1.44)	73(1.92)
累计降幅	55.37%	85.41%	64.18%
χ^2 值	392.719	463.231	100.532
P 值	<0.001	<0.001	<0.001

注:数据来源于 2020 年监测评估报告。

二、婴幼儿健康水平持续提高

2019 年河南省项目地区服用营养包的婴幼儿与未服用营养包婴幼儿的发热、腹泻两周患病率分别为 10.8% 和 10.5%,均低于未服用营养包的婴幼儿,与未服用营养包婴幼儿相比,分别低了 5.6% 和 7.2%(表 22-4)。

表 22-4　服用组与未服用组婴幼儿发热、腹泻两周患病比较分析［$n(n'\%)$］

变量	服用组	未服用组	χ^2 值	P 值
两周内发热情况	417(10.8)	625(16.4)	27.727	<0.001
两周内腹泻情况	405(10.5)	683(17.7)	82.655	<0.001

纵向分析 2015—2020 年河南省项目地区服用营养包后婴幼儿近两周发热、腹泻患病的变化趋势表明,6~23 月龄婴幼儿发热、腹泻两周患病率均呈逐年下降趋势,婴幼儿发热、腹泻两周患病率的降幅分别达 57.57%、69.60%,见表 22-5。

表 22-5　2015—2020 年婴幼儿发热、腹泻两周患病率［$n(n'\%)$］

调查年份	发热	腹泻
2015	762(25.24)	692(20.82)
2016	415(13.81)	473(15.75)
2017	395(13.27)	338(11.36)
2018	593(13.38)	751(16.95)
2019	426(10.92)	408(10.46)
2020	408(10.71)	241(6.33)
累计降幅	57.57%	69.60%
χ^2 值	249.950	285.718
P 值	<0.001	<0.001

注:数据来源于 2020 年监测评估报告。

三、婴幼儿看护人健康素养持续提高

(一) 婴幼儿喂养水平持续提高

2015—2020 年,河南省项目地区婴幼儿最小膳食种类、最低膳食频次、最低可接受膳食均有逐渐改善的趋势。在项目实施过程中工作人员对看护人开展集中或一对一科学喂养知识咨询指导和健康宣教,婴幼儿看护人掌握了相关营养知识,并将这些知识运用到婴幼儿喂养实践中,从而提高了婴幼儿家长的科学喂养水平(表 22-6)。

表 22-6　河南省 2015—2020 年婴幼儿喂养状况变化［$n(n'\%)$］

调查年份	满足最低膳食种类	满足最低膳食频次	满足最低可接受膳食
2015	1 069(36.85)	2 036(70.18)	603(20.79)
2016	1 386(48.94)	2 107(72.88)	833(28.81)
2017	1 529(51.33)	2 210(74.19)	962(32.29)
2018	3 067(69.19)	3 293(74.28)	2 184(49.27)
2019	2 665(68.26)	3 089(79.12)	2 109(54.02)
2020	2 803(73.57)	3 266(85.72)	2 317(60.81)

续表

调查年份	满足最低膳食种类	满足最低膳食频次	满足最低可接受膳食
累计增幅	99.65%	22.14%	192.50%
χ^2 值	1 488.175	403.114	1 832.667
P 值	<0.001	<0.001	<0.001

注: 数据来源于 2020 年监测评估报告。

(二) 婴幼儿看护人营养与喂养知识持续提升

自 2015 年监测评估开始, 河南省项目地区婴幼儿看护人各项营养与喂养知识均呈上升的趋势, 通过项目实施提高了婴幼儿家长科学喂养知识水平, 知识水平的提高带动了科学喂养行为的改变 (表 22-7)。

表 22-7 河南省 2015—2020 年看护人营养与喂养知识变化情况 [$n(n\%)$]

调查年份	营养与喂养知识*				
	1	2	3	4	5
2015	1 445 (49.47)	1 773 (60.70)	599 (20.51)	1 253 (42.90)	308 (10.54)
2016	1 794 (62.05)	1 792 (61.99)	1 019 (35.25)	1 648 (57.00)	728 (25.18)
2017	1 865 (62.60)	2 085 (69.99)	1 235 (41.46)	1 913 (64.22)	935 (31.39)
2018	3 024 (68.22)	3 205 (72.30)	2 194 (49.49)	3 013 (67.97)	1 427 (32.19)
2019	2 729 (69.90)	2 910 (74.54)	2 161 (55.35)	2 889 (74.00)	1 410 (36.12)
2020	2 983 (72.89)	3 109 (81.60)	2 485 (65.22)	3 136 (82.31)	1 697 (44.54)
累计增幅	47.34%	34.43%	217.99%	91.86%	322.58%
χ^2 值	792.846	634.365	1 757.177	1 536.756	1 056.781
P 值	<0.001	<0.001	<0.001	<0.001	<0.001

注: 数据来源于 2020 年监测评估报告。具体问题为 1- 婴儿添加辅食的最佳时间; 2- 最适宜首先给幼儿添加的辅食; 3- 最适合给婴儿补充铁的食物; 4- 贫血与何种营养素缺乏有关; 5- 继续母乳喂养时间。

(本节由河南省妇幼保健院陈社菊主任医师、王帅兵医师、李帅奇医师编写)

第二节 典 型 案 例

项目开展以来, 在省卫生健康委员会的领导下, 省项目办紧紧围绕改善儿童营养状况和提高婴幼儿家长科学喂养水平的目标任务, 与全省各级专家密切配合, 不断创新工作形式, 通过项目地区各级妇幼保健机构认真组织实施, 乡 (镇) 村两级的通力配合, 项目工作取得了显著成效, 同时也涌现出一大批典型案例。其中有感人的先进事迹, 有促进项目实施的经验做法, 有受益儿童的具体案例, 有宣传项目工作朗朗上口的 "打油诗" 等, 形成了具有河南特色的项目实践经验。

一、营养包真正成了"健康包"

"营养包真是好,我家小孙女,现在吃饭香了,身体壮了,也不感冒了,都是国家的政策好啊,免费为孩子发放营养包。"2019 年,卢氏县范里镇监测评估现场,一位来自范里镇何窑村的老人激动地说道。

何窑村位于卢氏县范里镇东部,地处深山,交通不便,孩子的母亲在她 10 个月的时候就外出打工了,留下孩子的爷爷奶奶照顾,当时孩子很瘦小,经常生病,去医院检查,医生说孩子贫血,血红蛋白 100g/L。村医向老人介绍国家免费给 6 个月到 2 岁内的孩子发营养包的政策,孩子奶奶每月按时去村卫生室领取,每天一包坚持给孩子吃,现在孩子 21 个月了,体检监测结果显示,身长 87cm,体重 12.1kg,血红蛋白值 127g/L,身体各种指标都达到了国家标准。

同样对营养包赞不绝口的还有卢氏县沙河乡留书村贺佳俊小朋友的奶奶。2020 年 12 月,全年项目质量控制时,专家组入户沙河乡留书村贺佳俊家中。专家组了解到,贺佳俊一直是由奶奶抚养。这个家庭中的 2 个孩子,老大 7 岁,体格瘦小、抵抗力弱,经常生病住院;老二贺佳俊 6 个月大时开始在村医的指导下服用营养包。起初,他不太适应营养包的味道,村医耐心为孩子奶奶宣讲营养包的好处,并嘱咐孩子奶奶一定要让孩子坚持服用。"自从有了营养包,在家里带孩子心里特别踏实,孩子不生病,精神好,比起老大那时好带多了。"贺佳俊的奶奶深深感受到营养包带给小孙子的好处。

家住洛阳市嵩县大章镇水沟村的李瑞泽小朋友也是儿童营养包的受益人。2018 年 2 月出生的李瑞泽,出生时体重仅有 2 400g,属低体重新生儿,出生后体弱多病,经常就医。每次体格检查,李瑞泽的体重和生长发育值都低于同龄儿童,并患有中度贫血。在医生指导下,李瑞泽开始进行口服硫酸亚铁等对症药物治疗,添加辅食并服用营养包。同时,村医还定期入户随访,指导李瑞泽家长如何冲调营养包、如何添加辅食。通过药物治疗与营养包的食用,2 个月后,李瑞泽脸色较前明显改善。8 个月定期体检时,李瑞泽的身长、体重、血红蛋白均达到正常值。如今,李瑞泽已经 2 岁多了,脸色红润健康,聪明活泼。李瑞泽的奶奶逢人就夸国家发的营养包好,扶贫政策好。

(河南省三门峡市卢氏县妇幼保健院　河南省洛阳市嵩县妇幼保健院)

二、一家两代人从营养包中受益

2014 年 4 月,河南省南阳市淅川县上集乡陈庄村王富贵的小儿子王清夺出生。因为过期妊娠,王清夺出生时生命体征很不稳定,出生后立即被送往上级医院进行抢救,住院 40 多天、花费 10 多万元。王清夺出生后,这个原本不富裕的家庭变得更加拮据。那时,王富贵曾刚做过胃部切除术无法进行重体力劳动,他的妻子右眼失明,家里育有 3 个孩子,一家 5 口在外租房居住,属于陈庄村的贫困家庭。

2015 年年初,河南省贫困地区儿童营养改善项目在淅川县落地,王清夺成为项目实施后的首批受益人。第一次入户随访时,王清夺刚 6 个月大,头发稀疏、脸色发黄、身体很瘦弱,村医就鼓励王富贵夫妇给孩子吃上营养包。

2015 年年底,项目工作人员再次入户随访,服用营养包半年后的王清夺被姐姐王丽抱在怀里,面色红润、精神十足,头发也长得很好。如今,王清夺已经是一名 8 岁的小学生了,

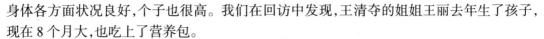

身体各方面状况良好,个子也很高。我们在回访中发现,王清夺的姐姐王丽去年生了孩子,现在8个月大,也吃上了营养包。

"现在,我女儿吃营养包2个月了。感谢国家的好政策,让我弟弟、我女儿都受益。"谈及"营养包"给家庭带来的改变,王丽难掩兴奋,"从弟弟服用营养包起,我就主动去村卫生所领取营养包、学习科学喂养知识。小小营养包不仅让孩子身体强壮了,更重要的是教会了我科学喂养的新理念、新方法,让我受益终身。"

现如今,王富贵一家已经摘掉了贫困家庭的帽子,在生活越来越好的同时,一家人的健康水平也得到了显著提升。

(河南省南阳市淅川县妇幼保健院)

三、乡村医生眼里的儿童营养改善

"李大夫,能不能多给我家一份营养包?我孙女吃惯了营养包,现在断了供,与我小孙子争着吃,吃不到就哭闹呀。"村民王兴瑞急匆匆地来到淅川县西簧乡前湾村卫生所,恳求村医李保国。

"不能。按照国家规定,您孙女已经超过24个月龄,应该停供。您孙子现在19个月龄,配合服用营养包,才能少生病,长得壮呀。"李保国耐心地解释道。

这样的场景,自儿童营养改善项目在淅川县实施以来,作为乡村医生的李保国会经常遇到。

前湾村曾是国家级贫困村。那时,全村814人,贫困人口为204人。自国家启动贫困地区儿童营养改善项目以来,免费发放营养包已经让村里的94名适龄婴幼儿受益。

这些年,前湾村大部分村民靠外出务工增加收入,许多年轻妈妈因此过早给孩子断奶。留下来的孩子们多半是由爷爷奶奶照顾,老年人的喂养方式不科学,就容易造成婴幼儿营养不良、发育迟缓、免疫力低下等问题。这些,李保国看在眼里,急在心里。

2015年8月,国家卫生和计划生育委员会和中华全国妇女联合会开始实施贫困地区儿童营养情况改善项目。项目落地淅川县,让一直在基层工作的李保国看到家乡儿童营养改善的希望。"如果能够普及,前湾村婴幼儿营养不良的问题就能得到有效解决。"那时的李保国,心里这样想。

当时,这一免费项目实施伊始,并不是特别顺利。前湾村一组的罗书婷出生于2018年2月5日。她该增加营养包的时候,母亲王志凤并不积极:"我的孩子吃母乳,营养包再好,也比不过母乳营养大。"李保国见状立即给王志凤讲解营养包与母乳的差别,希望她在母乳喂养的同时,增加营养包,为了增强孩子免疫力,预防疾病发生。

那些日子里,李保国不仅向村民普及营养包的重要性,还承担着营养包的分发任务。翻过座、跨过沟、蹚过河,李保国每天踏着崎岖的山路为适龄儿童送去营养包。

距离前湾村卫生室所在地最远的贾牛岗组,李保国每次都要走过3km艰险的山路才能抵达。一年冬天的夜晚,下着漫天大雪,当他拿着营养包出现在贾牛岗村民面前的时候,村民们看着雪人一样的李保国,感动得热泪盈眶。

基于像李保国一样基层卫生守门人的无私付出,自儿童营养改善项目在淅川县实施以来,全县累计发放营养包626911盒,79029名适龄婴幼儿受益,为60000余户贫困家庭带来了福音。2020 年 2 月 28 日,河南省政府宣布,包括淅川县在内的全省 14 个贫困县正式脱贫摘帽。

(河南省南阳市淅川县 田野)

四、卢氏县儿童营养状况改善明显

2014 年 5 月,贫困地区儿童营养改善项目在卢氏县启动实施。卢氏县妇幼保健院作为项目实施的主体单位,立即成立项目办公室,组织开展人员培训、营养包质量监管、监测评估、项目督导质量控制等工作。

据河南省贫困地区儿童营养改善项目专家组成员卢氏县妇幼保健院副院长田淑英介绍,起初 2 年儿童家长对营养包认识不够,家长科学喂养知识欠缺,2016 年通过监测结果看,项目实施效果并不理想。

2017 年,田淑英和项目管理专家团队开始针对项目中存在的问题,结合《卢氏县 2017年贫困地区儿童营养改善项目培训方案》《2017 年卢氏县贫困地区儿童营养改善项目监测评估方案》,明确各级各部门人员职责、对项目各项工作要求进行细化。

随着下乡督导随访工作的深入,免费发放的儿童营养包开始走进卢氏县 19 个乡(镇)300 多个行政村的贫困家庭。"孩子吃营养包没?吃得怎么样?""你了解营养包吗?"成为一种专家团队和贫困家庭打招呼的特殊方式。

步入项目持续开展阶段后,卢氏县开始打造可复制、可推广的儿童营养改善项目样板乡(镇);从营养包发放流程、仓储管理、儿童随访、资料整理等具体环节,进一步规范相关工作的开展。

2018 年 4 月,在卢氏县东明镇卫生院开展的全县儿童营养改善观摩会,让全县看到了统一档案资料规范化建设、统一档案管理模式在内的相关管理新探索,也让全省各乡(镇)儿童营养改善项目工作档案资料整理有据可依。

与此同时,为继续加大项目宣传力度,让更多人关注儿童营养健康问题。2019 年,卢氏县制作了专题片《改善营养强体魄 保障健康促脱贫》在各类媒体上反复播放。专题片让更多人了解到项目实施的真实效果,看到了全县儿童营养状况改善的真实现状。

(河南省三门峡市卢氏县妇幼保健院)

五、嵩县 6 万余名儿童从项目中受益

2014 年 6 月贫困地区儿童营养改善项目在嵩县 4 个乡(镇)试点实施,2015 年 7 月全县铺开。截至 2021 年 6 月底,全县共有 61 172 名儿童受益。依据 2015 年到 2021 年的连续监测评估数据对比分析,嵩县的儿童贫血患病率由 2015 年的 39.58% 下降到 1.7%,儿童生长发育迟缓率由 2015 年的 6.33% 下降到 2.1%。饱含着国家、党和政府殷殷爱心的儿童营养包,实实在在地走进了嵩县的每一户农村家庭,让越来越多的儿童从中受益。

2017 年,嵩县脱贫攻坚领导小组办公室与嵩县卫生和计划生育委员会将儿童营养改善项目纳入健康扶贫重点工作之一。通过开展健康教育、普及营养包和婴幼儿科学喂养知识活动,提高婴幼儿营养包服用的依从性和看护人科学喂养能力,确保每一位适龄儿童,特别是贫困户中的适龄儿童都能规范地服用营养包,遏止因病致贫和因病返贫现象的发生。

项目在嵩县实施以来,涌现出了一批医德在先、公而忘私的基层妇幼医生,大章镇中心

卫生院副院长杨志海就是其中的一员。他负责的大章镇小章村是深度贫困村,也是国家重点扶贫村,农户居住分散、贫困户多、贫困儿童自然多。为了落实儿童营养包项目,多年来,杨志海走村入户宣传政策、讲解营养包服用方法,宣传科学喂养知识。

同时,杨志海还负责着小章村卫生所的营养包发放工作。在一个大雨如注的极端天气里,一位留守儿童的奶奶打来电话说,雨太大,她带着孩子,不能到村卫生所领取营养包了。杨志海立刻安慰她道:"不知道这雨要下几天,不能耽误孩子服用。您年纪大,不用跑了,我现在就给您送去。"放下电话,杨志海冒雨踏着泥泞曲折的山路,步行 90 分钟,抵达小章村海拔最高的自然村,为留守儿童送去了营养包。

村里孩子李瑞泽的爸爸说:"吃上免费发放的营养包,孩子聪明、健康。能按时吃上这营养包,多亏了我们身边的'营养包爸爸'杨志海。"多年来,在嵩县域内的大山深处,有许许多多像杨志海一样的基层妇幼医生,长年坚持向有需要的家庭讲解营养包服用的相关政策、科普知识等,让国家免费发放的营养包真正改善了这些地区的儿童营养状况。

2014 年至今,嵩县的儿童营养改善项目持续规范开展,成效显著,得到了上级主管部门的认可。2017 年至 2021 年,嵩县多次在国家卫生健康委员会、省卫生健康委员会召开的儿童营养改善项目工作会议上,分享了嵩县儿童营养改善项目经验。

(河南省洛阳市嵩县妇幼保健院)

说说儿童营养包

国家政策真是好	贫困地区来关照
营养改善好项目	多多宣传都知道
幼儿五月来医院	体检完毕交资料
六月村室来报到	签字领取营养包
一月领取一整盒	一盒里有三十包
回到家里来冲泡	冲泡技巧要知道
一次一包倒碗中	水温不高也不低
四五十度刚刚好	一次添水三四勺
快速搅拌成糊状	耐心喂咱小宝宝
一天一次够营养	坚持服用才有效
可别小看营养包	尽管体积一小袋
八种微量元素在	专家团队严把关
不懈奋斗十五载	终于成功问世间
有效补充营养素	效果明显看得见
改善儿童贫血率	为民做出大贡献
6 至 24 月婴幼儿	及时服用营养包
智力发育会更好	身长也能够提高
感谢国家好政策	婴幼辅食营养包

(河南省三门峡市卢氏县范里乡卫生院)

(本章由河南省妇幼保健院王帅兵医师、陈社菊主任医师、李帅奇医师编写)

附　录

附录一
贫困地区儿童营养改善项目监测评估调查问卷

儿童出生及喂养情况调查表 表C

1. 儿童编码(省 / 县 / 乡 / 村 / 儿童)：□□ / □□ / □ / □ / □□ c1　　儿童姓名：_____c1a
2. 儿童性别：①男　②女 □　c2　出生日期(阳历年 / 月 / 日)：□□□□ / □□ / □□ c2a
3. 家庭联系电话：_____c3　调查日期：□□□□ / □□ / □□ c3a

以下四题询问家长及看护人学历和职业,请从以下选项中选择填写。
* 学历选项：①文盲　②小学　③初中　④高中 / 中专　⑤大专 / 职大　⑥大学及以上
* 职业选项：①家务　②机关、企事业单位负责人　③专业技术人员　④办事人员和有关人员
⑤商业服务业人员　⑥农林牧渔水利业生产人员　⑦生产运输设备操作人员　⑧军人　⑨其他

4. 儿童母亲：姓名_____c4a　民族_____c4b　年龄□□ c4c　学历□ c4d　职业□ c4e
5. 儿童父亲：姓名_____c5a　民族_____c5b　年龄□□ c5c　学历□ c5d　职业□ c5e
6. 儿童目前主要由谁照看(看护人)？□ c6
①母亲(跳至 8)　②父亲(跳至 8)　③祖父母 / 外祖父母　④其他 c6x_____
7. 儿童主要看护人：学历□ c7a　职业□ c7c
8. 回答问题者与儿童的关系？□ c8　①母亲　②父亲　③祖父母 / 外祖父母　④其他 c8x_____

下题请调查员从儿童的出生证或者免疫预防接种证上抄写。
9. 您孩子的出生体重是多少(g)？□□□□ c9　出生身长是多少(cm)？□□.□ c9a
10. 您孩子是否为早产儿？　①足月儿　②早产儿　⑨不清楚　□ c10
11. 过去两周内,您孩子有没有发热？　①没有　②有　⑨不清楚　□ c11
12. 过去两周内,您孩子是否患过腹泻(拉肚子)？　①否　②是　⑨不清楚　□ c12

家长喂养与营养知识调查表 表M

此问卷由调查员询问题目,不给被调查者提供选项,根据回答找到最符合的答案填写。

1. 婴儿开始添加辅食的最佳时间是　　　　　　　　　　　　　　　　□ m1
①满 3 个月时　②满 4 个月时　③满 5 个月时　④满 6 个月时　⑤满 7 个月时　⑥其他 m1x_____

2. 下列最适宜首先给婴儿添加的辅食是　　　　　　　　　　　　　　□ m2
①鸡蛋　②肉泥　③果泥　④蔬菜泥　⑤谷类泥糊状食物　⑥其他 m2x_____

3. 最适合给婴儿补充铁的食物是　　　　　　　　　　　　　　　　　□ m3
①菠菜　②动物血或红肉　③鸡蛋　④虾皮　⑤鸡、鱼等白肉　⑥其他 m3x_____

4. 贫血与哪种营养素缺乏有关？　　　　　　　　　　　　　　　　　□ m4
①铁　②钙　③维生素 D　④其他 m4x_____　⑤不清楚

5. 继续母乳喂养可以至儿童　　　　　　　　　　　　　　　　　　　□ m5
①满 10 月龄　②满 12 月龄　③满 18 月龄　④满 20 月龄　⑤满 24 月龄　⑥其他 m5x_____

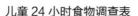

儿童 24 小时食物调查表

请家长回忆孩子过去 24 小时内所有食物和补充剂的摄入情况。　表 F

食物种类	是否吃过 fa ①否②是⑨不清楚	吃了几次？ fc
f1 母乳	☐	
f2 配方奶粉	☐	☐
f3 普通奶粉及鲜奶(牛奶、羊奶等)	☐	☐
f5 白水、菜汤、米汤	☐	
f6 糖水及其他含糖饮料(包括酸酸乳、爽歪歪等含乳饮料)	☐	
f7 固体、半固体食物(辅食,如果添加过,逐项询问 f71~f79,如果没添加辅食,跳至 f8)	☐	☐
f71 谷类(稠粥、面包、米饭、面条、饼干等)	☐	
f72 白心薯类(土豆、木薯、山药等)	☐	
f73 深色蔬菜水果和红心薯类(南瓜、胡萝卜、红薯、菠菜、芒果、木瓜、西红柿、橘子等)	☐	
f74 其他蔬菜水果	☐	
f75 肉(牛、猪、羊、鸡、鸭、鱼等肉及内脏)	☐	
f76 蛋类(鸡、鸭、鹅、鹌鹑蛋等)	☐	
f77 奶制品(酸奶、奶酪、奶干等)	☐	
f78 豆及豆制品(如豆腐、豆浆、腐竹、豆皮等)	☐	
f79 坚果(核桃、腰果、杏仁、瓜子、花生及其制品等)	☐	
f8 营养素补充剂		
f81 营养包	☐	
f82 其他营养素补充品	☐	

填表说明

1. f1 询问有没有喂母乳,喂过母乳在 f1 后的方框内填写 2,没喂过填写 1,不清楚填写 9。

2. f2、f3 分别询问有没有冲调配方奶粉、普通奶粉及鲜奶(牛奶、羊奶等),分别喂了几次。将食用次数填写在对应的最后一列的方框内。

3. f5 和 f6 询问有没有喝水,喝水的种类。

4. f7 询问有没有吃过其他食物(辅食),添加了几次辅食,分别是什么。如吃过其他食物,在 f7 后的方框内填写 2,继续询问吃了几次,填写在最后一列对应的方框内。继续询问每餐所吃食物分别是什么,依次记录所述食物,根据记录找到对应的选项,吃过填写 2,没吃过用 1 补充完整。如没有添加过其他食物,在 f7 后的方框内填写 1,直接询问 f8。

5. f8 询问过去 24 小时营养包和其他营养素补充品食用情况,调查员需解释　营养素补充品包括什么,列举当地常见的婴幼儿营养素补充品。

儿童营养包领取及食用相关调查

(如从未领取过营养包,无须填写此表)　表 Y

1.	从 ☐☐☐☐ 年 ☐☐ 月(阳历)开始领取营养包？	y1
2.	到目前为止,一共领取了几盒(30 袋 / 盒)？	☐ ☐ y2
3.	家里还剩余几袋营养包(30 袋 / 盒)？	☐ ☐ ☐ y3

续表

4.	过去一周内孩子共吃了几袋营养包(从昨天开始7天内)?	□ □ y4
5.	孩子没有坚持每天吃营养包的主要原因是什么?(单选) ①生病　②不喜欢吃　③忘记　④其他(请写明) y5x＿＿＿＿＿＿＿＿	□ y5

以下两题为多选,在所选的选项框内填写"2",没选的用"1"补充。

6. 您知道营养包对孩子有哪些好处吗?(多选)　①否　②是

　　6.1 宝宝发育好,身体壮　□ y6a　　6.2 宝宝少生病,免疫力增强　□ y6b

　　6.3 宝宝不贫血　□ y6c　　　　　6.4 宝宝能吃饭　□ y6d

　　6.5 宝宝更聪明　□ y6e　　　　　6.6 其他　□ y6f　(请写明) y6x＿＿＿＿＿

7. 您从哪里看到、听到过营养包相关信息?(多选)　①否　②是

7.1 乡村医生　□ y7a		7.2 妇女专干　□ y7b	
7.3 电视　□ y7c		7.4 广播　□ y7d	
7.5 宣传手册　□ y7e		7.6 宣传单　□ y7f	
7.7 宣传画　□ y7g		7.8 黑板报　□ y7h	
7.9 标语条幅　□ y7i		7.10 其他　□ y7j(请写明) y7x＿＿＿＿＿	

8. 您的孩子食用营养包后,有不适反应吗?　①没有(跳至9)　②有　　　　　□ y8

　　8.1 孩子最主要的不适反应是什么?　　　　　　　　　　　　　　　　□ y8a

　　①腹泻　②呕吐　③皮疹　④黑便　⑤其他(请写明) y8ax＿＿＿＿＿＿＿

　　8.2 不适反应出现时,您是如何对待的?　　　　　　　　　　　　　　□ y8b

　　①坚持喂食营养包　　②暂停几天,症状缓解后继续喂营养包

　　③完全停止喂营养包　④其他(请写明) y8bx＿＿＿＿＿＿＿

9. 您主要用什么方式给孩子吃营养包?　　　　　　　　　　　　　　　　□ y9

　　①拌到温的粥、米饭、面条等食物里或用温的液体冲调成糊状

　　②拌到烫的食物里或用烫的液体冲调成糊状

　　③冲调成液体状饮用(如用奶瓶饮用)

　　④其他(请写明) y9x＿＿＿＿＿＿＿＿

儿童体检表　　表K

1. 身长(cm)□ □ □ . □ e1
2. 体重(kg)□ □ . □ □ e2a　衣服重量(kg)□ . □ □ e2c
3. 血红蛋白(g/L)□ □ □ e3

填表说明:

1. 身长:以厘米(cm)为单位,如身长为92.5cm,记录为092.5。

2. 体重:以千克(kg)为单位,如体重为9.75kg,记录为09.75。

儿童只着轻薄衣物进行体重称量,儿童安静时读数,秤上显示读数直接记录在体重后面的方框内,无须计算减掉衣服重量。

称量儿童贴身轻薄衣物的重量(可以在测量开始前测量儿童常穿衣物的一般重量),根据被测儿童的贴身衣物,将衣物重量记录在e2c上。

3. 血红蛋白:按"项目评估方案"中的操作规定准确测定。

调查员签字:＿＿＿＿＿＿＿＿

问卷审核员签字:＿＿＿＿＿＿＿＿

(本附录由中国疾病预防控制中心营养与健康所孙静研究员提供)

附录二
贫困地区儿童营养改善项目监测系统用户使用手册

1. 网 站 登 录

1.1　浏览及收藏网站

浏览器输入网站地址或根据网站相关链接点击进入《国家儿童营养改善项目监测系统》登录界面。进入网站后,可右键点击收藏此网站(Ctrl+D)方便日后访问。

网站测试地址：http：//101.37.163.154：8083/back/Login.aspx

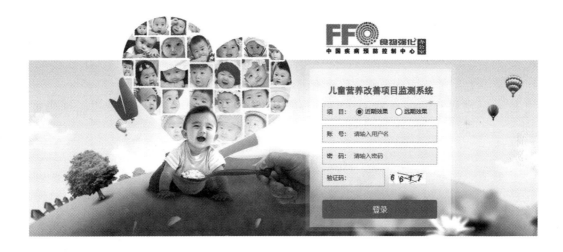

特别说明：测试用账号规则

1.1.1　省份管理员测试账号

用户名为 gjetyy_s+ 省份编号,统一密码为 Gjetyy_0(注意大小写)。

例:安徽省编号为 34,则用户名为 gjetyy_s34,密码为 Gjetyy_0。

1.1.2　区县调查员测试账号

用户名为 gjetyy_x+ 县区编号,统一密码为 Gjetyy_0。

例,安徽省寿县编号为341521,用户名为 gjetyy_x341521,密码为 Gjetyy_0。

1.2　登录

登录时区分近期效果和远期效果(默认为近期效果,深度监测县请选择远期效果)

1.2.1　账号密码获取

因管理和安全需要,本网站不设注册功能,所有账号由管理员统一创建下发。用户请留意相关通告,并妥善保管账号密码。

1.2.2　登录

在网站的登录界面,用户须在账号和密码中输入管理员分配的账号和密码,点击登录按钮。

1.2.3　忘记账号密码

若您忘记了账号密码导致无法登录,请联系管理员找回。

特别说明:正式账号获取步骤

添加管理员 QQ 账号(QQ:3161687523),管理员发送需填写的相关材料给申请方:①保密协议;②各村海拔填写表。

县级数据采集员提交相关材料给系统管理员,等待审核。

通过审核后,系统管理员就会下发系统的账号、密码。

1.3　修改密码

登录成功后,点击页面顶部的修改密码。

输入旧密码和两遍新密码,即可成功修改密码。修改成功后,请使用新密码重新登录。

原密码:

请输入原密码

新密码:

请输入新密码

确认密码:

再次输入密码

保存　　取消

1.4　修改信息

点击页面顶部的修改信息。

本设置页对用户自己的信息进行设置,例如:姓名、联系电话、邮箱。

1.5　退出登录

点击页面顶部的退出按钮,可退出当前的登录状态。

2.　数　据　采　集

2.1　调查问卷

路径:数据采集—调查问卷。

在调查问卷模块中,可以完成原始数据的录入和管理。

2.1.1　查询

在图示①处选择查询条件,点击查询按钮。注意:权限不同可查看不同范围的数据,超级管理员查看所有数据,省份管理员查看本省内的数据,其他角色根据自己所在的地区(精确到省份＋区县)查看相应数据。

2.1.2　删除

在数据提交之前。选中一条或者多条记录,然后点击删除按钮,在弹出对话框中点击确定按钮对数据进行删除,点击取消按钮取消删除操作。

2.1.3　编辑

在数据提交之前。选中一条数据,点击编辑按钮,进入修改页面。输入相关信息后,点击保存修改内容。

2.1.4　导出

使用查询条件,筛选出符合条件的数据。点击导出,可导出筛选后的 Excel 表。

2.1.5　提交

选择两条数据(注意两条数据的标号须一致),点击提交按钮。会返回提交结果。若成功,则提交成功,不成功会在表格处标注出不同的项,请修改后再次提交。

2.1.6　新增

点击新增按钮,进入数据录入界面。

儿童出生及喂养情况调查表(A表)

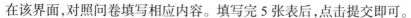

在该界面,对照问卷填写相应内容。填写完 5 张表后,点击提交即可。

- 点击保存可保存已填写的数据。
- 点击下一步进入下一张表。
- 点击取消可退出此界面。

2.2　批量导入

路径:数据采集—批量导入。

此模块可导入历史数据,以 excel 表的形式导入。

2.2.1　下载表格模板

点击"点击此处获取模板"可下载上传表格模板。

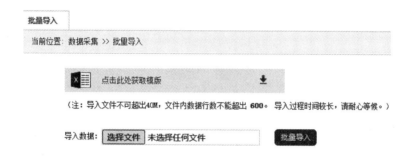

2.2.2　批量导入

注意:导入之前请按下载的模板进行格式调整。

点击浏览,选择要导入的 Excel 文件,然后点击批量导入。

2.3　覆盖率调查

路径:数据采集—覆盖率调查。

此模块用于覆盖率数据录入。

2.3.1　查询

选择查询条件,点击查询按钮。注意:权限不同可查看不同范围的数据,超级管理员查看所有数据,省份管理员查看本省内的数据,其他角色根据自己所在的地区(精确到省份 + 区县)查看相应数据。

2.3.2　删除

在数据提交之前。选中一条或者多条记录,然后点击删除按钮,在弹出对话框中点击确定按钮对数据进行删除,点击取消按钮取消删除操作。

2.3.3 编辑

在数据提交之前。选中一条数据,点击编辑按钮,进入修改页面。输入相关信息后,点击保存修改内容。

2.3.4 提交

选择要提交的数据点击提交按钮。会返回提交结果。

2.3.5 新增

点击新增按钮,进入数据录入界面。

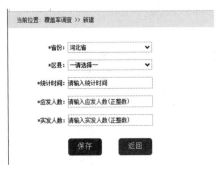

在该界面,填写相应内容。点击提交即可。

点击保存可保存已填写的数据。点击返回可退出此界面。

3. 数据预处理

此模块对已提交的原始数据表进行初步加工后的数据表,系统根据一定的规则对数据进行处理,得出进行后续计算的数据表。

表头红色字体部分为基于原始数据加工计算得出的数据,并非出错数据。

	是否有效	是否合格	省	县	省	县	镇	村	编码
☐	有效	合格	河南省	洛阳市.嵩县	41	0325	100	002	41032510000220180001
☐	有效	合格	河南省	洛阳市.嵩县	41	0325	100	002	41032510000220180002
☐	有效	合格	河南省	洛阳市.嵩县	41	0325	100	002	41032510000220180003
☐	有效	合格	河南省	洛阳市.嵩县	41	0325	100	002	41032510000220180005
☐	有效	合格	河南省	洛阳市.嵩县	41	0325	100	002	41032510000220180006
☐	有效	合格	河南省	洛阳市.嵩县	41	0325	100	002	41032510000220180007
☐	有效	合格	河南省	洛阳市.嵩县	41	0325	100	002	41032510000220180008
☐	有效	合格	河南省	洛阳市.嵩县	41	0325	100	002	41032510000220180009
☐	有效	合格	河南省	洛阳市.嵩县	41	0325	100	002	41032510000220180010
☐	有效	合格	河南省	洛阳市.嵩县	41	0325	100	002	41032510000220180011

选择查询条件,点击查询按钮。注意:权限不同可查看不同范围的数据,超级管理员可查看所有数据,省份管理员查看本省内的数据,其他角色根据自己所在的地区(精确到省份+区县)查看相应数据。

使用查询条件,筛选出符合条件的数据。点击导出,可导出筛选后的 Excel 表。

选中一个或多个数据,点击合格(不合格)按钮,可以更改数据的合格属性。

不合格条件:系统识别关键项缺失(编号、月龄、性别、地区、身长、体重、血红蛋白),判定为不合格;系统计算得出的 3 个 Z 值(WAZ、LAZ、WHZ)中,任何一项小于 −5 或大于 5,该数据为不合格;手动选择某项,标记为不合格数据。

无效条件:该数据的月龄栏为空时。

4. 监 测 报 告

此部分为生成数据报告的功能操作模块,选择相应的条件后会生成对应的数据。注意:权限不同可查看不同范围的数据,超级管理员可查看所有数据,省份管理员可查看本省内的数据,其他角色根据自己所在的地区(精确到省份+区县)查看相应数据。

4.1 地区分析

此模块可根据选择的条件,自动生成各省份监测数据情况、某个省份下的县区监测数据情况。

4.1.1 选择数据范围

年份:选择年份范围,定制生成报告的数据范围。

地区:①不选默认检测全部省份,生成各省检测结果;②选择省份后,生成某省份下的县区检测结果。

34_安徽省 提交监测数据情况

省份	监测营养包覆盖项目县	监测县数	监测婴幼儿数	合格婴幼儿数	合格率%
安徽省	安庆市.潜山县	1	302	301	99.7
安徽省	安庆市.宿松县	1	301	298	99.0
安徽省	安庆市.望江县	1	302	302	100.0
安徽省	安庆市.岳西县	1	295	294	99.7
安徽省	淮南市.寿县	1	315	313	99.4
安徽省	六安市.霍邱县	1	303	298	98.3
安徽省	六安市.金寨县	1	303	302	99.7
合计		7	2121	2108	99.4

本次共纳入 安徽省 1 个监测省,共抽取了 7 个营养包覆盖县。共监测婴幼儿 2121 位,合格数 2108 人,合格率为 99.4%。

4.1.2 查询(点击生成检测报告,见上图)

表格数据项:*省份、监测营养包覆盖项目县、监测县数、监测婴幼儿数和合格婴幼儿数、合格率 %*。

全国报告:每个省份为一行数据。

省份报告：每个县区为一行数据。

4.1.3　导出

点击导出，可导出生成报告的 Excel 表。

4.2　儿童基本情况分析

4.2.1　选择数据范围

年份：选择年份区间，如 2016—2017。若要查看某一年，起止年份相同即可。

地区：下拉选择参与检验的地区。不选默认为全国。

月龄：填写月龄区间。不选默认为全部月龄。

性别：选择性别筛选参与检验的数据。

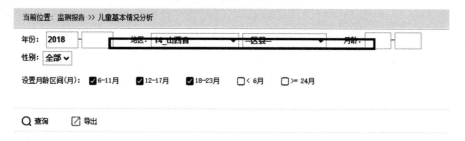

出生儿童基本情况

平均出生体重(g)	出生低体重儿童%(n)	出生超重儿童%(n)	平均出生身长(cm)(X±SD)	早产儿%(n)
3299±475	4.4(551)	5.2(647)	50.0±1.7	3.9(484)

监测婴幼儿性别及月龄分布

性别	6-11月	12-17月	18-23月	合计%(n)
男	51.8(2078)	50.5(2104)	51.8(2230)	51.4(6412)
女	48.2(1936)	49.5(2062)	48.2(2076)	48.6(6074)
合计	32.1(4014)	33.4(4166)	34.5(4306)	100.0(12486)

调查儿童平均出生体重为 3299±475g，其中出生低体重 551 名，占 4.4%；出生超重的 647 名，占 5.2%。儿童平均出生身长为 50.0±1.7cm。早产儿 484 名，占 3.9%。

男童 6412 人，占总人数 51.4%，女童 6074 人，占总人数 48.6%，男女性别比为 1.06：1。

4.2.2　设置月龄区间

涉及月龄分组的数据分析，生成的数据结果会依据点选的区间展示。

4.2.3　查询

点击可查看生成选择完条件后数据报告。

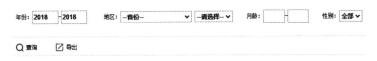

儿童看护人情况

看护人类型	人数(n)	占比（%）	平均年龄（X̄±SD）
母亲	44554	77.1	30±5.3
父亲	576	1.0	34±7.2
祖父母/外祖父母	12463	21.6	—
其他	174	0.3	—

儿童母亲文化详情表

文化程度	人数(n)	占比（%）
文盲	977	2.2
小学	3668	8.2
初中	21842	49.0
高中/中专	9904	22.2
大专/职大	5892	13.2
大学及以上	2260	5.1

4.2.4 导出

点击导出，可导出含数据报告的 Excel 表。

4.3 儿童看护人分析

此模块可生成儿童看护人的统计结果。共三个数据表格：儿童看护人情况、儿童母亲文化详情表、儿童母亲职业详情表。

4.3.1 选择数据范围

年份：选择年份区间，如 2016—2017。若要查看某一年，起止年份相同即可。

地区：下拉选择参与检验的地区。不选默认为全国。

月龄：填写月龄区间。不选默认为全部月龄。

性别：选择性别筛选参与检验的数据。

4.3.2 查询（点击生成检测报告）

儿童母亲职业详情表

职业名称	人数(n)	占比（%）
家务	25218	56.6
机关、企事业单位负责人	811	1.8
专业技术人员	1792	4.0
办事人员和有关人员	810	1.8
商业服务业人员	1820	4.1
农林牧渔水利业生产人员	7842	17.6
生产运输设备操作人员	202	0.5
军人	12	0.0
其他	6029	13.5

婴幼儿看护人以 母亲 为主，占 77.1%，其次是 祖父母/外祖父母，占 21.6%。母亲的平均年龄 30±5.3 岁，职业以 家务 为主，文化程度以 小学 为主。

　　表格数据项包括统计的选项值(如看护人类型选项为:母亲、父亲……)、人数、占比、母亲的平均年龄和标准差。

　　人数是指选择对应答案的人数和。

　　占比是指人数÷各项选择人数之和。

4.3.3　导出

点击导出,可导出含数据报告的 Excel 表。

4.4　儿童营养包食用情况分析

此模块可生成儿童营养包食用情况的监测报告。

年份: **2018** - **2018**　地区: —省份—　—请选择— 　月龄: 　性别: **全部**

设置月龄区间(月): ☑6-11月　☑12-17月　☑18-23月　☐< 6月　☐>= 24月

🔍 查询　　📝 导出

营养包领取食用情况报告

调查项目	有效数据量(n)	有效数据率(%)	均值(X±SD)
营养包食用时间(月)	40360	89.9	8.2±5.0
已经领取营养包的盒数(盒)	40357	89.9	7.3±4.7
通常一周食营养包的袋数(袋)	39454	87.9	6.6±11.5
近一周食营养包的袋数(袋)	40523	90.3	5.1±2.5
领取营养包儿童数量	40918	91.2	

营养包发放率为 91.2%。

各月龄段营养包食用频率

一周食营养包的袋数(袋)	6-11月%(n)	12-17月%(n)	18-23月%(n)	食用袋数合计%(n)
< 1	13.3(1718)	13.8(1936)	13.8(2023)	13.6(5677)
1	3.1(401)	2.1(293)	1.5(222)	2.2(916)
2	5.4(693)	3.3(460)	3.0(436)	3.8(1589)
3	6.9(891)	5.2(736)	4.8(703)	5.6(2330)
4	9.5(1231)	9.2(1290)	8.2(1206)	8.9(3727)
5	9.8(1270)	8.9(1256)	8.4(1236)	9.0(3762)
6	7.0(907)	7.1(1000)	6.7(980)	6.9(2887)
7	44.4(5740)	49.4(6933)	52.6(7735)	49.0(20408)
> 7	0.6(72)	1.0(144)	1.2(170)	0.9(386)

其中将上周食用营养包4袋以上定义为有效服用,领取营养包的儿童中,有效服用率为 76.2%。

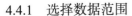

4.4.1　选择数据范围

年份：选择年份区间,如 2016—2017。若要查看某一年,起止年份相同即可。

地区：下拉选择参与检验的地区。不选默认为全国。

月龄：填写月龄区间。不选默认为全部月龄。

性别：选择性别筛选参与检验的数据。

4.4.2　设置月龄区间

涉及月龄分组的数据分析,生成的数据结果会依据点选的区间展示。

相关表格：各月龄段营养包食用频率。

4.4.3　查询(点击生成检测报告)

点击查询可生成 6 个表：营养包领取服用情况报告、各月龄段营养包食用频率、服用营养包是否有不适反应、服用营养包有什么不适反应、如何对待不适反应、喂食营养包方式。

营养包领取服用情况报告：每个调查项目的有效数据量、有效数据率、均值(标准差)的统计结果。

各月龄段营养包食用频率：对每个袋数区间(9 个)区分月龄区间的人数及占比。

服用营养包是否有不适反应：问卷中,调查该题选择有、没有的人数及占比。

服用营养包有什么不适反应：问卷中,调查该题选择各选项的人数及占比。

如何对待不适反应：问卷中,调查该题选择各选项的人数及占比。

喂食营养包方式：问卷中,调查该题选择各选项的人数及占比。

4.4.4　导出

点击导出,可导出含数据报告的 Excel 表。

4.5　儿童两周患病情况分析

对监测儿童近两周犯病情况,分月龄段进行统计。

4.5.1　选择数据范围

年份：选择年份区间,如 2016—2017。若要查看某一年,起止年份相同即可。

地区：下拉选择参与检验的地区。不选默认为全国。

月龄：填写月龄区间。不选默认为全部月龄。

性别：选择性别筛选参与检验的数据。

4.5.2　设置月龄区间

涉及月龄分组的数据分析,生成的数据结果会依据点选的区间展示。

4.5.3　查询(点击生成检测报告)

生成表格：儿童近两周患病情况分析。

某月龄组,发热两周患病率的人数及占所在月龄组总人数的比例、腹泻两周患病率的人数及占所在月龄组总人数的比例。

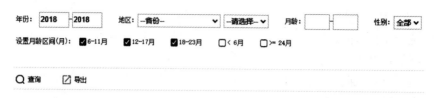

年份：`2018` —`2018`　　地区：`—省份—` ▾ `—请选择—` ▾　　月龄：`　` —`　`　　性别：`全部` ▾

设置月龄区间(月)：☑6-11月　☑12-17月　☑18-23月　☐< 6月　☐>= 24月

🔍 查询　　✏ 导出

儿童近两周患病情况分析

月龄组	发烧两周患病率%（n）	腹泻两周患病率%（n）
6-11月	10.4(1475)	11.1(1578)
12-17月	11.0(1656)	11.0(1654)
18-23月	9.2(1439)	7.4(1160)
合计	10.2(4570)	9.8(4392)

过去两周患过发烧的婴幼儿 4570 名，发热患病率 10.2%；患过腹泻的婴幼儿 4392 名，腹泻患病率 9.8%。

4.5.4　导出

点击导出，可导出含数据报告的 Excel 表。

4.6　儿童生长发育情况分析

4.6.1　选择数据范围

年份：选择年份区间，如 2016—2017。若要查看某一年，起止年份相同即可。

地区：下拉选择参与检验的地区。不选默认为全国。

月龄：填写月龄区间。不选默认为全部月龄。

性别：选择性别筛选参与检验的数据。

4.6.2　设置月龄区间

涉及月龄分组的数据分析，生成的数据结果会依据点选的区间展示。

4.6.3　查询（点击生成检测报告）

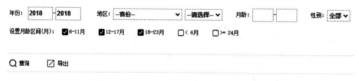

年份：`2018` —`2018`　　地区：`—省份—` ▾ `—请选择—` ▾　　月龄：`　` —`　`　　性别：`全部` ▾

设置月龄区间(月)：☑6-11月　☑12-17月　☑18-23月　☐< 6月　☐>= 24月

🔍 查询　　✏ 导出

婴幼儿身长、体重测定结果

月龄组（月）	有效数据量（n）	体重（kg）	有效数据量（n）	身长（cm）
6-11月	13848	8.68±1.21	13848	71.2±3.7
12-17月	14855	9.85±1.29	14855	77.4±3.8
18-23月	15575	11.03±1.40	15575	83.1±4.0
合计	44278	9.90±1.62	44278	77.5±6.2

监测儿童不同月龄组Z评分

月龄组（月）	WAZ（ $\bar{X}\pm SD$ ）	HAZ（ $\bar{X}\pm SD$ ）	WHZ（ $\bar{X}\pm SD$ ）
6-11月	0.14±1.11	0.25±1.34	0.10±1.19
12-17月	-0.06±1.06	-0.08±1.29	-0.02±1.15
18-23月	-0.15±1.02	-0.30±1.24	-0.02±1.08
合计	-0.03±1.07	-0.05±1.31	0.02±1.14

生成4个表格：婴幼儿身长、体重测定结果，监测儿童不同月龄组 Z 评分，监测儿童各年龄组营养不良患病率 n(%)，各省监测婴幼儿生长发育情况。

婴幼儿身长、体重测定结果：在选定的数据范围内，婴幼儿分月龄组进行统计(有效数据量及均值、标准差)。

监测儿童不同月龄组 Z 评分：分月龄组，计算出 WAZ、LAZ、WHZ 的均值及标准差。

监测儿童各年龄组营养不良患病率 n(%)：分月龄组，统计各营养不良症状的人数及所在月龄组的总人数的占比。

地区监测婴幼儿生长发育情况：分地区，统计各营养不良症状的人数及所在地区的总人数的占比。

不选地区，生成按省份区分的统计结果(各省婴幼儿生长发育情况)。

选择地区后，生成某省份下各县区的统计结果(如安徽省婴幼儿生长发育情况)。

4.6.4　导出

点击导出，可导出含数据报告的 Excel 表。

4.7　儿童贫血情况分析

按月龄组和地区，对婴幼儿的血红蛋白数据进行分析统计。

4.7.1　选择数据范围

年份：选择年份区间，如 2016—2017。若要查看某一年，起止年份相同即可。

地区：下拉选择参与检验的地区。不选默认为全国。

月龄：填写月龄区间。不选默认为全部月龄。

性别：选择性别筛选参与检验的数据。

4.7.2　设置月龄区间

涉及月龄分组的数据分析，生成的数据结果会依据点选的区间展示。

4.7.3　查询(点击生成检测报告)

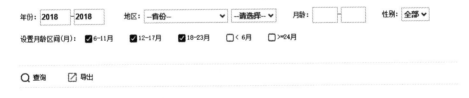

各月龄组监测婴幼儿血红蛋白和贫血情况

月龄组（月）	血红蛋白值（X±SD）	总贫血率%（n）	轻度贫血率%（n）	中度贫血率%（n）	重度贫血率%（n）
6-11月	117±17	28.9(4051)	25.2(3534)	3.5(487)	0.2(32)
12-17月	118±16	25.3(3758)	22.2(3299)	3.1(455)	0.1(9)
18-23月	122±17	17.5(2724)	15.5(2408)	2.0(311)	0.1(9)
合计	119±17	23.7(10533)	20.8(9241)	2.6(1253)	0.1(50)

监测婴幼儿平均血红蛋白浓度及贫血情况见上表，贫血率为 23.7%，其中中度贫血率为 2.6%。

生成2个表格：各月龄组监测婴幼儿血红蛋白和贫血情况、地区监测婴幼儿贫血情况。

各月龄组监测婴幼儿血红蛋白和贫血情况：分月龄组,统计血红蛋白相关数据：血红蛋白值的均值及标准差、贫血人数及占比、轻度贫血人数及占比、中度贫血人数及占比、重度贫血人数及占比。

地区监测婴幼儿贫血情况：分地区,统计血红蛋白相关数据：血红蛋白值的均值及标准差、贫血人数及占比、轻度贫血人数及占比、中度贫血人数及占比、重度贫血人数及占比。

不选地区,生成按省份区分的统计结果(各省监测婴幼儿贫血情况)。

选择地区后,生成某省份下各县区的统计结果(安徽省监测婴幼儿贫血情况)。

4.7.4　导出

点击导出,可导出含数据报告的 Excel 表。

4.8　儿童喂养情况分析

4.8.1　选择数据范围

年份：选择年份区间,如 2016—2017。若要查看某一年,起止年份相同即可。

地区：下拉选择参与检验的地区。不选默认为全国。

月龄：填写月龄区间。不选默认为全部月龄。

性别：选择性别筛选参与检验的数据。

4.8.2　设置月龄区间

涉及月龄分组的数据分析,生成的数据结果会依据点选的区间展示。

4.8.3　查询(点击生成检测报告)

最适合补铁食物

	人数(n)	占比（%）
菠菜	14099	30.8
动物血或红肉	15733	34.3
鸡蛋	9114	19.9
虾皮	586	1.3
鸡、鱼等白肉	1947	4.3
其他	4324	9.4

贫血缺乏元素

	人数(n)	占比（%）
铁	28307	61.8
钙	3441	7.5
维生素D	2380	5.2
其他	289	0.6
不清楚	11363	24.8

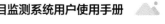

生成 4 个表格：母乳喂养及辅食添加关键指标分析、各月龄组婴幼儿辅食添加达到最小可接受膳食的比例、各月龄组婴幼儿辅食添加种类 / 添加频次合格率、各月龄组各类辅食添加比例。

母乳喂养及辅食添加关键指标分析：对统计指标进行统计，包括有效数据量、人数及占比。

各月龄组婴幼儿辅食添加达到最小可接受膳食的比例：分月龄组，对母乳和非母乳喂养的婴幼儿，达到最小可接受膳食的人数及占比进行统计。

各月龄组婴幼儿辅食添加种类 / 添加频次合格率：分月龄组，统计辅食添加种类合格的人数及占比、母乳喂养添加频次合格的人数及占比、非母乳喂养添加频次合格人数及占比。

各月龄组各类辅食添加比例：分月龄组，统计添加各类辅食的人数及占比。

4.8.4　导出

点击导出，可导出含数据报告的 Excel 表。

4.9　家长喂养知识分析

此模块，是针对家长喂养知识相关问卷内容的统计分析。简单地统计选择情况，人数、占比。

4.9.1　选择数据范围

年份：选择年份区间，如 2016—2017。若要查看某一年，起止年份相同即可。

地区：下拉选择参与检验的地区。不选默认为全国。

月龄：填写月龄区间。不选默认为全部月龄。

性别：选择性别筛选参与检验的数据。

4.9.2　查询（点击生成检测报告）

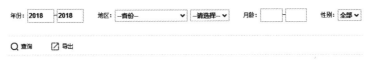

开始添加辅食最适时间

	人数(n)	占比（%）
满3个月	1745	3.8
满4个月	3817	8.3
满5个月	4913	10.7
满6个月	27804	60.8
满7个月	6520	14.3

最适宜首先添加的辅食

	人数(n)	占比（%）
鸡蛋	9257	20.2
肉泥	30378	66.3
果泥	3302	7.2
蔬菜泥	661	1.4
谷类泥糊状食物	611	1.3
其他	1595	3.5

共生成 5 个表：开始添加辅食最适时间、最适宜首先添加的辅食、最适合补铁食物、贫血缺乏元素、母乳喂养持续时间。

每个表格均为对每个问题的答案选择情况进行人数统计（人数、占比）。

4.9.3　导出

点击导出，可导出含数据报告的 Excel 表。

4.10　营养包覆盖率统计分析

此模块是对覆盖率调查表的统计分析结果，分为年表和月表。

4.10.1　选择数据范围

时间：按月份选择起止时间。如 2016 年 6 月—2016 年 9 月

地区：下拉选择参与检验的地区。不选默认为全国。

4.10.2　查询（点击生成检测报告）

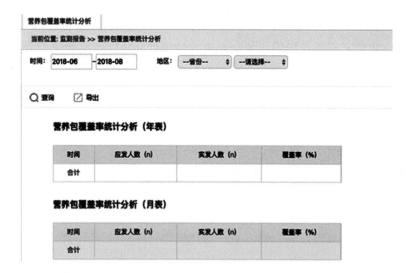

生成 2 个表格：营养包覆盖率统计分析（年表）、营养包覆盖率统计分析（月表）。区别在于每行的时间段的单位。

营养包覆盖率统计分析（年表）：分析指标包括时间（示例：2016 年、2017 年）、应发人数、实发人数、覆盖率。

营养包覆盖率统计分析（月表）：分析指标包括时间（示例：2016 年 3 月、2016 年 4 月）、应发人数、实发人数、覆盖率。

4.10.3　导出

点击导出，可导出含数据报告的 Excel 表。

4.11　报告模板下载

此模块提供报告模板文件（word）下载，包括全国、省级、县级三个模板文件。

点击文件名称，即可下载。

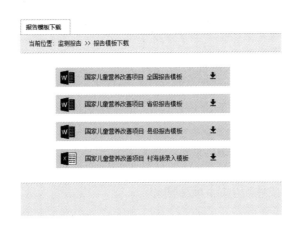

5. 统 计 分 析

此部分为生成统计分析相关结果的功能操作模块,选择相应的条件后会生成对应的结果参数。注意:权限不同可查看不同范围的数据,超级管理员查看所有数据,省份管理员查看本省内的数据,其他角色根据自己所在的地区(精确到省份+区县)查看相应数据。

5.1 卡方检验

比较选定数据范围内的两组人群贫血率、生长迟缓率、低体重率等百分比之间是否有显著性差异。P 值小于 0.05 表明差异显著。

路径:统计分析—卡方检验。

5.1.1 选择参与计算的数据范围

年份:选择年份区间,如 2016—2017。不选择默认为全部年份。

地区:下拉选择参与检验的地区。不选默认为全国。

月龄:填写月龄区间。不选默认为全部月龄。

性别:选择性别筛选参与检验的数据。

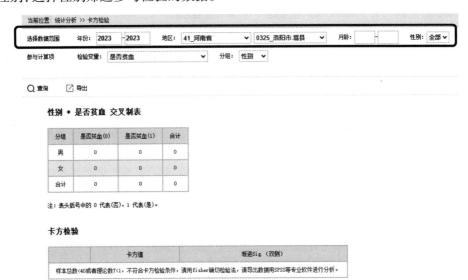

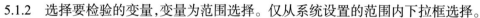

5.1.2　选择要检验的变量,变量为范围选择。仅从系统设置的范围内下拉框选择。

➢ 检验变量

支持选择的变量:是否贫血、是否生长迟缓、是否低体重、是否消瘦、是否有效服用、是否发热、是否腹泻、是否超重、月龄组、是否断奶、是否持续一年母乳喂养、是否持续两年母乳喂养、辅食种类是否合格、辅食添加频次是否合格、是否达到最小可接受膳食比例、性别。

➢ 分组

支持选择的变量:性别、月龄组、省份、年份、县。

5.1.3　查询

点击可查看选择完条件后生成的数据报告。

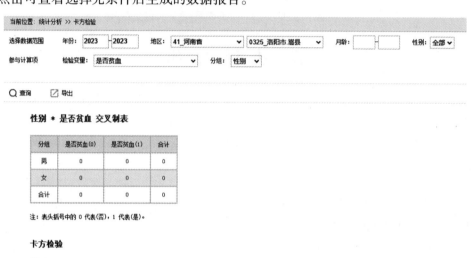

点击查询后,生成两个表:交叉制表、卡方检验结果表格。

交叉制表

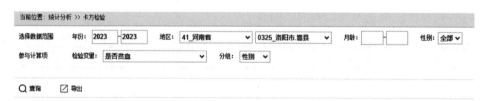

卡方检验

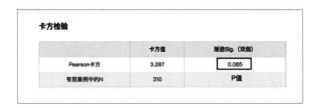

5.1.4　导出

点击导出,可将检验结果导出为 Excel 表格。

5.2　*t* 检验

比较选定数据范围内的两组人群身长、体重、营养包服用时长等连续性变量的数值之间是否具有显著性差异。*P* 值小于 0.05 表明差异显著。

路径:统计分析—卡方检验

5.2.1　选择要进行对比的两组数据

数据分组一和数据分组二的选择条件相同。即从数据预处理表格中,通过条件筛选出分组一和分组二的数据范围。

➤ 筛选条件

年份:选择年份区间,如 2016—2017。不选择默认为全部年份。

地区:下拉选择参与检验的地区。不选默认为全国。

月龄:填写月龄区间。不选默认为全部月龄。

性别:选择性别筛选参与检验的数据。

5.2.2　选择检验变量

支持选择的数据变量:月龄组、身长 / 身长、体重、血红蛋白、服用时长(月)、上周服用袋数、通常一周服用袋数、已领取盒数、LAZ、WAZ、WHZ。

5.2.3　查询(点击生成报告)

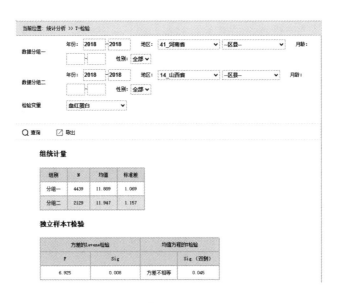

点击查询后,生成两个表:组统计量、独立样本 t 检验。

组统计量:此表是对数据分组选择的结果的基础统计数据,包括数据量(N)、均值、标准差。

组统计量

组别	N	均值	标准差
分组一	310	1.252	0.821
分组二	310	1.252	0.821

独立样本 t 检验: P 值(sig)小于 0.05 表明差异显著。

独立样本T检验

方差的levene检验		均值方程的T检验	
F	Sig		Sig. (双侧)
0	1	方差相等	1

5.2.4　导出

点击导出,可将检验结果导出为 Excel 表格。

5.3　单因素方差分析

比较选定数据范围内的多组人群身长、体重、营养包服用时长等连续性变量的数值之间是否具有显著性差异。结果展示中,"单因素方差分析"表格中 P 值小于 0.05 表明几组数据间有显著差异,"多重比较"表格中可见几组间两两比较结果的差异显著性,同样 P 值小于 0.05 表明差异显著。

路径:统计分析—单因素方差分析。

5.3.1　选择要进行分析数据范围

年份:选择年份区间,如 2016—2017。不选择默认为全部年份。

地区:下拉选择参与检验的地区。不选默认为全国。

月龄:填写月龄区间。不选默认为全部月龄。

性别:选择性别筛选参与检验的数据。

5.3.2　选择要检验的变量,变量为范围选择。仅从系统设置的范围内下拉框选择。

➤ 检验变量

支持选择的变量:月龄组、身长/身长、体重、血红蛋白、服用时长(月)、上周服用袋数、通常一周服用袋数、已领取盒数、LAZ、WAZ、WHZ。

➤ 分组

支持选择的变量:性别、月龄组、省份、年份、县。

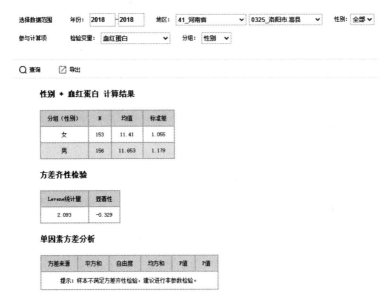

5.3.3 查询(点击生成报告)

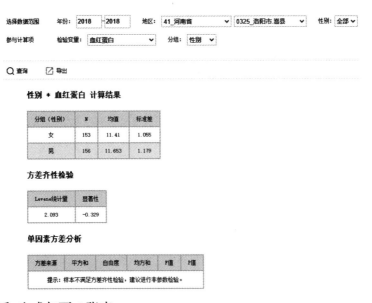

点击查询后,生成如下4张表。

性别*血红蛋白计算结果:基于分组的检验变量的统计结果,包括数据量(N)、均值、标准差。

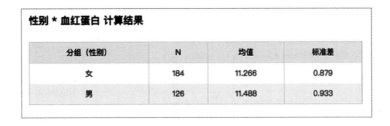

性别 * 血红蛋白 计算结果			
分组（性别）	N	均值	标准差
女	184	11.266	0.879
男	126	11.488	0.933

方差齐性检验：*P* 值小于 0.05 表明差异显著。

方差齐性检验	
Levene统计量	显著性
0.19	0.663

单因素方差分析：*P* 值小于 0.05 表明几组数据间有显著差异。

单因素方差分析				
方差来源	平方和	自由度	均方和	F值	P值
因素	3.679	1	3.679	4.527	0.033
误差	250.303	308	0.813		
总和	253.982	309			

多重比较：表格中可见几组间两两比较结果的差异显著性，同样 *P* 值小于 0.05 表明差异显著。

多重比较			
组名（I * J）	均值差（I-J）	标准误	显著性
提示：样本不满足单因素方差分析，故无法参与计算。			

5.3.4 导出

点击导出，可将检验结果导出为 Excel 表格。

5.4 相关性分析

计算选定数据范围内，该组人群的两个连续变量之间的关联程度。P 值小于 0.05 表明选定的两个变量之间具有显著的相关性。

路径：统计分析—相关性分析。

5.4.1 选择参与计算的数据范围

年份：选择年份区间，如 2016—2017。不选择默认为全部年份。

地区：下拉选择参与检验的地区。不选默认为全国。

月龄：填写月龄区间。不选默认为全部月龄。

性别：选择性别筛选参与检验的数据。

5.4.2 选择变量（两个变量不可选择相同）

变量一、变量二两个选择内容相同。

支持选择的数据变量：月龄组、身长 / 身长、体重、血红蛋白、服用时长（月）、上周服用袋数、通常一周服用袋数、已领取盒数、LAZ、WAZ、WHZ。

5.4.3　查询（点击生成报告）

点击查询后，生成 1 张表：相关性分析结果。

相关性分析结果：得出相关系数和显著性 P 值。P 值小于 0.05 表明选定的两个变量之间具有显著的相关性。

相关性分析结果		
	相关系数 r	显著性 p
月龄　与　体重	-0.177	0.002

5.4.4　导出

点击导出，可将检验结果导出为 Excel 表格。

6. 基础信息管理——省份信息管理

路径：基础信息管理—省份信息管理。此模块用于管理调查的省份信息（编号、名称）。

	省份编码	省份名称	创建时间
☐	13	河北省	2018/8/22 10:42:59
☐	14	山西省	2018/8/22 10:42:59
☐	15	内蒙古自治区	2018/8/22 10:42:59
☐	22	吉林省	2018/8/22 10:42:59
☐	23	黑龙江省	2018/8/22 10:42:59
☐	34	安徽省	2018/8/22 10:42:59
☐	36	江西省	2018/8/22 10:42:59
☐	41	河南省	2018/8/22 10:42:59
☐	42	湖北省	2018/8/22 10:42:59
☐	43	湖南省	2018/8/22 10:42:59

共3页 21 条记录　首页　1　2　3　尾页

注意：权限不同可查看不同范围的数据，超级管理员可查看所有数据，省份管理员可查看本省内的数据，其他角色根据自己所在的地区（精确到省份＋区县）查看相应数据。

6.1　编辑（谨慎操作）

选中要编辑的条目,点击编辑按钮,进入编辑界面。编辑完成点保存。

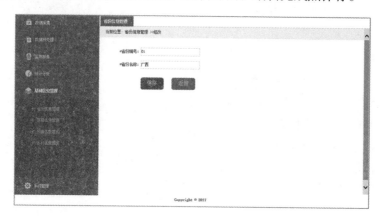

6.2　删除（谨慎操作）

选中一条或者多条记录,然后点击删除按钮,在弹出对话框中点击确定按钮对数据进行删除,点击取消按钮取消删除操作。

6.3　新增

点击新增按钮,进入信息新增界面。填写信息后点击保存完成新增。
编号:填写数字,不能与已有信息重复。

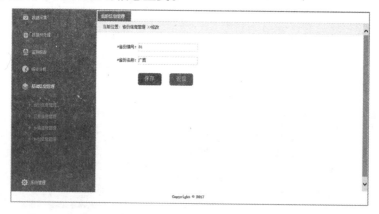

另外,区县信息管理说明、乡镇信息管理说明、村信息管理说明模块操作请参照"6.1 省份信息管理"。

7.　系统管理（此大模块操作须谨慎）

7.1　管理员管理

管理系统中的用户,可以在此添加用户,对选择的用户进行修改、删除、设置有效或无效等。

7.1.1 列表

列出数据库中所有的用户列表。

	用户名	IP地址	姓名	角色	省份
	gjetyy_x542336		西藏嘉拉木	县级管理员	西藏自治区
	AD_JK_2020	124.70.111.176	山西临汾阳县	系统管理员	山西省
	gjetyy_s34		方亮	省级管理员	安徽省
	gjetyy_x341521		王晓娜	县级管理员	安徽省
	gjetyy_x341524		程永浩	县级管理员	安徽省
	gjetyy_x340826		窗松调查员	县级管理员	安徽省
	gjetyy_x341522		鲁荣好	县级管理员	安徽省
	gjetyy_x340824		王欢	县级管理员	安徽省
	gjetyy_x340827		徐思竹	县级管理员	安徽省
	gjetyy_x340828		岳西调查员徐卫琼	县级管理员	安徽省

共25页 246 条记录 首页 1 2 3 4 5 6

7.1.2 查询

输入用户名角色等一个或多个搜索条件,然后点击搜索按钮,对用户进行模糊查询。查询结果以列表形式呈现在下面。

7.1.3 新增

点击新增按钮,进入添加用户页面。输入信息后,点击保存按钮进行添加。

7.1.4 编辑

选中一条列表中的记录,点击修改按钮,进入修改用户页面,点击保存按钮进行修改。

7.1.5 删除

选中一条或者多条记录,然后点击删除按钮,在弹出对话框中点击确定按钮对数据进行删除,点击取消按钮取消删除操作。

7.1.6 有效

选中一个或多个用户,点击有效按钮,可以将处于无效状态的用户改为有效用户。

7.1.7 无效

选中一个或多个用户,点击无效按钮,可以将处于有效状态的用户改为挂起用户。

7.1.8 重置密码

选中一条或者多条列表中的记录,然后点击重置密码按钮,即可重置成功。

7.2 角色管理

管理系统中的角色,可以在此添加用户的角色类型及相应的权限范围。

	角色名称	角色状态	描述	时间
	内部人员	有效	疾控中心	2018/12/25 17:10:32
	省级管理员	有效	管理本省数据	2018/7/26 15:54:41
	县级管理员	有效	县级调查员	2018/7/26 15:54:41
	数据分析师	有效	数据分析、审核	2018/6/27 10:47:58
	系统管理员	有效	管理员	2017/4/21 14:52:26

7.2.1 查询

输入角色名称,然后点击查询按钮,对系统角色进行模糊查询。查询结果以列表形式呈现在下面。

7.2.2 新增

点击添加按钮,进入添加系统角色页面。输入系统角色名称、角色状态、角色描述等信息后,选择业务功能,然后点击保存按钮进行添加。

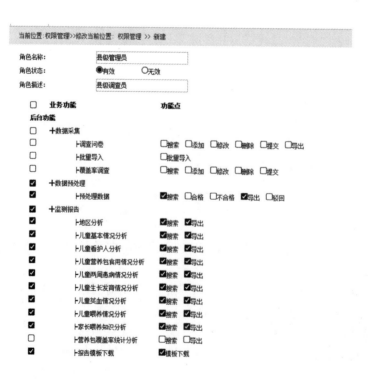

7.2.3　编辑

选中一条列表中的记录,点击修改按钮,进入修改系统角色页面。修改系统角色名称、描述等信息后,点击保存按钮进行修改。

7.2.4　删除

选中一条或者多条列表中的记录,然后点击删除按钮,在弹出对话框中点击确定按钮对数据进行删除,点击取消按钮,取消删除操作。

注意:系统角色是系统中关键的底层数据,请不要轻易删除!

7.3　系统日志

列出数据库中所有的用户操作日志列表。

	用户名	帐号	操作模块	操作内容	操作时间
	突泉调查员	gjetyy_x152224	监测报告	报告模板下载	2024/1/26 20:26:52
	突泉调查员	gjetyy_x152224	检测报告	儿童营养状况评估报告	2024/1/26 20:26:30
	突泉调查员	gjetyy_x152224	监测报告	儿童喂养咨询指标分析	2024/1/26 20:26:15
	突泉调查员	gjetyy_x152224	监测报告	家长喂养知识分析	2024/1/26 20:25:17
	突泉调查员	gjetyy_x152224	监测报告	儿童喂养情况分析	2024/1/26 20:24:56
	突泉调查员	gjetyy_x152224	监测报告	儿童贫血情况分析	2024/1/26 20:24:39
	突泉调查员	gjetyy_x152224	监测报告	儿童生长发育情况分析	2024/1/26 20:23:49
	突泉调查员	gjetyy_x152224	监测报告	儿童两周患病情况分析	2024/1/26 20:23:30
	突泉调查员	gjetyy_x152224	监测报告	儿童营养包食用情况分析	2024/1/26 20:22:41
	突泉调查员	gjetyy_x152224	监测报告	儿童看护人分析	2024/1/26 20:22:16

当前位置:系统管理 >> 系统日志
用户名:　　开始时间:　　结束时间:
查询　删除　清空

首页 1 2 3 4 5 6 7 8 9

共51956页 519554条记录　10 … 尾页

7.3.1　查询

输入用户名称、开始时间、结束时间等一个或多个查询条件,然后点击查询按钮,对系统日志进行检索查询。查询结果以列表形式呈现在下面。

7.3.2　删除

选中一条或者多条列表中的记录,然后点击删除按钮,在弹出对话框中点击确定按钮对数据进行删除,点击取消按钮,取消删除操作。

7.3.3　清空

点击清空按钮,在弹出对话框中点击确定按钮清空日志列表。

7.4　日志分析

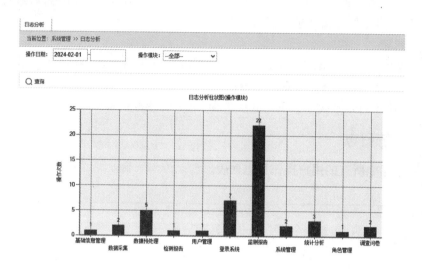

查询

输入操作日期,选择操作模块等条件,然后点击查询按钮,对系统日志进行检索查询后作出柱状图分析。结果以柱状图形式呈现。

7.5　功能管理

列出数据库中所有的系统功能。

	功能级别	功能类型	功能名称	所属父功能	功能路径	功能描述	状态
☐	一级功能	后台模块	系统管理	无		6	有效
☐	一级功能	后台模块	数据采集	无		1	有效
☐	一级功能	后台模块	基础信息管理	无		5	有效
☐	一级功能	后台模块	监测报告	无		3	有效
☐	一级功能	后台模块	数据预处理	无		2	有效
☐	一级功能	后台模块	统计分析	无		4	有效
☐	二级功能	后台模块	用户管理	系统管理	roleinfo/usmlist.aspx	2	有效
☐	二级功能	后台模块	角色管理	系统管理	roleinfo/rolelist.aspx	3	有效
☐	二级功能	后台模块	系统日志	系统管理	roleinfo/loglist.aspx	4	有效
☐	二级功能	后台模块	功能管理	系统管理	roleinfo/funlist.aspx	5	有效

当前位置: 系统管理 >> 功能管理

功能名称:

Q 查询　⊕ 新增　✎ 编辑

首页　1　2　3　4　5　6　7　8　9

共13页 125条记录　10　…　尾页

7.5.1　搜索

输入系统功能名称条件,然后点击搜索按钮,对系统功能进行模糊查询。查询结果以列表形式呈现在下面。

7.5.2　添加

点击添加按钮,进入添加系统功能页面。选择功能类型、功能级别、输入功能名称、功能路径、功能描述等信息后,点击保存按钮进行添加。

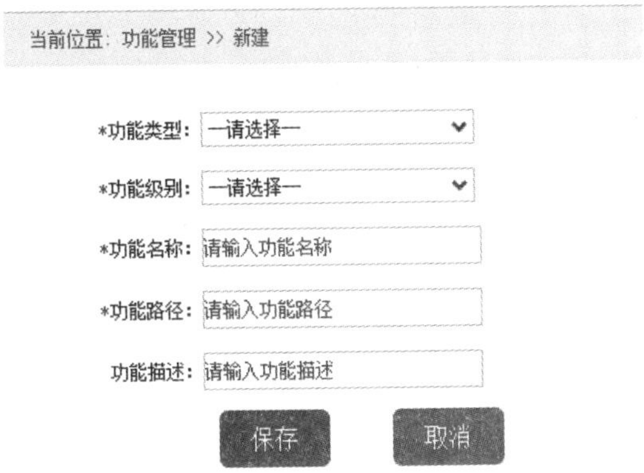

当前位置: 功能管理 >> 新建

*功能类型: 一请选择一

*功能级别: 一请选择一

*功能名称: 请输入功能名称

*功能路径: 请输入功能路径

功能描述: 请输入功能描述

保存　　　取消

7.5.3　编辑

选中一条列表中的记录,点击修改按钮,进入修改页面。修改功能类型、功能级别、功能名称、功能路径、功能描述等信息后,点击保存按钮进行修改。

7.5.4　删除

选中一条或者多条列表中的记录,然后点击删除按钮,在弹出对话框中点击确定按钮对数据进行删除,点击取消按钮,取消删除操作。

注意:系统功能是系统中关键的基础数据,请不要轻易删除!（由于影响甚大,该系统中不能手动删除某条功能数据。）

（本附录由中国疾病预防控制中心营养与健康所孙静研究员、魏艳丽副研究员提供）

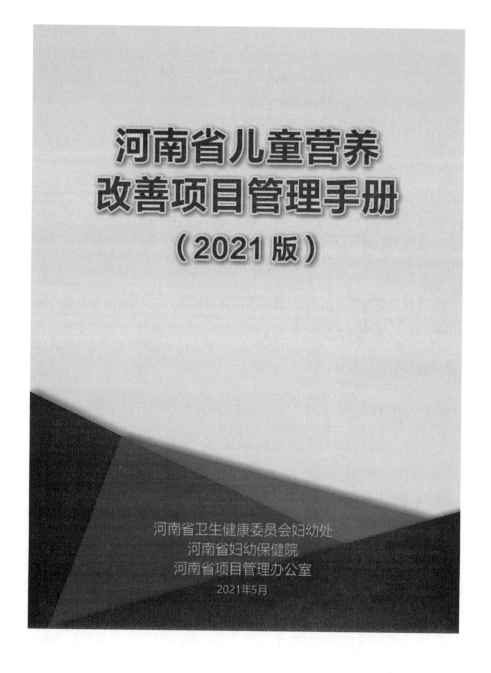

河南省儿童营养
改善项目管理手册
（2021版）

河南省卫生健康委员会妇幼处
河南省妇幼保健院
河南省项目管理办公室
2021年5月

营养包履约验收流程

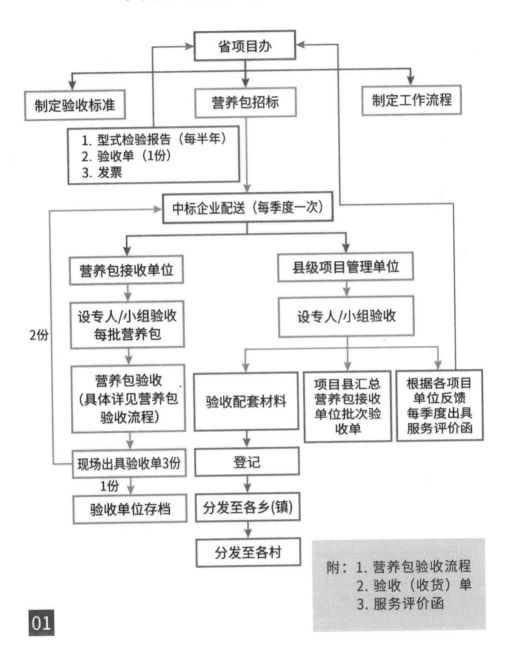

附：1. 营养包验收流程
　　2. 验收（收货）单
　　3. 服务评价函

01

附1

营养包验收流程

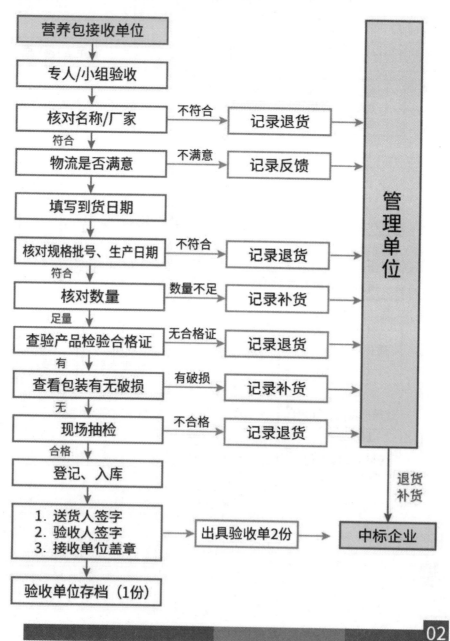

营养包接收单位

↓

专人/小组验收

↓

核对名称/厂家 ——不符合→ 记录退货 →

↓ 符合

物流是否满意 ——不满意→ 记录反馈 →

↓

填写到货日期

↓

核对规格批号、生产日期 ——不符合→ 记录退货 →

↓ 符合

核对数量 ——数量不足→ 记录补货 →

↓ 足量

查验产品检验合格证 ——无合格证→ 记录退货 →

↓ 有

查看包装有无破损 ——有破损→ 记录补货 →

↓ 无

现场抽检 ——不合格→ 记录退货 →

↓ 合格

登记、入库

↓

1. 送货人签字
2. 验收人签字
3. 接收单位盖章
→ 出具验收单2份 → 中标企业

↓

验收单位存档（1份）

管理单位

退货补货 ↓ 中标企业

02

附2

ＸＸ单位　验收（收货）单

产品名称	婴幼儿辅食营养包		
规　　格	纸箱：12g/包X30包/盒		
生产厂家	XXX 公司 地址： 电话： 联系人：　　　　　　日期：		
生产日期及批号	年　　　　月　　　　日 批号：		
产品数量（盒）	发货量：（　）盒		
到货数量（盒）		破损量（盒）	
实收数量	（　）箱（　）盒	到货日期	
本批次检验合格报告	有：□　　　　　无：□		
物流是否送货到达指定地点	是：□	否：□	物流态度	□满意 □一般 □不满意
是否现场抽检	是：□	否：□	抽检结果	□合格 □不合格
签 收 人		电话	
收货单位（盖章）			
送货单位			
送 货 人			
电　话			

注：1.企业发货到项目点时，项目点收货时填此表，本收货单一式三份。

2.其中一份项目点存档，两份由企业带回。

3.请仔细核对收货数量，检查外包装有无破损，如果有破损，务必填写破损数量。

4.表格内容不得空项。

附3

服务评价函

为了进一步了解贵单位对我公司提供产品及服务是否满意，需要我们进一步提高的工作内容，烦请对我们进行客观评价并提出改正意见，您的任何意见和建议都是本公司的宝贵财富，激励我们更加努力地工作，不断改进提高，最终为项目提供更优质的的服务。

项目名称：郑州大学第三附属医院（河南省妇幼保健院）婴幼儿辅食营养包采购项目

项目编号：豫财招标采购-2021-134

营养包项目管理单位：

中标单位：

1 产品质量

项目内容				
供货产品未发生食品安全问题	□满意	□基本满意	□一般	□不满意
在保质期内未发生产品变质事故	□满意	□基本满意	□一般	□不满意
配套物资质量水平与采购要求一致	□满意	□基本满意	□一般	□不满意

经国家（省、市、县）抽检，或其他国家认可的具有资质的第三方检测机构检测，产品质量与采购技术要求一致。

□是 □否 □未抽检 □已抽检，报告未发布

2 服务质量

大项	小项				
进度	按照采购人要求的交货期交货	□满意	□基本满意	□一般	□不满意
	与项目县积极沟通并及时供货	□满意	□基本满意	□一般	□不满意
	根据各项目县实际需求及时调整供货计划	□满意	□基本满意	□一般	□不满意
物流	客服对发货进行跟进并及时通知收货单位	□满意	□基本满意	□一般	□不满意
	产品安全运输到项目县指定地点	□满意	□基本满意	□一般	□不满意

04

售后服务	承担三包责任,履行售后承诺能力的评价	□满意	□基本满意	□一般	□不满意
	售后服务响应时间及解决时间	□满意	□基本满意	□一般	□不满意
	工作人员服务态度及专业水平评价	□满意	□基本满意	□一般	□不满意
	工作积极主动,有效解决问题及突发事件	□满意	□基本满意	□一般	□不满意
	开展调研/回访/宣传活动并积极反馈意见	□满意	□基本满意	□一般	□不满意
	免费400售后服务热线提供技术支持评价	□满意	□基本满意	□一般	□不满意

是否按招标要求履行培训。

□是 (培训效果　□满意　□基本满意　□一般　□不满意)

□否

3 产品效果评价

大项	小项			
目标人群接受程度	目标人群是否愿意主动再次领取营养包	是□		否□
	目标人群营养包服用依从性高	是□		否□

4 结论与建议

结论	意见及建议
严守合同,恪守信誉,产品质量及服务质量优良。	

非常感谢贵单位的信任与支持,我公司将持续为贵单位提供优质产品和优质服务,真诚地希望我们的工作能帮助到贵单位,更好地服务孩子,为祖国的未来做出贡献。

中标供应商:

评价方 (盖章):

评价时间:　　年　　月　　日

营养包接收流程

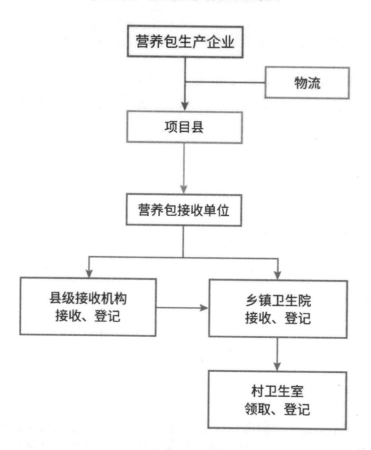

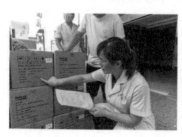
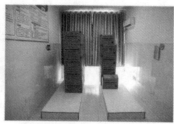
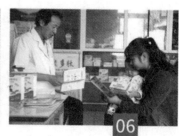

06

营养包储存流程

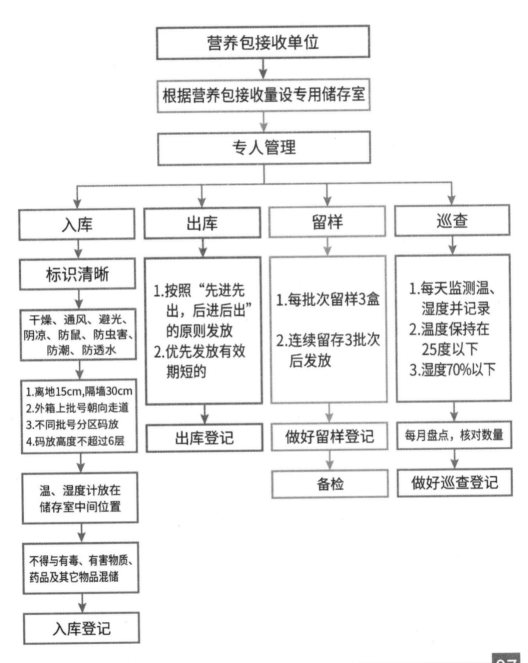

营养包接收单位

↓

根据营养包接收量设专用储存室

↓

专人管理

入库

标识清晰

↓

干燥、通风、避光、阴凉、防鼠、防虫害、防潮、防透水

↓

1.离地15cm,隔墙30cm
2.外箱上批号朝向走道
3.不同批号分区码放
4.码放高度不超过6层

↓

温、湿度计放在储存室中间位置

↓

不得与有毒、有害物质、药品及其它物品混储

↓

入库登记

出库

1.按照"先进先出，后进后出"的原则发放
2.优先发放有效期短的

↓

出库登记

留样

1.每批次留样3盒
2.连续留存3批次后发放

↓

做好留样登记

↓

备检

巡查

1.每天监测温、湿度并记录
2.温度保持在25度以下
3.湿度70%以下

↓

每月盘点，核对数量

↓

做好巡查登记

07

营养包发放流程

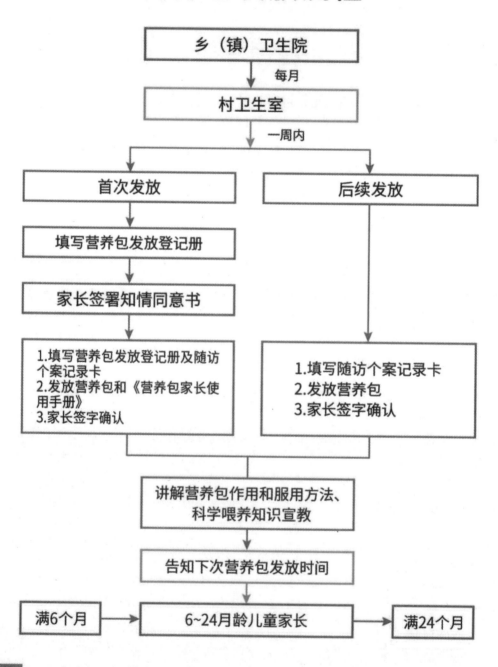

乡（镇）卫生院

↓ 每月

村卫生室

↓ 一周内

首次发放

↓

填写营养包发放登记册

↓

家长签署知情同意书

↓

1.填写营养包发放登记册及随访个案记录卡
2.发放营养包和《营养包家长使用手册》
3.家长签字确认

后续发放

↓

1.填写随访个案记录卡
2.发放营养包
3.家长签字确认

↓

讲解营养包作用和服用方法、科学喂养知识宣教

↓

告知下次营养包发放时间

↓

满6个月 → 6~24月龄儿童家长 → 满24个月

08

营养包随访流程

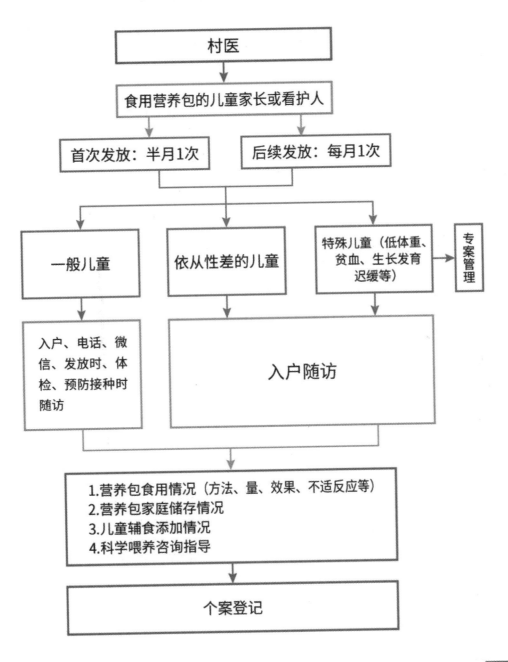

村医

↓

食用营养包的儿童家长或看护人

首次发放：半月1次　　后续发放：每月1次

一般儿童　　依从性差的儿童　　特殊儿童（低体重、贫血、生长发育迟缓等）　→　专案管理

入户、电话、微信、发放时、体检、预防接种时随访

入户随访

1.营养包食用情况（方法、量、效果、不适反应等）
2.营养包家庭储存情况
3.儿童辅食添加情况
4.科学喂养咨询指导

个案登记

09

项目培训流程

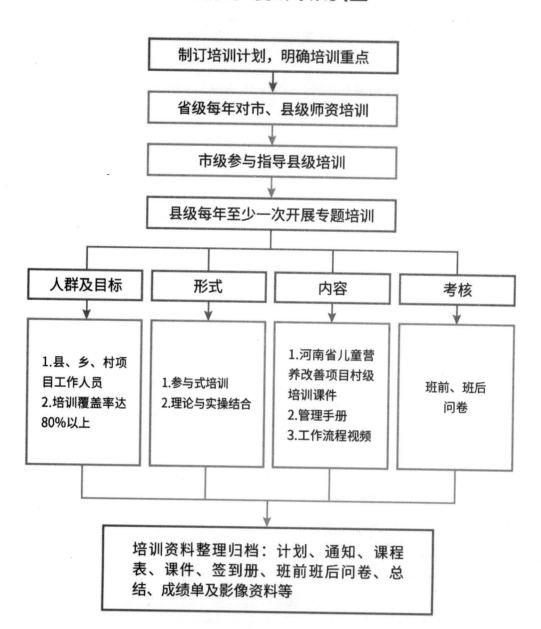

制订培训计划，明确培训重点

省级每年对市、县级师资培训

市级参与指导县级培训

县级每年至少一次开展专题培训

人群及目标	形式	内容	考核
1.县、乡、村项目工作人员 2.培训覆盖率达80%以上	1.参与式培训 2.理论与实操结合	1.河南省儿童营养改善项目村级培训课件 2.管理手册 3.工作流程视频	班前、班后问卷

培训资料整理归档：计划、通知、课程表、课件、签到册、班前班后问卷、总结、成绩单及影像资料等

10

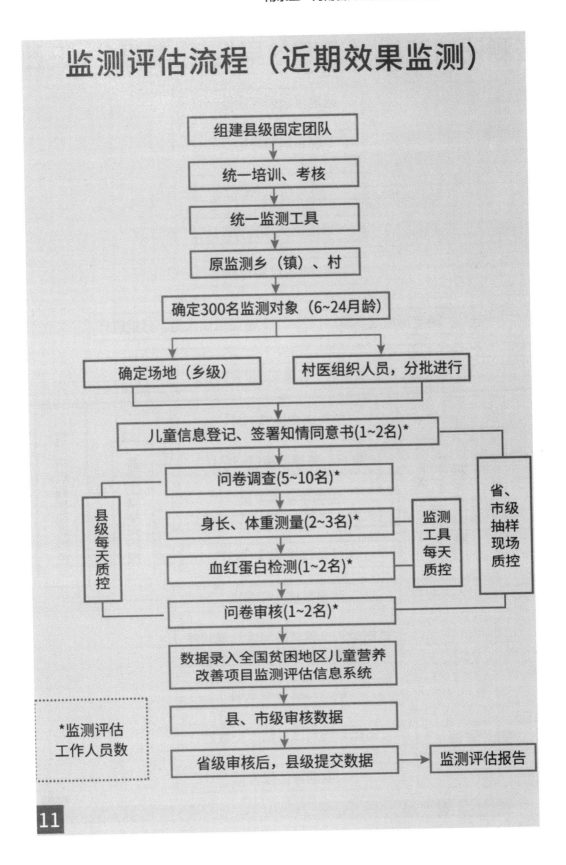

监测评估流程（近期效果监测）

组建县级固定团队

统一培训、考核

统一监测工具

原监测乡（镇）、村

确定300名监测对象（6~24月龄）

确定场地（乡级）　　　村医组织人员，分批进行

儿童信息登记、签署知情同意书(1~2名)*

县级每天质控　　问卷调查(5~10名)*　　监测工具每天质控　　省、市级抽样现场质控

身长、体重测量(2~3名)*

血红蛋白检测(1~2名)*

问卷审核(1~2名)*

数据录入全国贫困地区儿童营养改善项目监测评估信息系统

县、市级审核数据

省级审核后，县级提交数据　　→　　监测评估报告

*监测评估工作人员数

11

监测评估流程（远期效果监测:嵩县、汝阳县）

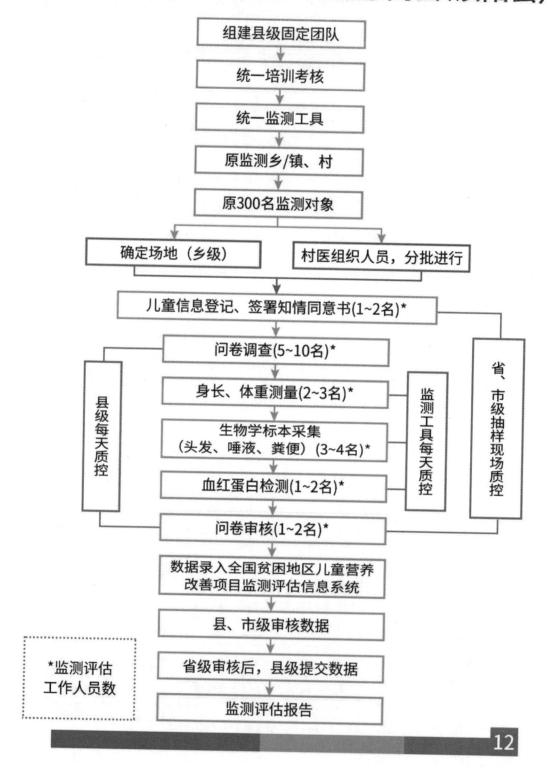

组建县级固定团队

统一培训考核

统一监测工具

原监测乡/镇、村

原300名监测对象

确定场地（乡级）

村医组织人员，分批进行

儿童信息登记、签署知情同意书(1~2名)*

问卷调查(5~10名)*

身长、体重测量(2~3名)*

生物学标本采集
（头发、唾液、粪便）(3~4名)*

血红蛋白检测(1~2名)*

县级每天质控

监测工具每天质控

省、市级抽样现场质控

问卷审核(1~2名)*

数据录入全国贫困地区儿童营养
改善项目监测评估信息系统

县、市级审核数据

省级审核后，县级提交数据

监测评估报告

*监测评估
工作人员数

信息上报流程

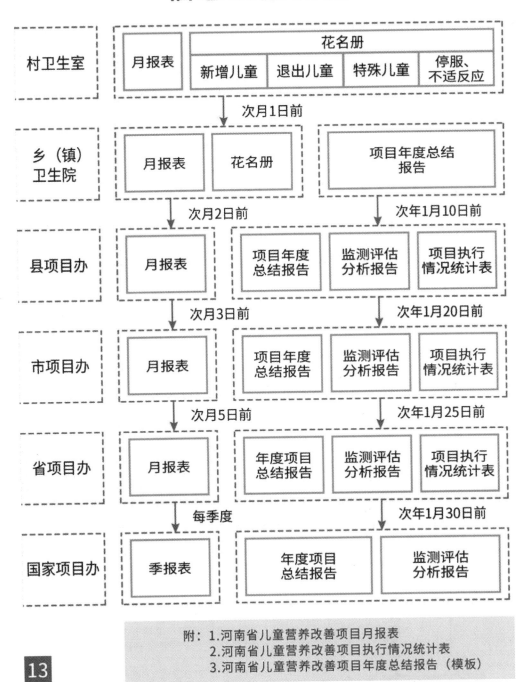

村卫生室

月报表	花名册			
	新增儿童	退出儿童	特殊儿童	停服、不适反应

次月1日前

乡（镇）卫生院

月报表	花名册	项目年度总结报告

次月2日前　　次年1月10日前

县项目办

月报表	项目年度总结报告	监测评估分析报告	项目执行情况统计表

次月3日前　　次年1月20日前

市项目办

月报表	项目年度总结报告	监测评估分析报告	项目执行情况统计表

次月5日前　　次年1月25日前

省项目办

月报表	年度项目总结报告	监测评估分析报告	项目执行情况统计表

每季度　　次年1月30日前

国家项目办

季报表	年度项目总结报告	监测评估分析报告

附：1.河南省儿童营养改善项目月报表
　　2.河南省儿童营养改善项目执行情况统计表
　　3.河南省儿童营养改善项目年度总结报告（模板）

13

河南省儿童营养改善项目月报表

市/县 _____　　填表人：_____　　联系电话：_____

附1

项目单位	月份	营养包发放情况				儿童领取服用情况			本月发放变动		有效服用情况	
		上月库存数量/盒	收到数量/盒	发放数量/盒	本月库存数量/盒	应领取人数	实际领取人数	实际服用人数	满6月龄新增服用人数	满24月龄退出服用人数	有效服用人数	调查人数

填表说明：

1. 报表为月报表，每月5日之前县级汇总后以省辖市为单位上报。
2. 本月库存数量：为上月库存数量+本月收到数量一本月发放数量。
3. 营养包收到数量：本月收到营养包盒数（1盒=12g/袋×30袋），没有收到0。
4. 营养包发放数量：本月实际发放营养包盒数（1盒=12g/袋×30袋）。
5. 应领取人数：项目单位（乡、村）本月实际居住的适龄儿童（营养包发放对象）数。
6. 实际领取人数：本月实际领取营养包的儿童数。
7. 实际食用人数：本月实际在服用营养包的儿童数。
8. 有效服用人数：指调查前一周儿童服用营养包≥4包的儿童数。

河南省儿童营养改善项目
执行情况统计表

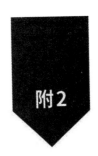

_____ 省辖市/直管县卫生健康委员会（省妇幼保健院）

内容			项目县1	项目县2	合计
当年活产数					
发放情况		应发放人数			
		实际发放人数			
		有效服用人数			
		接受过咨询指导人数			
印发健康教育材料情况		印发宣传材料数量(册/张)			
		社会宣传活动次数			
		通过电视、广播、报刊、微信等媒体手段宣传的次数			
培训情况	县级	期 数			
		应培训人数			
		实际培训人数			
质控情况	市级对县级	次 数			
		应质控县（区）数			
		实际质控县（区）数			
		覆盖面%			
	县级对乡（镇）级	次 数			
		应质控乡（镇）数			
		实际质控乡（镇）数			
		覆盖面/%			
	乡（镇）级对村级	次 数			
		应质控村数			
		实际质控村数			
		覆盖面%			

填报说明：1.该表由各省辖市（省直管县）汇总上报，省妇幼保健院负责填报省级培训情况。
2.统计时限：填报内容统计时限为当年1月1日至当年12月31日项目执行情况。

15

附3

河南省儿童营养改善项目
年度总结报告（模板）

一、项目完成情况

包括实际完成项目任务数、发放营养包数量、儿童服用人数、有效服用情况、服用依从性、受益儿童数等。

二、项目执行情况

包括发布的相关政策、措施，组织管理、资金使用及配套情况、人员培训、监测评估、社会动员和健康教育活动、信息管理等。

三、项目实施效果和取得的成绩

包括取得社会效益、群众接受程度、项目地区儿童营养改善情况、监测评估结果分析、为政府部门决策提供依据情况等。

四、项目特色与亮点

包括经验做法、项目工作突出事迹、儿童服用营养包典型案例、宣传资料、报纸和网络报道、影像资料等（电子版打包一并上报）。

五、存在问题及下一步工作措施
......

16

档案管理流程

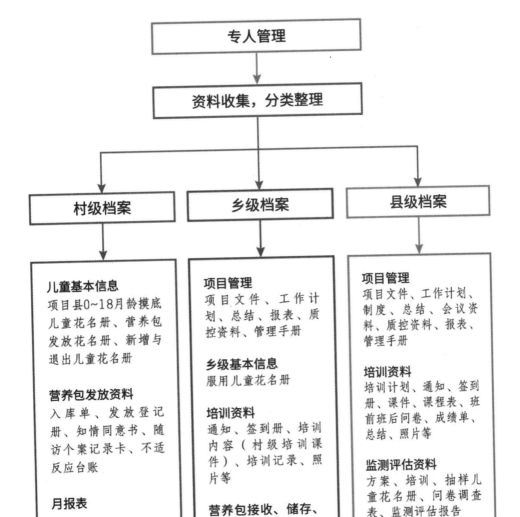

```
                    专人管理
                       │
                       ▼
              资料收集，分类整理
                       │
        ┌──────────────┼──────────────┐
        ▼              ▼              ▼
    村级档案        乡级档案        县级档案
```

村级档案

儿童基本信息
项目县0~18月龄摸底儿童花名册、营养包发放花名册、新增与退出儿童花名册

营养包发放资料
入库单、发放登记册、知情同意书、随访个案记录卡、不适反应台账

月报表

宣教资料
宣传画、村级手册、影像等宣传资料、管理手册

乡级档案

项目管理
项目文件、工作计划、总结、报表、质控资料、管理手册

乡级基本信息
服用儿童花名册

培训资料
通知、签到册、培训内容（村级培训课件）、培训记录、照片等

营养包接收、储存、分发资料
验收单、检验报告单、入库单、储存室温湿度记录、留样记录、出库单

县级档案

项目管理
项目文件、工作计划、制度、总结、会议资料、质控资料、报表、管理手册

培训资料
培训计划、通知、签到册、课件、课程表、班前班后问卷、成绩单、总结、照片等

监测评估资料
方案、培训、抽样儿童花名册、问卷调查表、监测评估报告

营养包接收单位
批次检验报告、验收单、项目评价函、出入库台账

17

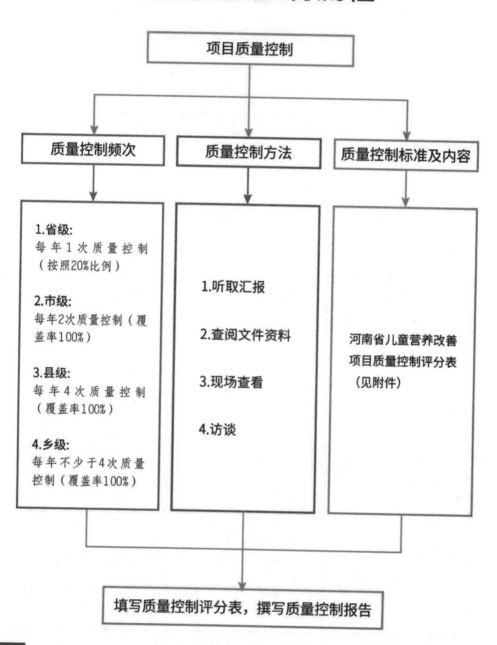

项目质量控制流程

项目质量控制

质量控制频次　　质量控制方法　　质量控制标准及内容

1.省级:
每年1次质量控制（按照20%比例）

2.市级:
每年2次质量控制（覆盖率100%）

3.县级:
每年4次质量控制（覆盖率100%）

4.乡级:
每年不少于4次质量控制（覆盖率100%）

1.听取汇报

2.查阅文件资料

3.现场查看

4.访谈

河南省儿童营养改善项目质量控制评分表（见附件）

填写质量控制评分表，撰写质量控制报告

河南省儿童营养改善项目质量控制评分表
县级项目管理（40分）

内容	分值	工作内容	扣分原因	得分
完成情况	2	相关数据统计齐全（月报表）（2分）		
管理制度	8	结合省级项目实施方案和实际，制订本地区项目方案，管理要求清楚（4分）		
		建立项目领导管理小组和专家技术指导县组（2分）		
		工作经费落实情况明晰（2分）		
管理要求	15	业务管理人员对管理要求基本了解（5分）		
		每年组织培训，覆盖所有项目乡、村，资料齐全（5分）		
		每季度质量控制，覆盖所有项目乡镇，资料齐全（5分）		
营养包接收发放	5	营养包接收记录齐全，并存有检验报告、评价函（1分）		
		每次接收营养包时留样，并有记录（1分）		

内容	分值	工作内容	扣分原因	得分
营养包储存	5	营养包发放记录齐全（1分）		
		接收发放台账与库存一致（2分）		
		单独存放，专人、上锁管理（1分）		
		存储条件（温度、湿度、光照、离墙、隔地，有防鼠防虫害措施）符合项目要求，营养包外包装（大纸箱）无受潮、破损（2分）		
		营养包按批次存放（先到的放外侧）（1分）		
		有温度湿度计和储存条件记录（1分）		
健康教育	3	组织大型社会宣传活动，并留有资料（1分）		
		通过多种形式（墙体标语、横幅、折页、电视台、电台、报纸、网页、微信）宣传项目，并留有资料（2分）		
档案管理	2	各年份档案摆放整齐，档案盒内目录清楚，按日期或活动内容归档（1分）		
		有不违反应台账（1分）		

专家签字：　　　　　　　　　　　　　日期：

河南省儿童营养改善项目质控评分表

乡级项目管理（35分）

县____ 乡____

内容	分值	工作内容	扣分原因	得分
项目管理	5	方案、制度、计划与总结（3分）		
		服用儿童花名册及月报表（2分）		
营养包接收发放	10	营养包接收、发放记录齐全，并存有检验报告（3分）		
		每次接收营养包时留样，并有记录（2分）		
		接收和发放台账与库存一致（5分）		
营养包储存	8	单独存放，专人、上锁管理（2分）		
		存储条件（温度、湿度、光照、离墙、离地、有防鼠防虫等措施）符合项目要求（4分）		
		营养包接批次存放（先到的放外侧）（1分）		
		有温度湿度计和储存条件记录（1分）		
培训质控	10	定期开展村级培训，资料齐全（通知、签到册、培训内容、总结、照片等）（5分）		
		定期开展村级质控，覆盖所有项目村，资料齐全（5分）		
健康教育	2	通过多种形式（墙体标语、横幅、折页、广播、微信）宣传项目，并留有资料（2分）		

专家签字：

日期：

河南省儿童营养改善项目质控评分表

县____乡____村____

村级项目管理（25分）

内容	分值	工作内容	扣分原因	得分
儿童基本信息	5	0~18月龄摸底儿童花名册（1分）、营养包发放花名册（1分）、新增以及退出花名册（2分）、月报表（1分）		
营养包储存	5	密封储藏、干燥阴凉、单独存放（2分）		
营养包发放	10	领取与发放台账与库存一致（3分） 发放登记表（3分）、知情同意书（3分）、个案随访卡（3分）、不逐反应台账（1分）		
健康教育	5	通过多种形式（墙体标语、横幅、折页、广播、微信、黑板报等）宣传项目，并留有资料（2分） 张贴项目海报（三联贴）（1分） 使用村医手册学习（2分）		

专家签字：　　　　　　　　　　日期：

22

咨询指导及健康宣教制度

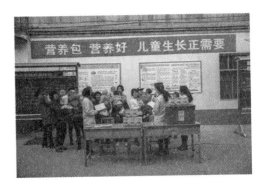
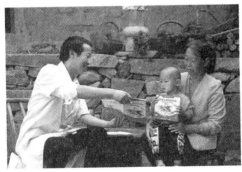

一、健康宣教

（一）形式

1. 集中宣教：开展集中健康宣教活动，包括知识讲座、宣传活动等。

2. 面对面宣教：利用儿童建档体检、家庭访视、营养包发放、随访、预防接种等时机进行面对面的宣教。

3. 制作宣传材料：张贴三联贴、书写黑板报、制作版面专栏、横幅标语、电子屏幕播出、发放宣传资料等。

4. 媒体宣教：利用微信、网络、广播、电视、报纸等媒体进行宣传。

（二）内容

1. 儿童营养改善项目政策。

2. 营养包的好处、营养包的成分及作用，营养包的正确食用方法、不适反应的鉴别及处理方法等。

3. 科学喂养知识。

23

二、咨询指导

（一）形式

1.集中咨询指导：营养包每月集中发放时开展集中咨询指导活动。

2.一对一咨询指导：对于依从性差和特殊性儿童，村医利用入户随访时或家长领取营养包时开展面对面的咨询指导。

3.电话咨询指导：通过电话向家长咨询指导在喂养中出现的问题和解决方法。

4.线上咨询指导：通过互联网、微信等开展。

（二）内容

1.营养包服用方法及注意事项。

2.家庭储存营养包的正确方法。

3.看护人科学喂养知识咨询指导。

4.常见问题咨询指导。

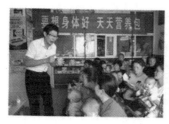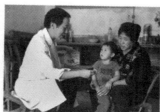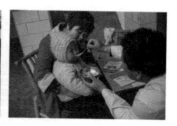

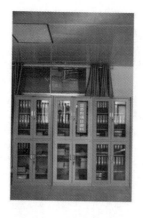

三、资料整理归档

1.健康宣教活动结束后，及时将活动方案、现场照片、参加人数、总结、影像等资料归档留存。

2.针对群众咨询的问题进行整理、分析，对于共性问题可进行集中的强化培训，并将相关记录及时归档。

24

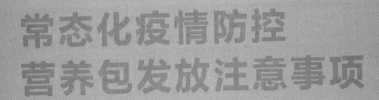

常态化疫情防控
营养包发放注意事项

一、做好常态化疫情防控

根据当地疫情防控要求，做好常态化疫情防控。

二、营养包发放注意事项

1.预约发放，避免人群聚集增加交叉感染的风险。

2.发放时保持1米以上安全间距，做好个人防护。

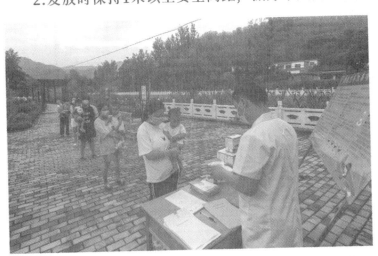

25

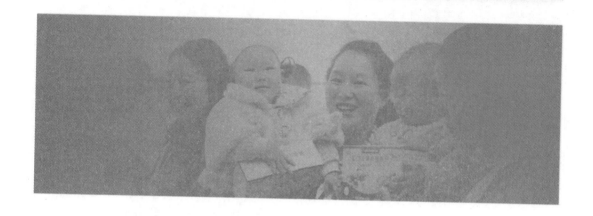

三、指导家长做好疫情防护

1. 利用儿童家长领取营养包时机，做好疫情防护指导。
2. 强调喂养、护理儿童时注意家长和儿童手卫生。
3. 督促家长做好儿童外出防护。
4. 发现儿童出现发热、咳嗽等症状，及时就医。

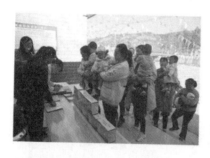 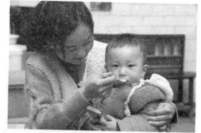

四、加强线上宣教

利用网络、微信、电话等线上方式，开展科学喂养、营养包服用情况咨询指导和随访。

26

核心知识

营养包

1.营养包是国家免费发放的辅食营养补充品，富含铁、锌、钙、维生素A、维生素D等多种营养物质，能补充婴幼儿辅食添加不当造成的营养不足。

2.食用营养包可以改善贫血、提高免疫力、促进体格生长和智力发育。

3.6~24月龄婴幼儿，每天吃1袋营养包，每周最少吃4袋。吃营养包的宝宝应照常吃母乳、照常添加辅食。

4.营养包可以用温开水直接搅拌成泥糊状食用，黏稠度以能够停留在勺中为最佳；也可以加到稀饭、面条等辅食中食用。

5.给孩子喂营养包和辅食时要保证手、食物及餐具清洁卫生。营养包在家里保存时，要注意防潮防虫防鼠咬。

科学喂养

1.母乳是婴儿最理想的天然食物，0~6个月婴儿提倡纯母乳喂养。

2.婴儿6个月起应添加辅食，在添加辅食基础上可继续母乳喂养至2岁及以上。

3.6个月至2岁期间逐步增加辅食添加的频次、种类，确保婴幼儿良好生长发育。

27

4.开始添加辅食应从富含铁的泥糊状食物开始，由少量到多量、由一种到多种，逐步增加食物种类。

5.含铁丰富的食物来源主要有瘦猪肉、牛肉、动物肝脏、动物血、蛋黄等。

6.制作辅食的食物包括谷薯类、豆类和坚果类、动物性食物（鱼、禽、肉及内脏）、蛋、含黄绿色蔬果、其他蔬果、奶类及奶制品等7类。每天应当不少于4类，其中至少要包括动物性食物、蔬菜和谷薯类食物。

7.婴儿6个月之后添加泥糊状食物，9个月过渡到带小颗粒的稠粥、烂面、肉末、碎菜等，10~12个月可尝试块状食物。1岁以后吃软烂饭，2岁左右接近家庭日常饮食。

8.家庭在给孩子制作食物时，应选择新鲜、营养丰富的天然食材，1岁以内婴儿辅食应当保持食物原味，不加盐、糖和调味品。1岁以后要少盐少糖。

9.喂养过程中父母要注意婴幼儿发出饥饿和饱足信号，并给予及时、恰当的回应，让婴幼儿逐步学会独立进食。

10.1岁以内婴儿应当在3、6、8和12个月时，1~3岁幼儿在18、24、30和36个月时，到乡镇卫生院、社区卫生服务中心（站）或妇幼保健院接受儿童健康检查，了解生长发育和营养状况，在医生指导下及时调整喂养行为。

28

附录四
河南省儿童营养改善项目现场质量控制工具

（一）现场质量控制评分表

详细内容见《河南省儿童营养改善项目管理手册（2021版）》中"项目质量控制流程"。

（二）县级访谈提纲

市：_____ 县：_____ 姓名：_____ 年龄：_____ 岗位：_____

1. 本县项目任务数？适龄婴幼儿总数？目前发放营养包儿童数、占适龄婴幼儿的百分比？流动人口及外出务工情况？
2. 本县制定的项目相关政策、制度？制定的时间？主要内容？
3. 本县是否为项目配套了资金？金额？如何分配？
4. 县项目办人数？是否有专职负责本项目的人员？项目负责人的职称职务？专业背景？工作年限？工作职责？
5. 本县的营养包供货企业？配送方式？配送频次？如果营养包配送到县，分发到乡的方式？频次？
6. 本县是否举办过项目培训？举办次数？培训对象？培训内容？是否有评估？如何评估？
7. 社会宣传活动的开展方式？内容？
8. 项目执行中的经验、体会？

（三）乡级访谈提纲

县：_____ 乡（镇）：_____ 姓名：_____ 年龄：_____ 岗位：_____

1. 本乡自然村的数量？本项目适龄儿童数？目前已覆盖儿童数？
2. 营养包从乡分发到村的方式？分发的频次？是否有接收发放记录？
3. 卫生与妇女联合会部门项目工作的分工方式？合作开展的活动？配合情况？
4. 健康教育的方式？内容？效果？
5. 是否对村级进行质量控制检查？质量控制频次？覆盖面？
6. 是否接受上级组织的质量控制检查？组织单位？质量控制频次？
7. 项目执行中的经验、不足、感想？

（四）村医访谈提纲

市：_____ 县：_____ 乡（镇）：_____ 村：_____

1. 任村医的年限？专业背景？学历？职称？主要的工作范围？主要的收入来源？在

本项目中主要承担的工作内容?

　　2. 村里 6~23 月龄儿童数? 目前已发放儿童数? 本月发放儿童数?

　　3. 本村营养包的发放方式? 通知家长的方式?

　　4. 家长领取营养包的积极性? 原因?

　　5. 孩子食用营养包的方法? 是否愿意吃? 未能有效服用的比例? 原因?

　　6. 孩子食用营养包后是否出现异常情况? 是什么异常情况? 处理方式? 后续?

　　7. 随访营养包食用情况的方式? 频次?

　　8. 孩子食用营养包后的变化?

　　9. 给家长发放家长手册的情况? 家长是否能看懂?

　　10. 健康教育的方法? 效果?

　　11. 营养包项目工作是否有专门的补贴? 金额? 补贴方式?

　　12. 是否接受过项目的培训? 组织单位? 内容?

　　13. 是否知道孩子吃营养包的年龄? 孩子吃营养包的原因? 是否给家长讲过这些知识?

　　14. 营养包的吃法有哪些? 是否给家长讲过?

　　15. 是否提供健康体检服务? 是否提供儿童营养喂养指导?

　　16. 本项目是否有意义? 项目是否增加工作量? 项目中最大的困难? 解决方法? 项目执行中的经验、不足、感想?

(五) 入户访谈表

市:_____ 县:_____ 乡(镇):_____ 村:_____

儿童姓名:_____　　月龄:_____

看护人:□父;□母;□(外)祖父母;□亲戚;□其他

	调查内容	记录
1	领取营养包的时间、地点和方式? 每次领了多少? 多久领一次? 是否能按时领到营养包? 家里营养包数量?	时间:　　　　地点:　　　　方式: 每次领取:　　　大盒;频次:　　天领一次 按时领到:□是 □否 (　)包 (　)盒
2	您知道为什么要给孩子吃营养包吗?	□不知道 □知道,原因: □预防贫血;□预防营养不良;□其他:
3	您是怎么给孩子吃营养包的?	方法:□加入温水中;□加入饭中 次数:□一次吃完;□分2次吃;□分3次吃 餐具:□饭碗;□奶瓶
4	孩子喜欢吃吗? 若孩子不喜欢吃,不喜欢的原因是什么? 您是否想办法坚持喂?	□喜欢;□不喜欢,原因: □否;□是,办法:
5	孩子上周食用营养包天数和数量	食用天数:　　天;数量:　　包

续表

	调查内容	记录
6	您是否能坚持每天给孩子吃?	□能 □不能,原因是: □孩子不爱吃;□孩子生病;□看护人忘记; □看护人认为无用;□其他:
7	吃营养包后孩子身体是否有变化?	□没有 □有,变化是 □生病少;□饭量增加;□睡觉好;□其他:
8	吃营养包后孩子是否出现异常情况?	□否 □是,□腹泻;□呕吐;□皮疹;其他: 处理方法:
9	是否接受过随访、咨询指导? 谁提供咨询指导?内容?	□否 □是,提供者:　　　　　指导内容:
10	家中有无营养包使用手册?是否完好?是否看过?能否看懂?	□无　□完好□破损 □没看;□看过,□看不懂;□能看懂
11	核对营养包领取数、食用天数和剩余数	食用天数:　　天;剩余　　小袋
12	您认为孩子吃哪些食物可以预防贫血?	□不知道 □谷类;□动物血;□鸡蛋黄;□瘦肉类;□其他:
13	您是否看过介绍营养包作用和吃法的动画片?	□否 □是,观看地点:

附录五
河南省儿童营养改善项目宣传材料

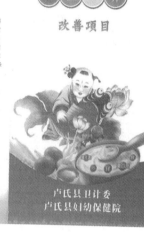

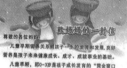

（河南省卢氏县妇幼保健院提供）

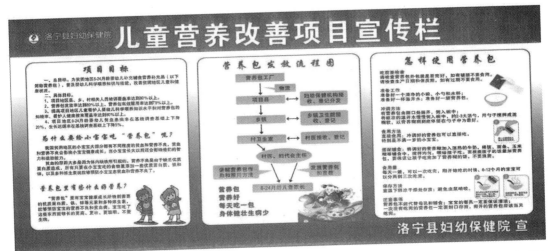

（河南省洛宁县妇幼保健院提供）

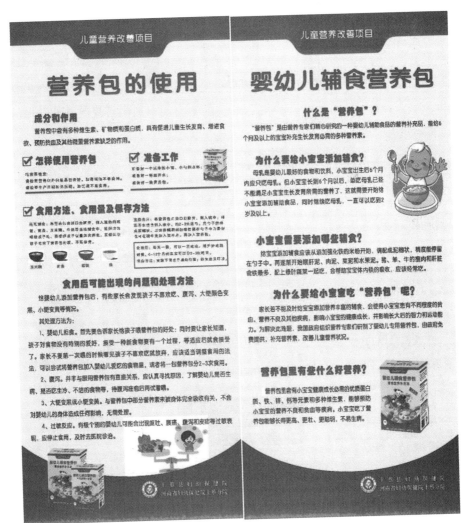

（河南省上蔡县妇幼保健院）

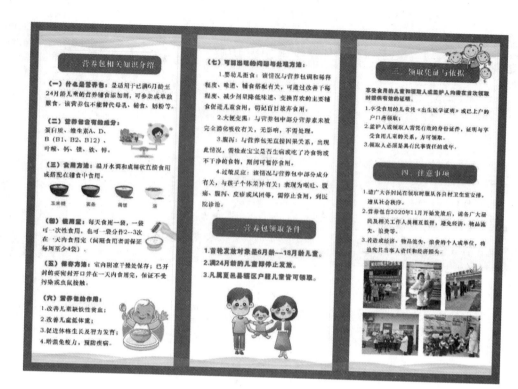

（河南省夏邑县妇幼保健院提供）

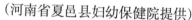
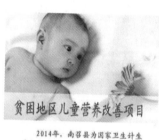
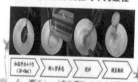

（河南省南召县妇幼保健院提供）

（本附录由河南省妇幼保健院王帅兵医师搜集整理）

参 考 文 献

［1］ 陈春明. 中国营养状况十年跟踪 (1990—2000)[M]. 北京: 人民卫生出版社, 2004.

［2］ 富振英, 何武, 陈春明. 婴幼儿生长发育与辅食添加的关系 [J]. 卫生研究, 2000, 29 (5): 279-282.

［3］ 兰晓霞, 颜虹. 46 个农村贫困县婴幼儿辅食添加现状 [J]. 中国公共卫生, 2003 (8): 26-29.

［4］ 王晓莉, 康楚云, 王燕. 105 个项目县 2 岁以下儿童母乳喂养及辅食添加现状分析 [J]. 中国儿童保健杂志, 2000, 8 (3): 144-146.

［5］ LISTED N A. Recommendations to prevent and control iron deficiency in the United States. Centers for Disease Control and Prevention [J]. MMWR Recommendations and Reports, 1998, 47 (RR-3): 1-29.

［6］ DE ONIS M, HABICHT J P. Anthropometric reference data for international use: recommendations from a World Health Organization Expert Committee.[J]. American Journal of Clinical Nutrition, 1996 (4): 650-658.

［7］ COHEN J. Statistical power analysis for the behavioral sciences [M]. 2th ed. New York: Lawrence Erlbaum Associates, 1988.

［8］ 张家健, 高振敏, 薛红, 等. 0~4 岁小儿发育诊断量表的研究 [J]. 中华儿童保健杂志, 1997, 3: 144-147.

［9］ 高振敏. 1~6 岁儿童智能测评与促进方案 [M]. 上海: 第二军医大学出版社, 2001.

［10］ 郑日昌. 心理测量学 [M]. 北京: 人民教育出版社, 1999.

［11］ WANG Y Y, CHEN C M, WANG F Z, et al. Effects of nutrient fortified complementary food supplements on anemia of infants and young children in poor rural of Gansu [J]. Biomedical and Environmental Sciences, 2009, 22 (3): 194-200.

［12］ 王玉英, 陈春明, 王福珍, 等. 营养强化辅助食品补充物对甘肃贫困农村婴幼儿体格生长的影响 [J]. 卫生研究, 2007, 36 (1): 78-81.

［13］ CHEN C M, WANG Y Y, CHANG S Y. Effect of in-home fortification of complementary feeding on intellectual development of Chinese children [J]. Biomedical and Environmental Sciences, 2010, 23 (2): 83-91.

［14］ 于冬梅, 王玉英, 王福珍. 辅食强化补充对贫困农村婴幼儿呼吸道感染和腹泻的影响 [J]. 卫生研究, 2007, 36 (3): 355-357.

［15］ 王玉英. 辅食补充对甘肃贫困农村婴幼儿生长发育的影响及其经济分析 [D]. 北京: 中国疾病预防控制中心, 2004.

［16］ RIVERA J A, GONZÁLEZ-COSSÍO T, FLORES M, et al. Multiple micronutrient supplementation increases the growth of Mexican infants [J]. The American Journal of Clinical Nutrition, 2001, 74 (5): 657-663.

［17］ LOZOFF B. Iron deficiency and child development [J]. Food and Nutrition Bulletin, 2007, 28 (4): 560-571.

［18］ 国家卫生和计划生育委员会疾病预防控制局. 中国居民营养与慢性病状况报告 [M]. 北京: 人民卫生出版社, 2015.

［19］ 张倩男, 孙静, 贾旭东, 等. 营养包对我国婴幼儿营养干预效果的 meta 分析 [J]. 卫生研究, 2015, 44 (6): 970-977.

［20］ WHO Multicentre Growth Reference Study Group, De ONIS M. WHO Child Growth Standards based on length/height, weight and age [J]. Acta Paediatrica, 2006, 95 (450): 76-85.

［21］中华人民共和国卫生部. 人群贫血筛查方法: WS/T 441—2013 [S]. 北京: 中国标准出版社, 2013.

［22］NESTEL P, BRIEND A, DE BENOIST B, et al. Complementary food supplements to achieve micronutrient adequacy for infants and young children [J]. Journal of Pediatric Gastroenterology and Nutrition, 2003, 36: 316-328.

［23］黄建, 霍军生. 辅食营养补充品的技术和应用 [J]. 卫生研究, 2008, 37 (S1): 31-35.

［24］中华人民共和国国家卫生和计划生育委员会. 食品安全国家标准　辅食营养补充品: GB 22570—2014 [S]. 北京: 中国标准出版社, 2014.,

［25］霍军生, 孙静, 黄建, 等. 婴幼儿辅食营养补充品技术指南 [M]. 北京: 中国标准出版社, 2013.

［26］ANTHONY D, BRAZIER C. The state of the world's children 2011: Adolescence an age of opportunity [M]. New York: United Nations Pubns. 2011.

［27］中国 0~6 岁儿童营养发展报告 (节录)[J]. 营养学报, 2013, 35 (1): 1-4.

［28］徐娇, 霍军生, 孙静, 等. 国内外贫困地区 6~24 月龄婴幼儿营养状况研究 [J]. 中国食品卫生杂志, 2017, 29 (4): 427-433.

［29］常继乐, 王宇. 中国居民营养与健康状况监测 2010—2013 年综合报告 [M]. 北京: 北京大学医学出版社, 2016.

［30］李瑾, 黄建, 孙静, 等.《食品安全国家标准　辅食营养补充品》的修订 [J]. 中国食品添加剂, 2015 (6): 73-78.

［31］王玉英, 陈春明, 常素英. 辅食补充对甘肃贫困农村儿童智力发育的影响 [J]. 卫生研究, 2008, 37 (S1): 26-30.

［32］王丽娟, 霍军生, 孙静, 等. 汶川大地震后 3 个月四川省北川和理县 6~23 月龄婴幼儿的营养状况 [J]. 中华预防医学杂志, 2010, 44 (8): 696-700.

［33］王林江, 徐增康, 常锋, 等. 地震灾区宁强县 6~24 月龄婴幼儿营养干预周期研究 [J]. 中国儿童保健杂志, 2012, 20 (5): 413-415.

［34］徐增康, 王林江, 常锋, 等. 地震灾区宁强县 6~24 月龄婴幼儿营养干预效果研究 [J]. 中国儿童保健杂志, 2012, 20 (8): 728-730.

［35］王丽娟, 霍军生, 孙静, 等. 营养包对汶川地震后四川省理县 6~23 月龄婴幼儿干预效果研究 [J]. 卫生研究, 2011, 40 (1): 61-64.

［36］王玉英, 陈春明, 贾梅, 等. 辅助食品补充物对婴幼儿贫血的影响 [J]. 卫生研究, 2004, 33 (3): 334-336.

［37］SGUASSERO Y, ONIS M D, BONOTTI A M, et al. Community-based supplementary feeding for promoting the growth of children under five years of age in low and middle income countries [J]. Cochrane Database of Systematic Reviews, 2012, 6: CD005039.

［38］方志峰, 杨虹, 赵丽云, 等. 广西 3 县贫困地区 6~24 月龄婴幼儿营养健康状况干预效果分析 [J]. 中国儿童保健杂志, 2010, 18 (9): 638-640.

［39］范松丽, 李进华, 张英奎, 等. 河北省婴幼儿贫血状况及干预效果分析 [J]. 中国妇幼保健, 2013, 28 (13): 2032-2033.

［40］申鸿, 李高中. 陕西农村婴幼儿综合营养干预研究 [J]. 中国临床研究, 2011, 24 (9): 857-858.

［41］赵文莉, 李慧, 杨海霞. 甘肃贫困农村地区儿童营养干预效果评价 [J]. 中国学校卫生, 2012, 33 (3): 257-258.

［42］李尚明. 乐都区贫困地区儿童早期营养干预项目实施调查报告 [J]. 青海医药杂志, 2014, 44 (3): 51-52.

［43］邓海燕, 朱世华. 亨氏营养包辅食营养补充品对婴幼儿血红蛋白水平的影响 [J]. 中国民康医学, 2014, 26 (8): 26-27.

［44］李文豪, 朱冰泉, 邵洁, 等. 辅食营养补充品改善婴幼儿贫血的效果评价 [J]. 现代预防医学, 2013, 40 (23): 4312-4314.

［45］秦建红, 马桂香. 乌兰县婴儿营养干预效果评价 [J]. 青海医药杂志, 2014, 44 (9): 63-64.

［46］ 胡芹, 杜明玉, 梁春晓, 等. 深圳市 6~36 个月婴幼儿服用儿童营养包效果评估 [J]. 中国妇幼卫生杂志, 2016, 7 (2): 26-29.

［47］ 蒋秋静, 张华, 苏祥英, 等. 重庆市项目区县 6~24 个月龄婴幼儿营养干预效果研究 [J]. 中国妇幼保健, 2016, 31 (13): 2641-2643.

［48］ 丁小婷, 张飞, 何启强, 等. 江西省农村贫困地区 6~18 月龄婴幼儿营养干预效果分析 [J]. 现代预防医学, 2016, 43 (20): 3703-3705.

［49］ 任凌云. 昌乐县 6~24 月龄婴幼儿营养干预效果评价 [J]. 现代预防医学, 2014, 41 (11): 1984-1986.

［50］ 刘祖阳, 颜玲, 吴婷, 等. 四川省地震灾区婴幼儿营养改善研究 [J]. 预防医学情报杂志, 2013, 29 (2): 107-110.

［51］ ZHANG Y, WU Q, WANG W, et al. Effectiveness of complementary food supplements and dietary counselling on anaemia and stunting in children aged 6-23 months in poor areas of Qinghai Province, China: a controlled interventional study [J]. BMJ Open, 2016, 6 (10): e011234.

［52］ WANG J, CHANG S, ZHAO L, et al. Effectiveness of community-based complementary food supplement (Yingyangbao) distribution in children aged 6-23 months in poor areas in China [J]. PloS One, 2017, 12: e0174302.

［53］ 张欢, 罗米扬, 王质蕙, 等. 中国七省农村地区 1~7 岁儿童饮食行为及其与生长发育的关系 [J]. 卫生研究, 2013, 42 (3): 375-380.

［54］ DE-REGIL L M, SUCHDEV P S, VIST G E, et al. Home fortification of foods with multiple micronutrient powders for health and nutrition in children under two years of age [M]. New York: John Wiley & Sons, Ltd, 2011.

［55］ 常素英, 何武, 贾凤梅, 等. 中国儿童营养状况 15 年变化分析: 5 岁以下儿童贫血状况 [J]. 卫生研究, 2007 (2): 210-212.

［56］ BLACK R E, VICTORA C G, WALKER S P, et al. Maternal and child undernutrition and overweight in low-income and middle-income countries [J]. Lancet, 2013, 382 (9890): 427-451.

［57］ BHUTTA Z A, DAS J K, RIZVI A, et al. Evidence-based interventions for improvement of maternal and child nutrition: what can be done and at what cost？ [J]. Lancet, 2013, 382: 452-477.

［58］ BOKOVA I. Teaching and learning: achieving quality for all [M]. Paris: United Nations Educational, Scientific and Cultural Organization, 2014.

［59］ 廖义琛, 陈红. 重庆市渝中区 2011—2016 年 "两纲" 妇幼卫生指标分析 [J]. 现代医药卫生, 2018, 34 (1): 38-40.

［60］ POLLITT E, GORMAN K S, ENGLE P L, et al. Nutrition in early life and the fulfillment of intellectual potential [J]. The Journal of Nutrition, 1995, 125 (suppl_4): 1111-1118.

［61］ POLLITT E, WATKINS W E, HUSAINI M A. Three-month nutritional supplementation in Indonesian infants and toddlers benefits memory function 8 y later [J]. American Journal of Clinical Nutrition, 1997, 66 (6): 1357-1363.

［62］ 王玉英, 王福珍, 王克安, 等. 营养强化辅食补充对甘肃贫困农村婴幼儿智力发育的影响 [J]. 卫生研究, 2006 (6): 772-774.

［63］ 李丽祥, 常峰, 徐增康, 等. 陕西宁强 6~24 月龄婴幼儿营养包干预半年效果评价 [J]. 中国儿童保健杂志, 2012, 20 (5): 395-397.

［64］ 徐娇, 霍军生, 孙静, 等. 国内外 6~23 月龄婴幼儿辅食营养包干预研究 [J]. 中国食品卫生杂志, 2017, 29 (5): 550-555.

［65］ 李帅, 张琨, 邱洁, 等. 婴幼儿辅食营养包对 6-24 个月龄婴幼儿营养干预的效果评价 [J]. 中国妇幼保健, 2017, 32 (1): 58-61.

［66］ 殷继永, 霍军生, 孙静, 等. 综合营养干预对阿勒泰农牧区哈萨克族孕妇、乳母和婴幼儿营养改善的效果 [J]. 卫生研究, 2019, 48 (1): 49-55.

［67］ 陈社菊, 李帅奇, 李艳丽, 等. 河南省贫困地区 6~24 月龄婴幼儿有效服用营养包降低发热、腹泻 2 周患病率 [J]. 卫生研究, 2020, 49 (5): 724-730.

［68］ 李晓松. 卫生统计学 [M]. 8 版. 北京: 人民卫生出版社, 2017.

［69］ 杨月欣, 葛可佑. 中国营养科学全书 [M]. 2 版. 北京: 人民卫生出版社, 2019.

［70］ UNICEF, WHO. Joint child malnutrition estimates-levels and trends-2020 edition [EB/OL].(2020-03-30) [2023-10-19]. https://data. unicef. org/resources/jme.

［71］ 国家卫生健康委员会疾病预防控制中心. 中国居民营养与慢性病状况报告 (2020 年)[M]. 北京: 人民卫生出版社, 2021.

［72］ 杨振宇. 中国居民营养与健康状况监测报告 (2010—2013) 之九: 中国 0~5 岁儿童营养与健康状况 [M]. 北京: 人民卫生出版社, 2020.

［73］ UNICEF. Diets [EB/OL].(2022-12-29)[2023-01-01]. https://data. unicef. org/topic/nutrition/diets.

［74］ ZHANG Y, HUANG X, YANG Y, et al. Double burden of malnutrition among children under 5 in poor areas of China [J]. PloS One, 2018, 13 (9): e0204142.

［75］ 石英, 厉梁秋, 荫士安. 我国 0~5 岁儿童营养不良与婴幼儿辅食添加状况 [J]. 中国妇幼健康研究, 2021, 32 (12): 1817-1821.

［76］ PRADO E L, DEWEY K G. Nutrition and brain development in early life [J]. Nutrition Reviews, 2014, 72 (4): 267-284.

［77］ TAM E, KEATS E C, RIND F, et al. Micronutrient supplementation and fortification interventions on health and development outcomes among children under-five in low-and middle-income countries: a systematic review and meta-analysis [J]. Nutrients, 2020, 12 (2): 289.

［78］ WHO. Guideline: use of multiple micronutrient powders for home fortification of foods consumed by infants and children 6-23 months of age [EB/OL].(2012-06-16)[2023-10-19]. https://apps. who. int/iris/handle/10665/44651.

［79］ 霍军生. 营养包: 从科学研究到贫困地区婴幼儿营养干预 [J]. 卫生研究, 2021, 50 (3): 357-359.

［80］ 李甫云, 方响, 刘旭栋, 等. 甘肃省贫困地区儿童营养改善项目营养包服用影响因素分析 [J]. 中国妇幼保健, 2019, 34 (21): 4851-4855.

［81］ XU J, LI Y, HUO J, et al. Supplementing fortified soybean powder reduced anemia in infants and young children aged 6-24 months [J]. Nutrition Research, 2018, 63: 21-33.

［82］ 霍军生, 孙静, 常素英, 等. 营养包改善贫困地区婴幼儿贫血状况的成本效益 [J]. 卫生研究, 2018, 47 (5): 733-740.

［83］ 余婷, 张悦. 我国 0~6 岁儿童两周患病情况综述 [J]. 中国儿童保健杂志, 2015, 23 (8): 828-830.

［84］ 朱贤, 刘城璐, 徐畅, 等. 中西部不同民族地区家庭卫生与儿童腹泻关系 [J]. 中国公共卫生, 2021, 37 (2): 265-269.

［85］ 康轶君, 多吉卓玛, 王国栋, 等. 拉萨市农村 607 例 3 岁以下儿童腹泻患病状况调查 [J]. 中国儿童保健杂志, 2015, 23 (8): 797-800.

［86］ FISCHER W C L, PERIN J, ARYEE M J, et al. Diarrhea incidence in low- and middle-income countries in 1990 and 2010: a systematic review [J]. BMC Public Health, 2012, 21 (12): 220.

［87］ 肖汉, 龚晨睿, 刘爽, 等. 湖北省农村 5 岁以下儿童腹泻状况调查 [J]. 中国儿童保健杂志, 2013, 21 (10): 1083-1085.

［88］ 马艳艳, 宫丽敏. 婴幼儿铁缺乏及缺铁性贫血预防策略 [J]. 中国儿童保健杂志, 2012, 20 (2): 142-144.

［89］ SUN J, HUO J S, ZHAO L Y, et al. The nutritional status of young children and feeding practices two years after the Wenchuan earthquake in the worst-affected areas in China [J]. Asia Pacific Journal of Clinical Nutrition, 2013, 22 (1): 100-108.

［90］ DE-Regil L M, SUCHDEV P S, VIST G E, et al. Home fortification of foods with multiple micronutrient powders for health and nutrition in children under two years of age (review)[J]. Evidence-Based Child Health, 2013, 8 (1): 112-201.

［91］ WHO/PAHO. Guiding principles for complementary feeding of the breastfed child [M]. Washington DC: Pan American Health Organization, 2003.

［92］ WHO. Infant and young child feeding: model chapter for textbooks for medical students and allied health professionals [M]. Geneva: World Health Organization, 2009.

［93］ PRZYREMBEL H. Timing of introduction of complementary food: short- and long-term health consequences [J]. Annals of Nutrition and Metabolism, 2012, 60 (suppl 2): 8-20.

［94］ 葛晋华, 董子涵. 婴幼儿家长科学喂养知识现状调查 [J]. 河南医学高等专科学校学报, 2021, 33 (5): 606-608.

［95］ 张秀茹, 孟玲玲, 李治丰, 等. 准父亲纯母乳喂养知识、态度、行为的调查研究 [J]. 全科护理, 2019, 17 (29): 3688-3691.

［96］ 李永俊, 曾婧, 程光文, 等. 武汉市流动儿童看护人营养知识、态度与行为调查 [J]. 现代预防医学, 2017, 44 (21): 3887-3891.

［97］ 万声贤, 梁修云. 0~3 岁儿童看护人构成特征及儿童保健认知调查分析 [J]. 中国社会医学杂志, 2017, 34 (1): 51-53.

［98］ 安美静, 张悦, 金曦, 等. 中国 29 省公众母乳喂养知识网络调查 [J]. 中国公共卫生, 2019, 35 (1): 38-41.

［99］ LINDA S A, CAROLINE H D F, CLIVE O, et al. Associations of linear growth and relative weight gain during early life with adult health and human capital in countries of low and middle income: findings from five birth cohort studies [J]. Lancet, 2013, 382 (9891): 525-534.

［100］ HADDAD L J, BOUIS H E. The impact of nutritional status on agricultural productivity: wage evidence from the philippines [J]. Oxford Bulletin of Economics and Statistics, 1991, 53 (1): 45-68.

［101］ JAMISON D T, BREMAN J G, MEASHAM A R. et al. Disease control priorities in developing countries [M]. New York: Oxford University Press for the World Bank, 1993.

［102］ LOTFI M, MASON J B, DALMIYA N, et al. Micronutrient report: current progress and trends in the control of vitamin A, iodine, and iron deficiencies [J]. Ottawa Canada Micronutrient Initiative, 2001.

［103］ 王波, 霍军生, 孙静. 成本-效益分析法在食物铁强化项目中的应用现状 [J]. 卫生研究, 2010, 39 (3): 396-398.

［104］ 魏艳丽, 霍军生, 殷继永, 等. 2004—2013 年铁强化酱油对我国贫血预防控制作用的评估 [J]. 卫生研究, 2017, 46 (1): 136-142.

［105］ MARTORELL R, KHAN L K, SCHROEDER D G. Reversibility of stunting: epidemiological findings in children from developing countrie-s [J]. European Journal of Clinical Nutrition, 1994, 48 (suppl 1): S45-S57.

［106］ ROSS J, CHEN C M, WU H E, et al. Effects of Malnutrition on Economic Productivity in China As Estimated by PROFILES [J]. Biomedical and Environmental Sciences, 2003, 16 (3): 195-205.

［107］ 傅罡, 赖建强, 陈春明. 中国居民 2002 年营养不良及贫血对未来劳动生产力的影响 [J]. 中华流行病学杂志, 2006 (8): 651-654.

［108］ 中华人民共和国国家统计局. 中国统计年鉴 2011 [M]. 北京: 中国统计出版社, 2011.

［109］ HORTON S, ROSS J. The economics of iron deficiency [J]. Food Policy, 2003, 28 (1): 51-75.

［110］ JENSEN A R. The suppressed relationship between IQ and the reaction time slope parameter of the Hick function [J]. Intelligence, 1998, 26 (1): 43-52.

［111］ 霍军生. 微量营养素食物强化指南 [M]. 北京: 中国轻工业出版社, 2009.

［112］ MANNAR V, KRAEMER K, BIESALSKI H K, et al. The road to good nutrition: a global perspective [M]. Basel: Department for International Development, 2013.

［113］ 霍军生, 孙静, 黄建. 食物强化成本-效果及成本-效益分析 [J]. 卫生研究, 2008, 37 (S1): 60-66.